AF717216

KRITIK

DER

PLASTISCHEN CHIRURGIE.

EINE VON DER

MEDICINISCHEN GESELLSCHAFT ZU GENT

GEKRÖNTE PREISSCHRIFT.

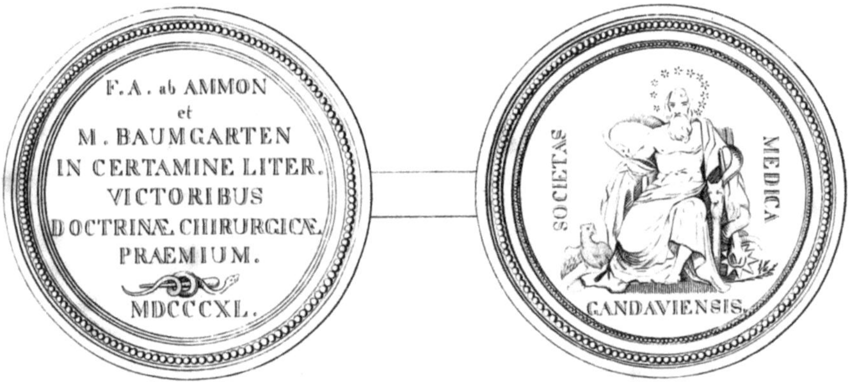

VON

DR. F. A. von AMMON UND **DR. M. BAUMGARTEN**

IN DRESDEN.

BERLIN,

VERLAG VON G. REIMER.

1842.

DIE

PLASTISCHE CHIRURGIE

NACH

IHREN BISHERIGEN LEISTUNGEN

KRITISCH DARGESTELLT.

EINE VON DER MEDICINISCHEN GESELLSCHAFT ZU GENT
GEKRÖNTE PREISSCHRIFT

VON

DR. FRIEDRICH AUGUST von AMMON,
Hofrath, Leibarzt S. M. des Königs von Sachsen, Ritter des K. Sächs. Civilverdienstordens, des Kurhessischen Ordens vom goldnen Löwen, des Herzoglich Lucchesischen Verdienstordens vom H. Ludwig II. Classe, Arzt der Blindenerziehungsanstalt und des Augenkrankenheilvereins zu Dresden, Mitglied der Königl. Academien der Medicin zu Paris, Stockholm und Kopenhagen und der Kaiserl. zu Moskau, der Hufelandschen und des Vereins für Heilkunde in Preussen, physikalischer und medicinischer Gesellschaften zu Berlin, Bonn, in Baden, zu Brügge, Brüssel, Dresden, Erlangen, Florenz, Frankfurt a. M., Greifswalde, Hanau, Heidelberg, Hennegau, Jassy, Leipzig, Lyon, Marburg, Metz, München, New-Orleans, Paris, Rostock, Salzuffeln, Strassburg, Wien, Zürich

UND

DR. MORITZ BAUMGARTEN,
Practischem Arzte zu Dresden, Arzte am Augenkrankenheilverein, der Gesellschaften für Natur- und Heilkunde zu Dresden, Leipzig, Hamburg, Gent, Brüssel, Montpellier und der Schlesischen Gesellschaft für vaterländische Cultur Mitgliede.

BERLIN,
VERLAG VON G. REIMER.
1842.

Der

Medicinischen Gesellschaft

zu

Gent

gewidmet.

Wenn wir der medicinischen Gesellschaft zu Gent die von ihr gekrönte vorliegende Preisschrift hierdurch zueignen, so geschieht dieses, um den vielfachen, wahrhaft wissenschaftlichen Leistungen desselben den schuldigen Tribut inniger Verehrung zu zollen. Zu ihm gesellt sich ferner das Gefühl des Dankes, da sie bei jenem bekannten Antrage auf Wiedereinführung des deutschen Sprachunterrichts an dem Athenäum zu Gent, der Stadt, die stets der Hauptsitz flamändischer Sitte und Sprache war, der vorliegenden Arbeit mit einer Auszeichnung gedacht hat, die sie wohl kaum verdienen dürfte.*) Möge die verehrte Gesellschaft fortfahren, der

---

*) *Annales et Bulletin de la societé de médecine de Gand. Année 1841. p. 58.*

M. Guislain demande la parole:

Messieurs, je désire un moment fixer Votre attention sur une cause qui pouvait bien rendre difficiles nos rapports scientifiques avec l'Allemagne; je veux parler d'une mesure que vient de prendre l'administration de l'Athénée de cette ville. Jusqu'ici on avait été dans l'habitude d'enseigner la langue allemande dans cet établissement, et maintenant cet enseignement n'y est plus donné: par cela notre jeunesse ne sera plus

deutschen Wissenschaft und Kunst die ihr gebührende Aufmerksamkeit zu widmen; möge sie es als einen schönen Beruf betrachten, in dieser Hinsicht zwischen Deutschland und Frankreich vermittelnd einzugreifen! Vielleicht wird dann die von ihr versprochene französische,

---

au courant de cette langue et cette circonstance est, je crois, de nature à éveiller toute notre sollicitude. J'ai en conséquence l'honneur de vous soumettre la réclamation suivante que je propose d'adresser à l'administration locale:

A Messieurs les Bourgmestre et Echevins de la ville de Gand.

Les membres de la Société de Médecine de Gand ont l'honneur de vous adresser les observations qui suivent:

Depuis peu l'administration de l'Athénée de cette ville a jugé utile de supprimer dans cet établissement l'enseignement de la langue allemande pour les élèves des classes latines, tandis qu'il est conservé pour ceux des classes commerciales et industrielles.

C'est de l'Allemagne que partent aujourd'hui les grandes découvertes dans les hautes sciences, dans les sciences physiologiques et médicales surtout, pour ne point parler de la philosophie et de la science du droit.

C'est avec l'Allemagne que les Médecins belges ont un grand intérêt à établir d'étroits rapports; ce sont ces rapports, que la Société de Médecine de cette ville ne perd pas un instant de vue; le grand prix que viennent de remporter à son concours de 1840 deux illustrations alle-

wie wir wünschen in jeder Beziehung unverkürzte, Bearbeitung dieser Schrift, im Stande sein, dem Auslande die grossen Verdienste darzustellen, welche deutsche Wundärzte um die Fortschritte der plastischen Chirurgie

---

mandes (Mss. d'AMMON et BAUMGARTEN de Dresde) preuve jusqu'à quel point elle est parvenue à obtenir une alliance scientifique, désirable sous bien de rapports. — Nos tendances médicales dans les Flandres sont celles des médecins du Nord, nos sympathies scientifiques sont pour eux; la langue flamande usuelle dans nos contrées, soeur de la langue allemande, rend pour nos jeunes gens les principes des idiômes germaniques d'une intelligence facile. C'est d'ailleurs dans le but d'envoyer nos jeunes médecins en Allemagne que le gouvernement accorde des bourses particulières.

Par consequent, Messieurs, la Société de Médecine de Gand a dû voir avec une inquiétude, qu'elle croit fondée, l'obstacle que la mesure en question vient d'apporter à ses constants efforts, qui tendent essentiellement à donner au pays une médecine en rapport avec la nature de son sol et celle de ses habitants.

Formés à l'Athénée et destinés à l'étude de la médecine, ne connaissant que le français et quelques langues mortes, nos jeunes générations médicales resteront éloignées d'une des plus grandes sources d'instruction (la lecture des auteurs allemands), que réclament hautement l'enseignement universitaire, les exigences de la pratique et les progrès de la science.

sich erworben haben, denen wir dann dort dieselbe Anerkennung wünschen, welche den Arbeiten der Belgischen medicinischen Vereine in Deutschland geworden ist.

Dr. v. Ammon. Dr. Baumgarten.

Les membres susdits sont persuadés que la mesure dont il s'agit n'a été prise qu'à défaut de renseignements suffisants, et ils espèrent, que la Régence voudra examiner les motifs allégués en dirigeant ses efforts, non-seulement pour rétablir dans l'Athénée l'enseignement de la langue allemande, mais même pour contribuer à faire donner à cet enseignement une impulsion suffisante, qui jusqu'ici lui a manquée en partie dans nos localités. Il n'appartient pas aux auteurs de cette adresse d'aller à la recherche des causes qui ont pu motiver la suppression du dit enseignement; ils croient devoir l'attribuer à une multiplication trop forte d'études différentes. Ils prendront cependant la liberté de faire observer que pour ce qui concerne la médecine, ils considèrent la connaissance de la langue allemande comme au moins aussi indispensable que celle du français. Nous avons l'honneur ect.

— Cette rédaction est approuvée.

Vorwort.

Die Gesellschaft für Medicin zu Gent hatte für das Jahr 1840 folgende Preisfrage gestellt (*Bulletin de la société de Médécine de Gand. Année 1839. p. 6.*):

„*Décrire tout ce qui est relatif à l'Autoplastique; en poser les règles générales et spéciales, et s'attacher surtout à l'appréciation raisonnée des cas spéciaux d'Autoplastique dèjà acquis à la science, en établissant les règles à suivre dans les cas où des restaurations pourraient être pratiquées.*

Les mémoires envoyés au concours deviennent la propriété de la société; toutefois il est loisible aux auteurs d'en faire prendre copie.

Les réponses écrites lisiblement en latin, flamand, français, anglais ou allemand *(pourvu que dans ce dernier cas on se serve des écritures bâtarde ou anglaise) doivent être envoyées franc de port avant le premier juin 1840 au docteur E. de Nobele, Secrétaire de la société.*“

Die Verfasser des vorliegenden Werkes sendeten eine deutsche Concursschrift unter folgendem Titel ein:

Die plastische Chirurgie nach ihren bisherigen Leistungen kritisch dargestellt. in 4. p. 778. Mit dem Motto: *La Chirurgie plastique peut devenir la fleur de toute la médecine opératoire.* Dabei befand sich ein Atlas in Querfolio von 83 Tafeln mit 290 Figuren. Die Gesellschaft zeigte den richtigen Empfang des Memoir's in Band VII. p. 70 ihrer Annalen an. Am 1. Decbr. 1840 ward die in Rede stehende Schrift gekrönt. Die Gesellschaft zu Gent hat jedem der beiden Verfasser eine goldene Medaille, wie sie auf dem Titelblatte abgebildet ist, auf die ehrenvollste Weise durch gesandtschaftlichen Weg in Folge ihres Beschlusses übersendet. Auch hierüber giebt folgende Stelle in demselben Bande der Annalen (p. 194) nähere Auskunft.

M. De Nobele lit au nom d'une commission de sept membres nommés au scrutin secret (sie bestand aus den *Dr.* Burggraeve, Blasiau, Boddaert, Sotteau, Meulewaeter, Kluyskens *und* de Nobele) *le rapport sur les mémoires envoyés au concours en réponse à la question chirurgicale posée par la Société. Après avoir donné une analyse detaillée des réponses parvenues à la Société et avoir comparé leur mérite respectif, Mr. le rapporteur fait connaître les conclusions suivantes comme représentant l'opinion unanime des commissaires: L'auteur du mémoire allemand intitulé:* Die plastische Chirurgie nach ihren bisherigen Leistungen ect. *et portant pour devise: la Chirurgie plastique peut dévenir la fleur de toute la médecine opératoire: ayant traité la question le plus complétement et d'une manière vraiment pratique dans un volume de texte de plus de huit cent pages et un atlas de deux cent quatre-vingt-dix figures comprises en quatre-vingt-trois planches supérieurement dessinées, mérite d'être couronné. La commission propose que le titre de membre correspondant soit conféré à l'auteur et que l'ouvrage traduit soit publié par les soins de la Société. M. le Président ayant décacheté le billet du mémoire allemand proclame aux acclamations générales les noms de: M. M. le* Chevalier *d'*Ammon, *médecin de S. M. le roi de Saxe, membre correspondant à Dresde, et* Baumgarten, *médecin et chirurgien à Dresde.*

Bei der Bearbeitung dieser für die Chirurgie wichtigen Frage durch die beiden Unterzeichneten, ward folgender Plan befolgt.

In dem allgemeinen Theile wurde der Begriff und das Wesen der plastischen Chirurgie (so nennen wir die Autoplastique) vom allgemeinen Standpunkte aus geprüft; deshalb wurde die sogenannte Transplantationsfähigkeit der menschlichen Haut genau beschrieben. Es ward untersucht, wie sich ein von seinem natürlichen Zusammenhange getrenntes und an eine andere Stelle verlegtes Hautstück zu der Hautstelle, in welche es gelegt ward, verhält, und wie letztere gegen ersteres reagirt. Die allgemeinen Gesetze dieser Reaction wurden geprüft und die Abweichungen davon zur Kenntniss des Lesers gebracht. Nicht blos das Physiologische, auch das Pathologische wurde also berücksichtigt. Diese nähere Erforschung der Transplantationsverhältnisse im weitesten Sinne des Wortes, ward aber auch bis zur Betrachtung des Ersatzes fehlender Hautstücke, also bis zur Narbenbildung und selbst bis zur pathologischen Anatomie durch die Verlegung eingeheilter Hautstücke geführt. Forschungen dieser Art, welche das wissenschaftliche Fundament der plastischen Chirurgie bilden, führten von selbst zu Betrachtungen über die Technik derselben im Allgemeinen. Hier kam es auf eine genaue Darstellung der besten Operationsweisen zur Verlegung der Haut und zu ihrer Einheilung an; hier mussten sonach akiurgische Erörterungen über Incisionen und Suturen ihren Platz finden. An sie reihete sich von selbst sodann die allgemeine Therapie des Gegenstandes, nämlich Grundsätze über die physiologische, durch Erfahrung bestätigte Beha lung verlegter Hautstücke an.

Nach diesen allgemeinen Betrachtungen über die plastische Chirurgie ward es möglich, in dem speciellen Theile zu dem eigentlichen Gegenstande selbst überzugehen. Die Rhinoplastik nahm zunächst die Aufmerksamkeit in Anspruch, sie, jetzt nur ein Zweig der plastischen Chirurgie, war ja früher ihre erste Wurzel und ihr erster Trieb. An die Rhinoplastik reiheten sich sodann die Chiloplastik und Stomatopoësis, die Blepharoplastik, die Canthoplastik, die Meloplastik, Otoplastik und die sogenannte Oscheoplastik und Posthioplastik. Eine Abhandlung über die Anwendung der plastischen Chirurgie zur Heilung von Fisteln der Urethra, des Canalis intestinalis und der Trachea und des Saccus lacrymalis, so wie zur Beseitigung bösartiger, namentlich carcinomatöser Geschwüre, Naeven u. s. w. schliesst den speciellen Theil.

Bei der Bearbeitung dieser vielen und wichtigen Gegenstände ward zunächst die Geschichte derselben berücksichtigt und, wo nur möglich, pragmatisch dargestellt. Zu diesem Zwecke ward aus den Quellen geschöpft, was sich aus den geschichtlichen Einleitungen in die einzelnen Abschnitte und aus den ihnen beigegebenen literarischen Nachweisungen ergeben wird. Ferner ward die Pathologie der Verstümmelungen des menschlichen Körpers, die plastische Operationen indiciren, ein bisher nicht sehr beachteter Gegenstand der Chirurgie, systematisch geprüft und dargestellt; sodann war es unser Bestreben, die Masse des Materials in eine leicht übersichtliche Ordnung zu bringen und ihm die möglichste Deutlichkeit und Anschaulichkeit zu geben. Dabei haben wir uns einer schlichten Darstellung befleissigt. Der Concursschrift selbst hatten wir eine grosse Reihe von Abbildungen hinzugefügt. Letztere erläuterten theils die Verstümmelungen, welche plastische Operationen erfordern, theils die Operationsakte in chronologischer Ordnung und gaben anschauliche und wahre Abbildungen der durch die plastische Chirurgie gewonnenen Resultate. Diese Abbildungen sind grösstentheils nach Dr. v. Ammon's Erfahrungen der Natur entnommen, nur wenige sind Copieen seltner Originale. Sie bilden einen vollständigen Atlas der plastischen Chirurgie, den in dieser Weise die Litteratur noch nicht besitzt, reich an pathologischen und akiurgischen Thatsachen, und unentbehrlich für die gründliche Auffassung der plastischen Operationen. Derselbe zeichnet sich dadurch aus, dass er eine gewisse Reihenfolge von Fällen vor die Augen des Lesers führt, welche das Verhalten der durch Hautverlegung neugebildeten Theile in ihrer stufenweisen Fortbildung erläutern, ein Gegenstand, der bisher fast ganz unberücksichtigt geblieben ist. Sodann enthält er eine genaue, bildliche, noch nirgends versuchte Darstellung derjenigen Verstümmelungen, welche plastische Operationen erfordern, ein Gegenstand, der in der hier gegebenen Darstellung noch von keinem Arzte und Schriftsteller versucht worden ist, ob er gleich das eigentliche Feld für die plastische Chirurgie bildet. Dieser Atlas ist der vorliegenden deutschen Ausgabe der Kritik der plastischen nicht beigegeben worden; die Verfasser hoffen jedoch zuversichtlich auf die ungekürzte Publication desselben bei der bestimmt versprochenen Veröffentlichung der Preisschrift in der unter den Auspicien der medicinischen Gesellschaft zu Gent stattfindenden französischen Bearbeitung.

Behufs der von der Gesellschaft zu Gent geforderten Würdigung *(appréciation)* der bisher bekannt gewordenen Leistungen durch plastische Operationen ward mit grosser Mühe eine Prüfung der wichtigsten Ergebnisse derselben veranstaltet. Einzelnes kann hierbei unserer Aufmerksamkeit wohl entgangen sein, vom wahrhaft Wichtigen wird nur Weniges vermisst werden. Die neuesten Leistungen in den letzten anderthalb Jahren, vorzüglich die von *Dr.* Pappenheim, konnten nicht mehr berücksichtigt werden. Bei der grössten Achtung vor den Erfahrungen Anderer, sind wir stets bedacht gewesen, möglichst auf eigenen Füssen zu stehen; dieses geschah um so leichter und lieber, da der eine der Unterzeichneten (*Dr.* v. Ammon) durch eine langjährige klinische Prüfung des Werthes der plastischen Chirurgie eine grosse Zahl eigener Operationsfälle mitzutheilen vermochte, und wohl, Dieffenbach ausgenommen, nur wenige Wundärzte diesem Gegenstande grössere Aufmerksamkeit in practischer und theoretischer Beziehung geschenkt haben dürften als er; ein Zeugniss, das ihm bereits Zeis in seinem Handbuche der plastischen Chirurgie gegeben hat.

Eine allgemeine Würdigung des jetzigen Zustandes der plastischen Chirurgie, ihrer bisherigen Leistungen, und ein Blick auf die Hoffnungen, die sie für die nahe und ferne Zukunft gewährt, so wie Warnungen gegen ihre Ueberschätzung, bilden den Schluss des Ganzen, über dessen Umfang und Gehalt sich der Leser zunächst durch den hier folgenden Index eine Uebersicht verschaffen kann. Von Zeis trefflichem Handbuche der plastischen Chirurgie (Berlin 1838. in 8. Mit vielen Holzschnitten und zwei Kupfertafeln), ein Werk, dessen Werth zu allgemein anerkannt ward, um neuer Lobpreisungen zu bedürfen und dessen Zweck vorzüglich der didactische ist, unterscheidet sich die vorliegende Arbeit durch ihre kritische Tendenz. Die Unterzeichneten geben sich der Hoffnung hin, dass beide Werke sich gegenseitig ergänzen werden.

Dresden, im Februar 1842.

Die Verfasser.

Inhaltsverzeichniss.

Allgemeiner Theil
der
plastischen Chirurgie.

Specieller Theil

der

plastischen Chirurgie.

Erster Abschnitt.

Rhinoplastik.

Seite

Cap. IX.

Cap. X.

Cap. XI.

Cap. XII.

Cap. XIII.

Cap. XIV.

Cap. XV.

Zweiter Abschnitt.

Chiloplastik und Stomatopoësis.

Vierter Abschnitt.

Canthoplastik,

ein Anhang zur Blepharoplastik.

Cap. I.

Fünfter Abschnitt.

Meloplastik.

Cap. I.

Cap. II.

Neunter Abschnitt.

Anwendung plastischer Hautverlegung zur Heilung von Fisteln und Geschwüren

Cap. I.

Cap. II.

Zehnter Abschnitt.

Schlussbetrachtungen.

Allgemeiner Theil

der

plastischen Chirurgie.

Cap. I.

Begriffsbestimmung und Onomatologie.

Die plastische, oder bildende Chirurgie ist derjenige Theil der operativen Chirurgie, welcher die Kunst lehrt, fehlende oder verstümmelte Theile des menschlichen Körpers mit Benutzung homogener Gebilde wiederherzustellen. Ungeachtet der in neuerer Zeit auf dem fruchtbaren Felde der Beobachtung und Erfahrung gewonnenen Vervollkommnung und Ausbildung dieser Kunst, ist sie wohl immer noch weit von dem Endziele ihres Strebens entfernt, und es dürfte schon deshalb heutigen Tages unmöglich sein, das Feld, über welches sie einst gebieten wird, in scharfen und bestimmten Grenzlinien zu bezeichnen. Diesen gewichtigen Umstand müssen wir auch als den Grund betrachten, weshalb in fast allen bisher erschienenen Schriften über plastische Chirurgie, in bunter Verwirrung oft Operationen aufgeführt werden, welche dem Charakter organischer Plastik durchaus fremd sind. Als solche sind namentlich die Operation der Hasenscharte, die Gaumennaht, die Episiorrhaphie, die Trennung widernatürlicher Verwachsungen und Eröffnung abnorm verschlossener Kanäle, (z. B. die Operation der *Atresia ani*) u. s. w. zu betrachten. Um daher solche Inconsequenzen zu vermeiden, und den ersten Versuch zu einer wissenschaftlich strengeren Bestimmung der Grenzen der plastischen Chirurgie zu machen, werden wir bei der Bearbeitung der vorliegenden Preissfrage nur diejenigen Operationen berücksichtigen, denen der eigenthümliche Charakter eines organischen Wiederersatzes in seinem ganzen Umfange zukommt. Dieser Charakter besteht in der Anwendung eines mehr oder weniger entfernt gelegenen, aber homogenen Materials zur Restauration des vorhandenen Substanzverlustes, wobei ersteres von seinem Mutterboden getrennt, und an die Stelle des Defektes geheilt wird. Bestimmen wir die zur plastischen Chirurgie gehörenden Operationen streng nach diesen charakteristischen Merkmalen, so müssen wir selbst von mehreren, ihnen sehr verwandten operativen Eingriffen absehen, wie z. B. von den Anheilungen gänzlich getrennter Theile, den Verschliessungen mancher Fisteln, dem Aufbau eingesunkener Nasen u. s. w. Diese Massregel ist in der That auch unbedingt nöthig, um eine systematische Ordnung in das Ganze zu bringen, und helleres Licht über einen Gegenstand zu verbreiten, der bisher von so vielen Schriftstellern nur dunkel und fragmentarisch beschrieben worden ist.

Das gewöhnliche Material, welches zur Ausführung plastischer Operationen verwendet zu werden pflegt, ist die Haut, und nur in seltenen Fällen, wie z. B. bei den Lippenbildungen, geschieht es, dass mit der Loslösung des zum Ersatze bestimmten Hautmaterials auch der darunter liegende Muskel getrennt und zum Wiederersatze gebraucht wird. Deshalb könnte man wohl auch recht passend diesen Theil der operativen Chirurgie die plastische Dermatochirurgie nennen. Da sonach die Haut im Allgemeinen das alleinig brauchbare Material bei der Verrichtung plastischer Operationen ist, so können alle Organe, die noch aus anderen Geweben, z. B. aus Muskeln, Knorpeln, Knochen u. s. w. bestehen, nur unvollkommen nachgebildet, nie *ex integro* wiederersetzt werden. Je einfacher die Organe hinsichtlich ihrer Textur construirt sind, desto leichter vermögen sie durch plastische Operationen ersetzt zu werden. Verstümmelte Nasen, Lippen, Augenlider u. s. w. machen durch Verlegung und Anheilung von entsprechenden Hautstükken wenigstens immer in so fern einen Wiederersatz möglich, als das entstellende Ansehen, das sie hervorbringen, verbessert, und unter gewissen günstigen Bedingungen die gestörte Funktion der ergriffenen Theile wieder zur Norm zurückgeführt werden kann. Fassen wir den Begriff der plastischen Chirurgie in dem hier geschilderten Sinne auf, so begreift dieselbe auf ihrem jetzigen Standpunkte folgende Operationszweige in sich: die *Rhinoplastik*, *Blepharoplastik*, *Canthoplastik*,

Chiloplastik, *Stomatoplastik*, *Meloplastik*, *Otoplastik*, *Oscheoplastik* und *Posthioplastik*. Ausserdem ist die plastische Chirurgie in der neuesten Zeit ein kräftiges Mittel zur Verschliessung vieler Fisteln, zur Verhütung der Krebsrecidive auf der Haut und zur Heilung hartnäckiger mit ausgebreitetem Substanzverluste verbundener Geschwüre geworden.

Während man zur Benennung des organischen Ersatzes einzelner Gesichtstheile bereits zweckmässige Namen zusammengesetzt hatte, fehlte es lange Zeit an einem passenden Worte, welches die gesammte Kunst der organischen Wiederherstellung verstümmelter Theile genau und richtig bezeichnete. Die von Tagliacozzi und mehreren anderen Schriftstellern nach ihm gebrauchten Namen „*Chirurgia curtorum per insitionem*, *Chirurgia decoratoria*“ erhielten sich nicht lange, weil ihnen die Bestimmtheit und Kürze, die ein Collektivname besitzen muss, fehlte. Kaum hatte aber v. Ammon (vergl. Rust's Magazin. Bd. 32. p. 162.) diesen Mangel durch die Bildung des Wortes „*Morioplastik*,“ welches von *τὸ μόριον* (der Theil) und *πλαστίκη* scil. *τέχνη* (bildend, formend) zusammengesetzt ist, und die Kunst, Theile zu bilden, oder die gesammte Kunst der organischen Plastik ausdrücken sollte, abgeholfen, so wurden bald eine Menge anderer mehr oder weniger brauchbarer Worte dafür vorgeschlagen. Man bediente sich vor Allen häufig des Namens „*Neoplastik* und *Organoplastik*,“ und drückte fälschlicherweise mit letzterem Worte eine ideale Kunst aus, welche nie existirte, denn die operative Chirurgie kann es nur zur Morioplastik, aber nie zur Organoplastik bringen, eine Behauptung, deren Grund schon Tagliacozzi aussprach, wenn er schrieb: „*Patebit autem quasque artis termini progrediuntur, et quanta sit naturae majestas, quam aditu difficilis, et quam longe artem superet. Non enim fieri potest, ut si omnes nervos intenderis, et quamque diligentiam vel operam adhibueris, reconditum illum et imitatione inaccessibilem naturae characterem assequaris.*“ (*Taliac. lib. I. cap. 24.*) Gleich unzweckmässig erscheinen die Namen „thierische Einpflanzung, Transplantation,“ und die in mehreren französischen Schriften gebräuchlichen Benennungen „*Anaplastie, Ente animale, Greffe animale, Autoplastie.*“ Die Mehrzahl derselben bezeichnet nämlich nur einzelne Akte der operativen Technik, und ist deshalb nicht vermögend, einen Collektivbegriff von allen plastischen Operationen zu geben, wie es doch von einem solchen Namen zn erwarten steht. Was das Wort „*Autoplastie*“ anlangt, dessen Entstehung wir BLANDIN verdanken, so können wir nicht umhin, uns unbedingt gegen dessen zweckmässige Zusammensetzung zu erklären. BLANDIN suchte es durch „*fictio partis ex ipso*“, das ist „*formation d'une partie aux dépens d'une autre du même individu*“ zu erklären, und stellt es der *Heteroplastik* gegenüber, eine Definition, die für den Namen „*Autoplastie*“ gar nicht zulässig ist; denn derselbe bezeichnet in seiner Uebersetzung durchaus nichts Anderes, als „Selbstbildung, *formation spontanée.*“ Wie ist es aber möglich, unter „Selbstbildung“ diejenigen plastischen Operationen zu verstehen, bei welchen die Haut desselben Individuums zur Wiederherstellung eines verstümmelten Theiles dient?

Es ist nicht zu läugnen, dass es mit der Auffindung eines einzigen, den Begriff aller plastischen Operationen in sich fassenden Namens seine grossen Schwierigkeiten hat, und wir bezweifeln, dass je eine so einfache, aber allen Ansprüchen genügende Benennung aufgestellt werden wird. Der von v. AMMON gebildete Name „*Morioplastik*“ ist der einzige haltbare, und wir würden denselben ohne Bedenken bei der Bearbeitung des vorliegenden Gegenstandes beibehalten, wenn er die Anwendung plastischer Operationen zur Heilung von Geschwüren nicht ausschlösse.

Aus diesem Grunde haben wir zur allgemeinsten Bezeichnung der organischen Plastik den Namen „Plastische Chirurgie“ gewählt. Die der Rhinoplastik analog gebildeten Benennungen der einzelnen plastischen Operationen, *Blepharoplastik, Chiloplastik* u. s. w. durften wir beibehalten, in so fern sie unserer oben gegebenen Begriffsbestimmung nicht entgegen sind. Diejenigen plastischen Operationen aber, welche zur Verschliessung einiger Fisteln angewendet werden, haben wir aus triftigen Gründen nicht mit analogen Namen bezeichnet, und deshalb die Worte: *Urethroplastik, Cystoplastik, Enteroplastik, Bronchoplastik* u. s. w. nur historisch erwähnt. Der Hauptgrund hiervon liegt darin, weil diese Namen uns zu viel bedeutend erscheinen, indem bei genannten Operationen ja keine Harnröhre, keine Blase, kein Darm gebildet, sondern nur eine kleine Oeffnung in diesen Theilen geschlossen oder vielmehr verstopft wird.

Wie schon erwähnt, sind die Worte „*Transplantation* und Verpflanzung“ von fast allen Schriftstellern bisher zur Bezeichnung des den plastischen Operationen eigenthümlichen Merkmales, der Hautverwendung, gebraucht worden. Bei genauerer Prüfung dieser Ausdrücke finden wir bald, dass unter der Verpflanzung eines Hauttheiles, streng genommen, ein Operationsakt zu verstehen sei, bei welchem ein Hautstück von einer bestimmten Stelle gänzlich losgetrennt und nach seiner Hinwegnahme auf einen anderen Boden gebracht wird. Da nun aber eine vollständige Lostrennung der zum Ersatze bestimmten Haut von ihrem Mutterboden nur in einzelnen Fällen statt findet, die meisten plastischen Operationen aber so verrichtet werden, dass der Ersatztheil mit seinen Umgebungen theilweise in Verbindung bleibt, so ergiebt sich hieraus die Unstatthaftigkeit des allgemein gebrauchten Wortes „*Transplantation*“. Wir werden deshalb in vorliegender Arbeit diese Benennung möglichst meiden, und an ihrer Statt des viel zweckmässigeren und auf alle Operationsweisen anwendbaren Wortes „Hautverlegung“ uns bedienen.

Cap. II.

Geschichte der plastischen Chirurgie.

Eine geschichtliche Darstellung der plastischen Chirurgie von ihrem geheimnissvollen Ursprunge bis auf unsere Tage zerfällt in eben so viele Abschnitte, als diese Kunst Zweige hat. Wir ziehen es deshalb vor, den einzelnen Abschnitten, welche wir im speziellen Theile dieses Werkes abhandeln werden, die ihnen zugehörigen geschichtlichen Notizen und Forschungen jedes Mal vorauszuschicken, und werden deshalb in diesen allgemeinen Betrachtungen der plastischen Chirurgie ihre Geschichte unberührt lassen. Wir verweisen indess besonders auf die der Rhinoplastik vorangeschickte und aus den wichtigsten Quellen geschöpfte Entwickelungsgeschichte, die gewissermaasen eine historische Skizze der ganzen plastischen Chirurgie ist, indem sie dieselbe von ihrer alterthümlichen Entstehung und Wiegenzeit bis zu ihrer gegenwärtigen Blüthe verfolgt; denn aus der einfachen Kunst der Nasenbildung hat sich im Laufe der Zeit allmählig die plastische Chirurgie in ihrer Mannichfaltigkeit hervorgebildet. Wie sie damals bei ihrem indianisch-priesterlichen Ursprunge, gleichwie die Astrologie, als geheimnissvolle Beschäftigung der Kooma's galt, so ist sie jetzt durch kühnen Aufschwung ein Gemeingut der Kunst geworden, das nie wieder in die frühere Vergessenheit zurückfallen, sondern mit immer neuen Resultaten die Erwartungen rechtfertigen wird, welche ihr heutiger Standpunkt uns einzuflössen vermag.

Cap. III.

Allgemeine Literatur der plastischen Chirurgie.

v. Ammon. Beiträge zur *Morioplastik*. (Beschreibung einer gelungenen *Rhinoplastik*.) Rust's Magazin. Bd. 32. p. 162. Mit 3 Abbildungen.

Aegineta, Paulus. *Opera. Lugd. Batav. 1589. lib. VI. c. 26. (p. 538.)*

Arnuard, Phil. Henr., *praes.* Joann. Saltzmann. *Diss. de Chirurgia curtorum. Argentorati 1713. 4.* S. 34.

Barlow, J. *Essays on surgery and midwifery, with practic. observat. and select cases. London 1822.*

Baumgarten, J. C. G. *Diss. de arte decoratoria. Pars I. (Method. Taliacot. etc.) Lips. 1791. p. 49.*

Benedictus, Alexander. *Anatomia s. historia corporis humani. Parisiis s. a.* (Die Vorrede von 1497.) *8. lib. VI. cap. 39. de naso. (p. 51.)*

Bickerstaff, Isaac. *The Tatler or lucubrations. Vol. 4. Lond. 1764. p. 273. Nr. 260. Thursday. December. 7. 1710.* (Erzählung von den Wunderkuren Tagliacozzi's, mit der Nutzanwendung, die Jünglinge Londons vor der Syphilis zu warnen.)

Blandin, Ph. Fred., *Autoplastie ou restauration des parties du corps, qui ont été détruites à la faveur d'un emprunt fait à d'autres parties plus ou moins éloignées. Paris 1836. 8.*

(2685 S.) In's Deutsche übersetzt von v. KAPFF. Reutlingen 1838. 8.

BLASIUS, ERNST. Handbuch der Akiurgie. Halle 1831. 8. (Vergl. d. betreffenden Capitel.)

CARPUE, J. C. *An account of two successful operations for restoring a lost nose from the integuments of the forehead in the cases of two officers of his Majesty's army, to which are prefixed historical and physiological remarks of the nasal operation; including descriptions of the Indian and Italian method. With engravings. London 1816.*

CARPUE, J. C. Geschichte zweier gelungenen Fälle, wo der Verlust der Nase vermittelst der Stirnhaut ersetzt wurde. Aus dem Engl. übertragen von W. S. MICHAELIS. Nebst einer Vorrede von C. GRAEFE. Mit 5 Kupfertafeln. Berl. 1817. 4. (X und 40 S.)

CELSUS, A. C. *Medicina lib. VII. cap. IX. Curta in auribus, labrisque ac naribus, quo modo sarciri et curari possint.*

CHELIUS. Handbuch der Chirurgie. 5. Aufl. Heidelb. u. Leipz. 1840. 8. 2. Band. Von der organischen Wiederersetzung verloren gegangener Theile.

CORTESI, J. B. *Miscellaneorum medicinalium Decades denae. Messanae 1625. Dec. 3.*

DAVIES, J. *Lond. med. repository. Jan. 1824.*

DELPECH, *Chirurgie clinique de Montpellier, ou observations et reflexions tirées des travaux de chirurgie clinique de cette école. Tome second. Paris 1828. 4. p. 221—239 u. 540—584.*

DIEFFENBACH, J. F. *Diss. inaugur. Nonnulla de regeneratione et transplantatione. Herbipoli 1822. 8.*

DIEFFENBACH. Artikel: *Chirurgia curtorum,* in RUST's Handbuch der Chirurgie. 4. Bd. Berlin 1831. 8. pag. 496—599.

DIEFFENBACH, J. F. Chirurgische Erfahrungen, besonders über die Wiederherstellung zerstörter Theile des menschlichen Körpers nach neuen Methoden. 1. bis 4. Abtheilung. Berlin 1829—1834. 8. Mit vielen Abbildungen.

DITTIER, vormals Professor der Anatomie zu Paris. *Memorie della società Italiana. Tom. IV. p. 480.*

ELOY, J. N. J. *Dictionnaire historique de médecine. Mons 1778. 4. Vol. 4.* Art.: *Taliacotius* und *Cortesi.*

FRITZE, ISAAC, praes. NICOL. ROSEN. *Diss. de Chirurgia curtorum possibilitate. Upsaliae 1742. 4.* (25 S.)

GALENUS, CLAUDIUS. *Methodus medendi lib. XIV. cap. 16.*

Giesker, H. Ueber bildende Chirurgie, Morioplastik; eine akademische Probevorlesung, in Holscher's Annalen. 1837. 2. Band, 2. Heft. p. 217—251.

v. Graefe, J. C. Rhinoplastik. Berlin 1818. In 4. Lateinisch von Hecker.

v. Graefe, J. C. Neue Beiträge zur Kunst, Theile des Angesichts organisch zu ersetzen. Von Gr. und v. W. Journal. Band 2, Heft 1. p. 1—35.

Heister, Laurentius. *Institutiones chirurgicae. Amstelodami 1750. 4. cap. 73. (p. 623.)*

v. Helmont, Joh. Papt. *Opera omnia. Francof. 1682 4. de magnetica vulnerum curatione. p. 707. N. 23.*

Jessenius a Jessen, Joh. *Institutiones chirurgicae. Wittebergae 1601. 8. sect. IV. cap. III. fol. 100 b. de nasi, labiorum et aurium resectorum restauratione.*

Labat, de la. *Rhinoplastie, art de restaurer ou de refaire completement le nez. Paris 1834. 8.*

Langenbeck. Nosologie und Therapie der chirurgischen Krankheiten. 4. Bd. Göttingen 1830. 8. p. 188. Abschnitt: Wunden des Gesichts mit gänzlicher Trennung.

Maisonabe, C. A. *Orthopédie clinique. 2 Vol. Paris 1834.*

Malgaigne, J. F. *Manuel de médecine opératoire. Paris 1834. 8. p. 137. Restauration des parties mutilées ou autoplastie chirurgicale.* Vergl. die einzelnen Capitel.

Mercurialis. *De decoratione. Venet. 1585.*

Paraeus, Ambrosius. *Opera chirurgica. Francof. ad M. 1594. fol. lib. XXII. cap. 2. p. 649.*

Richerand. *Histoire des progrès récens de la Chirurgie. Paris 1825. 8. (p. 34—37.)*

Sprengel, Kurt. Geschichte der Chirurgie. 2. Theil v. Wilh. Sprengel. Halle 1819. p. 185.

Taliacotii, Gasparis, *Epistola ad Hieronim. Mercurialem de naribus multo ante abscissis, reficiendis, invento plane novo, a Vesalio, Paraeo, Gourmeleno plurimum evariante. Extat cum Mercurialis de decoratione libro. Francof. apud Wechelum 1585. 8.* Auch in Schenk, Grrafenberg *Observ. med. Francof. 1609. fol. p. 202—203.*

Taliacotii, Gasparis, *philosophi et med. praeclarissimi Theoricam ordinariam et Anatomen in Gymnasio Bononiensi publice profitentis, de curtorum Chirurgia per insitionem libri duo, in quibus ea omnia, quae ad hujus chirurgiae, narium scilicet, aurium ac labiorum per insitionem restaurandorum cum Theoricam, tum Practicen pertinere videbantur, clarissima methodo cumulatissime declarantur, additis cutis traducis, instrumentorum omnium atque deligationum iconibus et tabulis. Venetiis 1597. fol.*

Vesalius, Andreas. *Chirurgia magna. lib. II. cap. IX. de vulneribus nasi curandis. (Opera omnia.) Lugd. Batav. 1735. fol. p. 983.*

Waldeck, J. Ant., *Operationes anaplasticae*, in Blasius Handwörterbuch der gesammten Chirurgie. 3. Band. Berl. 1838. 8. p. 593—630.

Wolfart. Ueber die ersetzende lebendige Anbildung, in v. Gr. und v. Walther's Journal. 1828. Bd. 12. p. 21—41. (Fall von Rhinoplastik von v. Graefe.)

Zeis, E. Handbuch der plastischen Chirurgie, nebst einer Vorrede von Dieffenbach. Mit vielen Holzschnitten und zwei Kupfertafeln. Berlin 1838. 8.

Zeis. Artikel *Neoplastice* in Jaegers, Radius und Walthers Handwörterbuch der gesammten Chirurgie und Augenheilkunde. IV. Band.

Cap. IV.

Ueber die Indicationen und Contraindicationen der plastischen Chirurgie im Allgemeinen.

Die Indicationen zur Ausübung plastischer Operationen sind nicht minder wichtig und folgenreich, als sie es für die Therapie der Krankheiten im Allgemeinen sind. Von ihrer richtigen Beurtheilung hängt zum grössten Theil der Erfolg des Unternehmens ab, und es muss, wenn wir die plastische Chirurgie abhandeln, und in ihren bisherigen Leistungen kritisch würdigen wollen, unser Augenmerk auf diesen Punkt ins Besondere gerichtet sein. Wenn man noch bis vor wenigen Jahrzehnden den organischen Wiederersatz eines fehlenden oder deformen Gesichtstheiles unter die Wunderwerke der Chirurgie rechnete, und die Bildungen von Nasen, Lippen u. s. w. als nur Wenigen bekannte Geheimnisse, mit heiliger Scheu anstaunte, so liegt, glauben wir, die Zeit nicht mehr fern, wo man dem andern Extreme huldigend, bei den kleinsten Substanzenverlusten plastische Operationen machen wird. Beide Extreme fördern weder die Kunst, noch das Wohl der Menschheit. Es ist demnach an der Zeit, die Sphäre der Anwendbarkeit der plastischen Chirurgie durch möglichst bestimmte Grenzen und Regeln zu begründen. Dies führt denn zunächst auf die für Gegenwart und Zukunft höchst wichtige Bemerkung, dass man zur Wiederherstellung verstümmelter und defecter Theile nie seine Zuflucht zur plastischen Chirurgie nehmen müsse, sobald es noch möglich ist, durch einfache Vereinigung der Wundränder dieselben Resultate zu gewinnen; denn selbst die gelungenste plas tsche Operation hinterlässt eine neue, wenn auch vielleicht nur geringe Entstellung. Ausserdem können während und nach der Operation gar zu leicht Zufälle eintreten, die in mehrfacher Beziehung dem Kranken gefährlich werden können, und deshalb schon aus moralischen Gründen die unnöthige Verrichtung eines organischen Wiederersatzes verbieten müssen.

Ein anderer sehr wichtiger Punkt für die Feststellung der Indikationen zur plastischen Chirurgie ist die Beantwortung der Frage: in wie weit es nothwendig sei, vor der Ausführung plastischer Operationen vorhandene Dyskrasieen im Körper zu tilgen. Bis zu der berühmten, von Martinet de la Creuse gemachten Entdeckung herrschte allgemein die auf rationellen Gründen beruhende Meinung, dass man jedwede Kachexie, gleichviel ob die vorhandene Verstümmelung von ihr abhängig sei oder nicht, zuvor aus dem Körper des Kranken entfernen müsse, bevor man an seine Heilung durch plastischen Wiederersatz denken dürfe. Als die gewöhnlichsten hierher gehörigen Krankheiten galten Syphilis, Carcinom, Herpes und Scropheln. Wir wollen nicht behaupten, dass die Erfahrungen der neuesten Zeit diese Ansichten widerlegt haben dürften, doch hat Martinet de la Creuse die wichtige Behauptung aufgestellt, dass das Carcinom dadurch zu heilen sei, dass man es exstirpire und die Wundfläche mit einem gesunden Hautlappen bedecke.

Was die Syphilis anlangt, so gehört sie unstreitig in die Classe derjenigen pathologischen Zustände, welche aus dem Körper völlig entfernt sein müssen, ehe man eine plastische

Operation indicirt finden kann. Diese noch unbestrittene Behauptung bedarf keiner ausführlichen Darstellung von Gründen. Fast dasselbe gilt von den herpetischen und scrophulösen Leiden. Erstere machen ins Besondere ihre vorherige Tilgung nothwendig, weil sie sehr häufig die Weichgebilde der Nase ergreifen und von hier aus gern den Zerstörungstrieb weiter fortsetzen. Was die scrophulösen Krankheiten betrifft, so sind sie namentlich dann vermögend, eine plastische Operation zu contraindiciren, wenn sie sich unter der Form von Geschwüren in oder neben dem zu ersetzenden Theile befinden. Allein es scheint uns zu weit gegangen zu sein, wenn Dieffenbach behauptet, dass früher bestandene scrophulöse Leiden der organischen Plastik, auch wenn die Subjekte sich in blühender Gesundheit befinden, weit mehr entgegen seien, als wenn Herpes exedens oder Syphilis in ihnen gewüthet haben. Die Scropheln können im Allgemeinen, sobald sie nur nicht äusserliche Zerstörungen angerichtet haben, keine plastische Operation verbieten.

Die Indikationen zum organischen Wiederersatz eines verstümmelten Theiles des Gesichtes werden aber zuweilen weniger durch die Störungen in der Funktion des kranken Theiles, als durch die Entstellung und den widrigen Anblick bedingt. Dieses ist besonders bei der Rhinoplastik der Fall, obgleich es eine bekannte Sache ist, dass bei defekten Nasen Respiration, Sprache, Gehör und Geruch mehr oder weniger in die Sphäre der Mitleidenschaft gezogen sind. Die Eitelkeit ist gewöhnlich die stärkste Triebfeder, von der solche Kranke zu dem Wunsche der Operation angeregt werden. Eine in psychologischer Beziehung nicht uninteressante Schilderung der Eitelkeit eines Mädchens, bei welcher die Rhinoplastik verrichtet ward, giebt uns Dieffenbach (Erfahr. Bd. 1. p. 34). Er sagt an dieser Stelle: „So unmoralisch dem strengen Beurtheiler die Eitelkeit solcher Kranken erscheinen mag, so günstig ist sie für den Operateur, denn Kranke der Art ertragen oft mit beispiellosem Muthe die schwierigsten und schmerzhaftesten operativen Eingriffe."

Ein für die Bestimmung der Indikationen zur plastischen Chirurgie sehr wichtiger Punkt ist endlich noch die Untersuchung der an die verstümmelten Theile zunächst angrenzenden Nachbargebilde. Man findet nämlich sehr häufig im Umkreise zerstörter Theile eine Menge harter, kallöser Narben, welche nicht allein die Ausführbarkeit der Operation selbst sehr erschweren, sondern auch die spätere Anheilung des Ersatzlappens unsicher machen. Hier muss das auf richtige Beobachtung und physiologische Principien begründete Urtheil des Operateurs entscheiden, in wiefern bei vorhandenen Narben im Umkreise des defekten Theiles die Operation zu wagen sei oder nicht.

Cap. V.

Grundmethoden für plastische Operationen.

Wir halten es für nothwendig, bevor wir im speziellen Theile unserer Schrift von den Methoden in Bezug auf die einzelnen plastischen Operationen sprechen werden, hier die Grundtypen dieser Methoden in ihren charakteristischen Merkmalen kurz zu schildern. Es haben sich nemlich mit der allmähligen Entwickelung der Kunst, fehlende Theile des menschlichen Angesichts organisch wiederzuersetzen, nach und nach drei Grundmethoden hervorgebildet, nach welchen plastische Operationen verrichtet werden können; sie tragen den Namen der Indischen, Deutschen und Italienischen Methode.

Man versteht gewöhnlich unter der Indischen Methode diejenige Art und Weise des organischen Wiederersatzes, bei welcher das Ersatzmaterial aus den dem Defekte benachbarten Theilen entlehnt wird. Diese Methode verdankt ihre Enstehung bekanntlich dem grauesten Alterthume, und ward zuerst mit Benutzung der Stirnhaut unter der Form der Rhinoplastik auf eine ziemlich rohe Weise geübt. Die von den Indianischen Kooma's gebildeten Nasen hatten wahrscheinlich weder Nasenlöcher noch Septen, noch wurden sie durch feinere operative Technicismen so weit fortgebildet, dass sie den natürlichen Nasen hinsichtlich ihrer Gestalt ähnlich wurden. Erst seit Carpue, dem das Verdienst gebührt, die Indianische Methode in Europa eingeführt und zuerst verbessert zu haben, gelangte dieselbe allmählig zu der Vollkommenheit, welche sie heutigen Tages über alle andere Methoden erhebt. In dieser allmähligen Entwickelung und Ausbildung behielt die Indische

Methode aber immer die Ersatzweise aus der Nähe als charakteristisches Merkmal bei, und darin scheint wohl auch der Grund zu liegen, dass sie noch in der neuesten Zeit nach ihrem alten Namen benannt wird. Wenn wir nun ohne Rücksicht auf die Reform, auf jene dunkle, aber bestimmt höchst rohe Operationsweise, welche die Kooma's übten, das Wesen des heutigen Tages als Indische Methode bekannten Grundtypus der plastischen Chirurgie im Allgemeinen schildern wollen, so finden wir dasselbe in Folgendem ausgedrückt: Wundmachung der Stelle, welche wieder ersetzt werden soll. — Lostrennung eines dem Defekte entsprechenden Hauttheiles aus der Nähe mit Zurücklassung einer schmalen Hautbrücke — Umdrehung dieses Hauttheiles um seine Brücke und Verlegung desselben zwischen die Wundränder des Defektes mit nachheriger Befestigung beider durch Nähte.

Die Italienische Methode, — der zweite Grundtypus für die Verrichtung plastischer Operationen wird gewöhnlich als die Erfindung Caspar Tagliacozzi's, welcher 1597 sein Werk: „*De chirurgia curtorum per insitionem*" zu Venedig herausgab, betrachtet, wiewohl schon Branca ein ähnliches Verfahren gekannt hatte. So wie die Indisch-priesterliche, so ward auch die Tagliacozzi'sche Methode durch die Rhinoplastik ins Leben gerufen. Später wurde sie aber von Tagliacozzi selbst auch zum Ersatze der Lippen benutzt. Wenn wir das Wesen der Italienischen Methode in seinen allgemeinsten Grundzügen beschreiben wollen, so müssen wir als solche folgende sechs in verschiedenen Zwischenräumen aufeinanderfolgende Operationsmomente hervorheben:

1) Die Lostrennung eines entsprechenden Hautlappens aus dem Arme von seiner Grundfläche.

2) Die Lostrennung der Hautbrücke an ihrer dritten Seite. *Tagliacozzi lib. II. cap. 8.*

3) Die Verwundung des Stumpfes und Anheftung des Armhautlappens an die Wundränder desselben (*lib. II. cap. 12*).

4) Die völlige Trennung des Hautlappens nach geschehener Anheilung desselben an den Stumpf (*lib. II. cap. 15*).

5) Die Bildung der Nasenlöcher und des Septum (*lib. II. cap. 16*).

6) Die Anheftung des Septum an die Oberlippe (*lib. II. cap. 17*).

Die Deutsche Methode, eine Modifikation der alt-Italienischen, wurde durch v. Graefe begründet, indem er die schon von Reneaume de la Garonne (vergl. *Histoire de l'academie roy. des sciences. Anné, 1719. Paris 1721. 4. „sur la réparation de quelques parties du corps humain mutilées." p. 32.*) ausgesprochene Idee der Abkürzung der einzelnen von Tagliacozzi angegebenen Operationsakte zuerst ins Werk setzte. Er verrichtete nicht nur die Bildung und Lostrennung des Armhautlappens, sondern auch seine Verlegung und Anheftung *en un temps*. So entstand eine Methode des organischen Wiederersatzes, bei welcher der frisch ausgeschnittene unvernarbte Armhautlappen unmittelbar zum Ersatze benutzt wird. v. Graefe nahm hierbei genau nur den Hauttheil aus dem Arme, der den Dimensionen des Defektes gleich war, verletzte daher den Arm auch weit weniger, als bei dem Italischen Verfahren, wo die Haut bis auf ein Viertheil ihrer ursprünglichen Ausdehnung durch die mannichfachen Vorbereitungen zusammenschrumpfen musste. Ausserdem glaubte er auch noch den Vortheil erreicht zu haben, dass die frisch verlegte Ersatzhaut hinsichtlich ihrer Stärke weit genauer mit der Nasenhaut übereinstimme, als es bei der Italischen Methode möglich ist, wo das Hautstück bis zum Eintritt seiner Vernarbung am Arme vorbereitet, gewöhnlich durch die Einkrempung der Ränder viel zu dick wird, als dass es bei seiner Anheftung nicht wulstig hervortreten müsse.

Nach dieser vorläufigen Charakterisirung der drei Fundamentalmethoden der plastischen Chirurgie geben wir folgende kurze Uebersicht der operativen Technik. Um hierbei nicht missverstanden zu werden, erwähnen wir, dass wir den Begriff einer Methode strenger, als es allenthalben bisher geschehen ist, von dem eines blosen operativen Verfahrens zu unterscheiden gesonnen sind, eines Theils, um Einheit und logische Ordnung, andern Theils aber auch, um wissenschaftliche Wahrheit in unsere Darstellung zu bringen. Man hat also unter „Operatiosmethode" die Art und Weise zu verstehen, eine dem Heilzwecke entsprechende Operation nach einer bestimmten Grundidee (Grundtypus) auszuführen, während Operationsverfahren nur den Technicismus oder die verschiedenartige Handhabung der aus jenem Fundamentaltypus entspringenden Regeln andeutet. Wie dem *Genus* die *Species*, so steht, unserer Ansicht zufolge, der Methode das Verfahren gegenüber. Daher man Operationsverfahren wohl auch Modifikation der Operationsmethode nennen könnte.

Cap. VI.

Operative Technik der plastischen Chirurgie.

Mit diesem Namen bezeichnen wir denjenigen Theil der plastischen Chirurgie, welcher die verschiedenen unter kunstgemässe und bestimmte Regeln gestellten manuellen Verrichtungen lehrt, deren man sich bei plastischen Operationen im Allgemeinen ohne Rücksicht auf den speciellen Ersatz eines gewissen Theiles zu bedienen pflegt. Diese allgemeine operative Technik zerfällt zunächst in drei verschiedene Abtheilungen, nämlich in die Anfrischung verstümmelter Theile, in die Bildung des Ersatzlappens und in die Vereinigung desselben mit dem wundgemachten Stumpfe.

A. Anfrischung verstümmelter Theile.

Dieser für die Verlegung und Einheilung eines zum organischen Wiederersatze erforderlichen Hautmaterials gleichsam vorbereitende Akt ist bei allen plastischen Operationen ein wesentliches Erforderniss, und dürfte selbst in denjenigen Fällen, wo eine frische Wunde den Defekt herbeigeführt haben sollte, nicht zu vermeiden sein. Man bedient sich hierzu am einfachsten uud besten eines länglich-schmalen Skalpells mit achteckigem Staarnadelgriffe, wie es z. B. von Dieffenbach für alle plastische Operationen angegeben worden ist. Der Zweck der Anfrischung verstümmelter Theile ist nämlich ein doppelter: Bildung blutiger Flächen, mit denen der Ersatzlappen organische Verbindung eingehen soll, und Verwandlung unregelmässiger Defekte und Verstümmelungen in regelmässige. Tagliacozzi's Vorschriften (welcher *lib. II. cap. 12.* die Verwundung des Nasenstumpfes mit dem Pfropfen der Bäume vergleicht, und den Schnitt nicht perpendikulär, sondern schief durch die Haut zu machen lehrt) sind zum grössten Theil veraltet. Wir können heut zu Tage dem nicht mehr beistimmen, was er über die Bildung der wuchernden Granulationen in Folge von perpendikulären Incisionen sagt: „*si enim aequali sectione et ad perpendiculum cum traduce curtae nares conjungerentur iis exporrectis et antrorsum protuberantibus, ingrata mole pars illa defoedaretur; adde quod ex parte, qua coaluerint, hinc inde assurgente carne, velut tumulis quibusdam sulcum quendam efficerent.*“ Eben so wenig zweckmässig scheint v. GRAEFE's Vorschrift, bei der Wundmachung des Nasenstumpfes zuerst nur die äussere Haut, dann die Schleimhaut, und zuletzt erst die mit dem Zellgewebe und Knorpeln noch zusammenhängenden Streifen zu trennen. Wir halten es im Gegentheil für unerlässlich nothwendig, die zur Wundmachung erforderlichen Schnitte auf ein Mal durch die ganze Dicke des vorhandenen Stumpfes zu führen, weil es nur auf diese Weise möglich wird, eine scharfe Schnittfläche zu erhalten.

Eine für die ganze operative Technik sehr wichtige Sache ist die Form der Wundfläche, die man durch die Anfrischung zu bilden beabsichtigt. Hierbei dient eines Theiles die Grösse und Gestalt des defekten Organes, andern Theils die Art der zu wählenden Operationsmethode als Richtschnur. Die einfachste Form, unter welcher ein Stumpf angefrischt werden kann, ist die Trennung seiner Continuität durch einen gewöhnlichen Schnitt, wie es z. B. vor dem Wiederersatze eines eingefallenen Nasenrückens geschieht. Dieser Form zunächst steht die Anfrischung defekter Theile durch zwei sich in einem Winkel treffende gerade Incisionen; dieselbe kann unter anderen bei der Bildung der Unterlippe, welche vom Krebs zerstört worden, oder bei dem Wiederersatze der Augenlider statt finden. In manchen Fällen kann es nöthig werden, die Verwundung des Stumpfes durch zwei krumme Linien vorzunehmen, die mit ihrer Concavität einander zugekehrt sind, sich aber ebenfalls in einem spitzen Winkel vereinigen. Eine solche Anfrischungsweise muss ferner zuweilen bei Exstirpationen grösserer degenerirter Flächen verrichtet werden. Aus diesen einfachen Formen der Verwundung verstümmelter Theile bildet sich nun ein allmähliger Uebergang zu den komplicirteren, unter denen zunächst die myrthenblattförmigen

Excisionen, so wie ferner die trianguläre Exstirpation deformer Gebilde als die gewöhnlichsten zu nennen sind. Sie sind zu häufig, als dass wir auf Beispiele verweisen müssten. Das Schlussglied in dieser Reihenfolge bildet diejenige Form der Anfrischung, welche in den verwundenden Schnitten das natürliche Bild des verstümmelten Theiles giebt. Am häufigsten kommt diese Art der Verwundung bei grossen Nasendefekten vor, bei denen eine partielle Wiederherstellung unzureichend wäre, und nur durch die Einheilung eines die ganze Nase sammt dem Septum ersetzenden Hauttheiles Wesentliches gewonnen werden kann. Hier müssen durch die verwundenden Incisionen so viele Wundränder gebildet werden, als der für den Ersatz gebildete Hautlappen zu seiner Vereinigung bedarf.

Diese über die Anfrischung verstümmelter Theile hier näher erörterten Modificationen gelten zum grössten Theile auch von der Exstirpation krankhafter Degenerationen in einzelnen Organen, sofern die plastische Chirurgie als Heilmittel dagegen in Anwendung gebracht werden kann.

B. Art und Weise der Hautverlegung.

Die Hautverlegung, das einzige sich immer gleichbleibende charakteristische Kennzeichen der plastischen Chirurgie, ist jeder der drei Grundmethoden so eigenthümlich, dass sie von einander getrennt nicht gedacht werden können. Die Hautverlegung geschieht bekanntlich bei allen drei Methoden durch die Bildung eines dem Defekte an Form und Grösse entsprechenden Ersatzlappens; allein nicht immer wird dieser Ersatzlappen nach denselben Regeln und Principien gewonnen, sondern es haben sich in dieser Beziehung während des Wiederaufblühens der Kunst in der neuern Zeit viele und verschiedene Verfahrungsweisen herausgebildet. Sie systematisch auseinander zu setzen, lag in dem Zwecke vorliegender Schrift. Wir theilen daher über dieselben Folgendes mit.

1. Hautverlegung von gänzlich oder nur theilweise getrennten Ersatzlappen.

Die Wiederherstellung verstümmelter Theile durch die Verlegung und Benutzung eines von seinem Mutterboden gänzlich losgetrennten Hautlappens gehört zu den noch ungelösten Problemen der plastischen Chirurgie, denn die wenigen glücklichen Fälle, welche hierüber bekannt wurden, sind fast nur als historische Merkwürdigkeiten anzusehen, die zwar nicht die völlige Unmöglichkeit der Sache, aber doch ihre grosse Unbestimmtheit und praktische Nutzlosigkeit beweisen. Abgesehen von jener alten Indischen Methode der Rhinoplastik, welche der Sage nach mit Benutzung gänzlich getrennter Hauttheile verrichtet worden sein soll, haben in der späteren und neuesten Zeit besonders Buenger, Dzondi und Dieffenbach über diese Art des organischen Wiederersatzes Versuche angestellt. Buenger's gelungener Fall einer Nasenbildung aus einem völlig getrennten Hautstücke aus dem Beine (in v. Graefe's und v. Walther's Journal. Bd. IV. p. 569.) war ein Glücksfall, der zu einzeln dasteht, als dass er zur Nachahmung auffordern könnte. Die Versuche Dzondi's, welche besonders auch der Verlegung ganz getrennter Hautstücke von anderen Individuen galten (vergl. Rust's Magazin. Bd. VI. p. 8.) misslangen fast gänzlich, und Dieffenbach's über Transplantation ganz getrennter Hautstücke am Arme angestellte Beobachtungen tragen nur den Charakter des physiologischen Experimentes an sich.

Die Hautverlegung ohne vollkommene Trennung des anzuheilenden Hautlappens von seinem Mutterboden ist die in unsern Tagen gewöhnliche und allein nachahmungswerthe. Sie kann auf doppelte Weise geschehen, nämlich entweder aus der Nachbarschaft, oder aus der Ferne, je nachdem die Indische, Italienische oder Deutsche Methode gewählt wird. Bei der Italienischen Methode wird der in der Form theilweise losgetrennte Hautlappen erst dazu vorbereitet und seine Vernarbung abgewartet, ehe er verlegt wird, während er bei der Deutschen Methode unmittelbar nach seiner Lostrennung an die wiederherzustellende Verstümmlung angeheftet wird.

2. Bildung und Verlegung eines gestielten Hautlappens. Umdrehung desselben.

Unter der Bildung eines gestielten Hautlappens hat man diejenige Lostrennung eines Hautstückes zu verstehen, bei welcher dasselbe bis auf eine mehr oder weniger schmale Seite von seiner Grundfläche und den seitlichen Umgebungen losgelöst wird. Diejenige Seite, welche mit der übrigen Haut in Verbindung gelassen wird, nennt man gemeiniglich den Stiel, die Wurzel, die Hautbrücke (*Uber maternus Tagliacot.*, *Radix*, *Pédicule*); durch sie gehen die Processe der Ernährung des neugebildeten Theiles vor sich, weshalb sie in jeder Beziehung die grösste Aufmerksamkeit erfordert. Die Benutzung solcher mit einem Stiele versehener Hautlappen ist besonders der Indischen Methode eigenthümlich. Weil nun diese in unseren Tagen die meiste und allgemeinste Anwendung findet, so müssen wir über diese Art der Hautverlegung ausführlicher sprechen. Bei der Verrichtung der Rhinoplastik nach der Indischen Weise muss der Stirnhautlappen mit einem schmalen Stiele versehen sein, weil die Umdrehung desselben (*Torsion du lambeau, renversement du lambeau*) hier nicht zu vermeiden ist; die Breite von einem Zoll wird in der Mehrzahl der Fälle für diese Hautbrücke ausreichen. Nach Carpue und Graefe, welche die Indische Methode mehr in ihrer Urform übten, ist es gleichgültig, nach welcher Seite der Ersatzlappen gedreht und herunter geklappt wird. Folgt man aber den Dieffenbach'schen Verbesserungen, so muss, bevor man die Lostrennung eines gestielten Stirnhautlappens vornimmt, genau bestimmt werden, nach welcher Seite die Umdrehung geschehen soll, denn die letztere hängt hier lediglich von der Bildungsweise der Hautbrücke ab. Will man z. B. die Umdrehung nach der rechten Seite des Kranken verrichten, so muss die Verbindungsbrücke auf der linken Seite angelegt werden, so wie im entgegengesetzten Falle umgekehrt. Allein es ist, wenn nicht besondere Umstände das Gegentheil erfordern, am natürlichsten und bequemsten, die Umdrehung des Lappens nach der linken Seite des Kranken zu verrichten; die Brücke bleibt dann zu dessen rechter Seite stehen und man verlängert den links herabsteigenden Hautschnitt nach unten so weit, bis er in den wundgemachten Nasendefekt einmündet.

Ein für das Gelingen der Operation wichtiges Moment ist hierbei der jedesmalige Grad der Drehung, welchen man den Hautlappen erleiden lässt, weil jede durch gewaltsame Drehung bedingte Quetschung und Zerrung des Stieles hemmend auf die Circulation des Blutes wirken und die Ernährung des neugebildeten Theiles beeinträchtigen muss. Da nun ber ader

Grad der Umdrehung mit der mehr oder weniger senkrechten Längenachse, den der Ersatzlappen auf der Stirn einnimmt, in gleichem Verhältnisse steht, so macht ein senkrecht aus der Mitte der Stirn genommener Hautlappen die stärkste Umdrehung nöthig. Dieselbe beträgt jedesmal zwei rechte Winkel und beschreibt einen vollkommenen Halbkreis. Je schiefer aber die Richtung ist, die ein auf der Stirn gewonnener Hautlappen besitzt, desto kleiner gestaltet sich der Kreis, den seine Peripherie bei dem Umdrehen und Herabverlegen zu beschreiben hat. Doch kann bei der Rhinoplastik aus der Stirnhaut der Fall nie vorkommen, wo die Umdrehung nicht mehr als einen rechten Winkel betrüge. Dagegen besitzen wir eine Methode der Chiloplastik von v. Ammon, wo die Drehung des gestielten Wangenlappens nur einen rechten Winkel ausmacht. Wir verweisen hier auf den Artikel „Chiloplastik" und die dort mitgetheilte v. Ammon'sche Methode.

Aus dem so eben Gesagten ergiebt sich im Allgemeinen die wichtige praktische Regel, die Umdrehung eines gestielten Lappens möglichst zu beschränken, und ihm, so fern dieses nicht andere gewichtige Gründe verbieten, weniger als zwei rechte Winkel beschreiben zu lassen. Bei der Rhinoplastik aus der Stirnhaut ist die schiefe Anlegung des Lappens freilich nicht immer zulässig; denn wenn auch nicht zu fürchten steht, dass durch die Verletzung des Supraorbitalnerven amaurotische Erblindung des Auges folgen müsse, so ist doch zu bedenken, dass durch die auf eine Seite fallende Narbe des Stirnhautlappens das obere Augenlied der betreffenden Seite leicht in die Höhe gezogen und verkürzt werden könnte, wodurch eine neue Entstellung des Gesichtes hervorgerufen werden müsste. Wenn aus diesem Grunde die schiefe Anlegung des Stirnhautlappens in der That grosse Vorsicht erfordert, so giebt es doch gewisse Rücksichten, welche dieselbe unbedingt indiciren. Hierher gehören namentlich diejenigen Fälle, wo die Rhinoplastik bereits schon einmal aus der Stirnhaut verrichtet wurde, die neugebildete Nase aber verloren ging, und man genöthigt ist, abermals die Indische Methode zum Wiederersatz zu wählen. Bei solcher Lage der Dinge muss man von den eben ausgesprochenen Befürchtungen absehen, und den Ersatzlappen schief aus der innern Seite der Stirn entlehnen. Dasselbe gilt bei zu niedriger Stirn, wo selbige zur Bildung des Septum und der Nasenspitze nicht hinreicht, und wo man den Uebelstand, die behaarte Kopfhaut zu Hülfe nehmen zu müssen, aus Gründen umgehen will.

3. Ersatz durch seitliche Verlegung des Hautlappens.

Diese durch ihre glücklichen Resultate höchst wichtige Art der Hautverlegung verdankt ihre Entstehung dem schöpferischen Geiste Dieffenbach's, welcher sie ursprünglich für den Wiederersatz der Unterlippe und der Augenlider bestimmte. Das Wesen dieses Verfahrens besteht in der Entlehnung eines entsprechenden Ersatzlappens unmittelbar neben dem Defekte, wodurch es möglich wird, durch eine blos seitliche Verschiebung des ersteren den Substanzverlust auszufüllen. Wir verweisen auf die bei der Rhinoplastik, Blepharoplastik und Chiloplastik näher beschriebenen Dieffenbach'schen Operationsarten. Der Ersatzlappen liegt hier nicht entfernt, wie es bei den anderen Operationsweisen der Fall ist, sondern unmittelbar neben dem neuzubildenden Theile, ein Umstand, welcher den grossen und unberechenbaren Vortheil gewährt, dass die so gewöhnliche Einschrumpfung des ersetzten Theiles verhütet wird. Dies geschieht nach physiologischen Beobachtungen auf die Weise, dass sich bei der Heilung einer Wunde mit Substanzverlust die zunächst gelegenen Hautränder in die Wunde hineinziehen und sie zu bedecken streben; es wird also der seitlich verlegte Hautlappen gleichwie die übrigen angrenzenden Hauttheile das Bestreben zeigen, den Defekt zu verkleinern und sich deshalb als glatte ausgespannte Hautfläche verhalten, ohne die geringste Neigung einer Zusammenziehung und Einschrumpfung, wie dies bei anderen plastischen Operationen der Fall ist, zu besitzen.

Wiewohl diese Art des organischen Wiederersatzes ursprünglich nur für die Lippen- und Augenlidbildung benutzt wurde, so musste sie wegen ihrer Vortrefflichkeit doch bald allgemeinere Anwendung finden. Ueberall, wo in Folge zerstörender Krankheitsprocesse auf glatten Hautflächen Defekte entstanden sind, und die angrenzenden Theile gesunde Haut zu liefern vermögen, wird man am zweckmässigsten und besten zu dem Wiederersatze mittelst seitlicher Verlegung seine Zuflucht nehmen. Wir haben die Zweckmässigkeit dieses Verfahrens in der neuesten Zeit wiederum durch die zur

Verhütung der Krebsrecidive bekannt gewordenen Operationsweisen kennen gelernt.

4. Verlegung zusammengerollter Lappen.

Nach BLANDIN's Mittheilungen (vergl. a. a. O. p. 154) soll die Erfindung dieser eigenthümlichen Ersatzweise (von ihm *Autoplastie par roulement du lambeau* genannt) von VELPEAU herrühren, und ursprünglich für die Heilung einer Luftröhrenfistel bestimmt gewesen sein. Sie besteht in der Bildung eines länglich viereckigen Hautlappens, welchen man auf seine äussere Fläche aufrollt und wie einen Pfropf in die Fistelöffnung bringt, um sie zu verschliesen. Bei der Anwendung dieses Verfahrens bieten sich aber zwei Varietäten dar, entweder man rollt den Hautlappen seiner Länge nach auf, oder man giebt ihm eine grössere Breite, und verrichtet die Aufrollung von der Seite her. In letzterem Falle ist es nothwendig, den aufgerollten Lappen durch ein Paar Hefte in der beabsichtigten Lage zu erhalten.

Die Verrichtung plastischer Operationen durch Verlegung zusammengerollter Lappen gewährt aus mancherlei Gründen, die wir uns aber für die im speziellen Theile zu gebende Kritik vorbehalten, nur sehr geringe Vortheile und selten einen reellen Erfolg. Indess wurde sie bisher nicht nur zur Verschliessung von Fisteln der Luftröhre, sondern auch, und zwar angeblich mit Erfolg, von JAMESON in BALTIMORE zur Radikalkur des Schenkelbruches in Anwendung gezogen. VELPEAU's Versuch, bei einem fünfjährigen Kinde eine Darmfistel damit zu heilen, misslang aber gänzlich.

5. Ersatz durch allmähliges Weiterverlegen eines Hautlappens.

Diese von BLANDIN und anderen „*Autoplastie par migration succesive du lambeau*“ genannte Ersatzart defekter Theile verdient trotz der wenigen Beobachtungen, welche die Erfahrung darüber gewährt, dennoch grosse Aufmerksamkeit, weil in ihrer Anwendung die Möglichkeit liegt, einen verstümmelten Theil selbst dann noch wieder zu ersetzen, wenn kein brauchbares Hautmaterial in seiner ganzen Nachbarschaft zu finden wäre. Das Wesentlichste dieser Art von organischem Wiederersatz besteht in dem mehrmaligen Verlegen eines und desselben Lappens, um ihn endlich an die Stelle gelangen zu lassen, an welcher der eigentliche Substanzverlust sich befindet, welcher durch ihn ersetzt werden soll. Wir werden bei der Meloplastik einen Fall kritisch mittheilen, in welchem Roux einen Wangendefekt dadurch heilte, dass er einen von der Unterlippe genommenen Lappen einstweilen auf die Oberlippe verlegte, ihn dort einheilen liess, und erst später seine Weiterverlegung nach dem Wangendefekte vornahm.

6. Verlegung von Hauttheilen mit nachheriger Umsäumung ihres freibleibenden Randes mit Schleimhaut.

Bei dieser Art der Wiederherstellung verstümmelter Theile geschieht nächst dem Wiederersatze durch einfache Haut zugleich eine Verlegung gesunder Schleimhaut. Da wir in dem Abschnitte über Chiloplastik und Stomatoplastik das Wesen dieser von Dieffenbach erfundenen Operationsweise ausführlich beschreiben werden, so wollen wir, um Wiederholungen zu vermeiden, hier nur im Allgemeinen auf sie aufmerksam gemacht haben. Ihre Anwendung findet diese Ersatzweise besonders bei der Lippen- und Augenlidbildung, wo sie den grossartigen Erfolg gewährt, dass man durch sie die rothe Lippensubstanz, so wie die Conjunctiva palpebrae wieder herstellen kann. Ausserdem wird sie auch zur Verhütung der Wiederverwachsung erweiterter Mundöffnungen und Augenlidspalten mit grossem Vortheile benutzt (vergl. Canthoplastik).

7. Verlegung von Hauttheilen mit Verdoppelung ihrer freien Ränder.

Die plastische Chirurgie besass bis auf die neueste Zeit leider noch kein Mittel, welches für die erfolgreiche Wiederherstellung frei gelegener Hautränder einige Garantie gab, denn man vermochte es auf keine Weise zu verhüten, dass die verlegten Hauttheile an ihren freien Rändern stark einschrumpften und sich nach innen umkrempten. Dieser Uebelstand gab sich vor Allem bei der Rhinoplastik, Blepharoplastik und Chiloplastik kund, und es gehörten die Bildung der Nasenlöcher, so wie die Restaurationen von freien Augenlid- und Lippenrändern zu den schwierigsten Problemen der Kunst. Hieraus erhellt die Wichtigkeit der neuerdings in Anwendung gebrachten Verlegung von Hautlappen mit Verdoppelung eines oder mehrerer seiner Ränder (*Autoplastie par inversion ou par doublement du lambeau*). Dieses Verfahren unterscheidet sich von den gewöhnlichen Ersatzweisen dadurch, dass man denjenigen Rand des zu verlegenden Lappens, welcher frei bleiben soll, nach innen verdoppelt und umsäumt, nachdem man vorläufig an der betreffenden Stelle die Haut des Lappens hinreichend lang gemacht. Diese Verdoppelung und Umsäumung freier Hautränder muss nothwendigerweise vor der Anheftung des Ersatzlappens an den Defekt geschehen, weil sonst nachtheilige Zerrungen der bereits angelegten Nähte unvermeidlich sein würden. Die Umsäumung selbst geschieht auf ganz einfache Weise, indem man, wie bei dem Durchnähen einer Matratze, die doppelt über einander liegenden Ränder der Haut auf einmal durchsticht. Da für die Bildung und Erhaltung der freien Ränder an Augenlidern und Lippen durch Dieffenbach's Erfindung der Schleimhautübersäumung noch zweckmässiger gesorgt ist, so muss sich die Anwendung des eben beschriebenen Verfahrens der Verdoppelung der Haut vor der Hand auf die Rhinoplastik beschränken.

8. Hautverlegung durch Aufhebung des Lappens.

Diese Art des Wiederersatzes, welche Velpeau erfand und „*Autoplastie par soulèvement du lambeau*“ benannte, wurde von ihm zuerst zur Verschliessung einer Blasenscheidenfistel angewendet, und bestand darin, dass aus der hinteren Scheidenwand ein Lappen in Form einer Brücke geschnitten wurde, deren Endpunkte mit dem Mutterboden in Verbindung blieben, worauf drei Fäden unter der Brücke hindurch und zwischen den Fistelrändern fort nach aussen geführt wurden, damit der Lappen in die Blase hineinragen und die Oeffnung verschliessen konnte. Abgesehen von dem gänzlichen Misslingen dieser von Velpeau verrichteten Operation können wir, unseren später zu erörternden physiologischen Beobachtungen zufolge, dieses Verfahren zur Nachahmung nicht empfehlen.

C. Vereinigung des Hautlappens mit dem verstümmelten Theile.

Wenn ein zum Ersatzlappen bestimmter Hautlappen losgetrennt und an die Stelle des Defektes, den er ersetzen soll, verlegt worden ist, so muss er behufs seiner Anheilung mit den Wundrändern desselben in Verbindung gebracht werden; dies ist eine einfache und längst bekannte Regel. Eine zweite, erst in der neuern Zeit hinreichend gewürdigte Vorschrift liegt in der auf vielfältigen Erfahrungen beruhenden Beobachtung, dass je inniger die Vereinigung ist, die man den Wundrändern giebt, desto bestimmter und zuverlässiger auch ihre prima intentio erfolgt. Hieraus erklärt sich die vorzugsweise Anwendung der verschiedenen Nähte unter einander, so wie die Unzweckmässigkeit blosser Heftpflasterstreifen behufs der Befestigung verlegter Hautlappen. Was nun die bei plastischen Operationen üblichen Nähte betrifft, so glauben wir durch eine Prüfung derselben einen für die ganze operative Technik der plastischen Chirurgie höchst wichtigen Gegenstand zu besprechen.

1. Knopfnaht. Wiewohl aller Wahrscheinlichkeit nach die alten Indischen Operateurs bei Verrichtung der Rhinoplastik keine Nähte anlegten, sondern durch geeignete Verbände den Ersatzlappen mit dem Nasenstumpfe in Vereinigung zu erhalten suchten, so finden sich doch schon seit Tagliacozzi nur Wenige, die jener alten Art der Vereinigung huldigten. Tagliacozzi führte nämlich die Knopfnaht schon als das gewöhnlichste Einigungsmittel in die plastische Chirurgie ein, wo sie sich auch bis auf Dieffenbach unter wenigen Modifikationen erhalten hat. Die Vortheile, welche die einfache Knopfnaht für plastische Operationen gewährt, sind aber nicht bedeutend genug, um sie heutigen Tages noch empfehlen zu können. Im Gegentheil müssen wir bemerken, dass die Knopfnaht bei vielen plastischen Operationen wesentliche Nachtheile für das gute Gelingen derselben in sich trägt. Viele vergleichende Beobachtungen über die Vorzüglichkeit der einen oder andern Naht haben uns nämlich gelehrt, dass sich nach Anlegung der Knopfnaht die Wundränder sehr oft nach innen umkrempen; in einigen Fällen geschieht diese Einkrempung unmittelbar während des Zusammenziehens der Ränder durch den Faden, in anderen Fällen erfolgt sie erst während der prima intentio, und wird

dann nach Entfernung der Hefte auffallend sichtbar. Dieser letztere Nachtheil tritt namentlich dann um so leichter ein, wenn unter den gehefteten Wundrändern keine feste Unterlage ist. Ein zweiter Uebelstand, der sich bei der Anwendung von Knopfheften wahrnehmen lässt, ist der, dass, wenn man die Fäden etwas stärker anzieht, sehr leicht eine partielle Verschiebung der Wundränder über einander Statt findet, ein Umstand, welcher im besten Falle störenden Zeitverlust herbeiführt, oft aber allen Bemühungen, ihn abzuwenden, Trotz bietet, und v. Graefe zur Anwendung der bekannten Heftunterlagen veranlasste. Ferner ist es sehr oft der Fall, dass in den Zwischenräumen von einem zum andern Hefte die Wundränder nicht in der erforderlichen Annäherung bleiben. Ein nicht unwichtiger Nachtheil ist endlich noch der, dass die durch Anlegung von Knopfnähten hinterlassenen Narben selbst in den gelungensten Fällen nie ganz lineär sind, und häufig die Spuren der durch die Fäden erweiterten Stichkanäle an sich tragen.

2. Umschlungene Naht. Die Hasenschartennaht gab Dieffenbach die Veranlassung, sich bei der Verrichtung plastischer Operationen der sogenannten umschlungenen Naht zu bedienen, eines Einigungsmittels, welches grosse und wesentliche Vorzüge vor der Knopfnaht besitzt. Diese sogenannte umschlungene oder Dieffenbach'sche Naht wird mittelst feiner Insektennadeln folgendermaasen verrichtet: Nachdem die Wundränder an einander gepasst worden sind, sticht man 1—2 Linien von dem einen Wundrande entfernt, die wo möglich mit Oel bestrichene Nadel ein, dringt damit durch die ganze Dicke der Cutis, und führt sie in dem andern Wundrande an entsprechender Stelle von innen nach aussen wieder hervor. Nachdem die Nadel bis zu ihrer Mitte durch beide Wundränder hindurchgedrungen ist, so umwickelt man ihre Enden durch sogenannte Achtertouren vermittelst eines baumwollenen oder starken Zwirnsfadens, den man nach mehreren Umschlingungen zu einem doppelten Knoten knüpft und erst abschneidet, wenn man die über die Touren hervorragenden Nadelenden abgekniffen hat. Wenn die prima intentio erfolgt ist, so entfernt man die umschlungenen Nähte auf die Weise, dass man das auf der Seite des Mutterbodens liegende Nadelende mit einer scharf gerieften Pincette fasst, etwas um seine Achse dreht und dann vorsichtig auszieht. Die Loslösung

des über den Stichkanälen zurückbleibenden Fadenwulstes erfolgt dann sehr schnell und leicht. — Fassen wir nach der vorliegenden kurzen Beschreibung die Vortheile der DIEFFENBACH'schen Naht kürzlich zusammen, so stellen sich folgende sehr werthvolle Vorzüge heraus:

1. Die innigste gegenseitige Berührung der Wundränder und die hieraus folgende schnellste prima intentio.

2. Der geringe Grad des Reizes, welchen die glatte Nadel auf den Stichkanal ausübt.

3. Schutz der Wunde vor dem Zutritte der Luft durch die Nähte selbst, ohne dass ihre Bedeckung mit Charpie nothwendig ist.

4. Die feinste Narbenbildung, die sie hinterlässt.

Dem prüfenden Beobachter kann es nicht entgehen, dass bei solchen Vortheilen die umschlungene Naht einen sehr grossen Theil an dem glänzenden Resultate haben musste, welche DIEFFENBACH in allen Zweigen der plastischen Chirurgie erreicht hat. Aus diesem Grunde und von eigener vielfältiger Erfahrung überzeugt, halten wir diese Art der Vereinigung für die alleinig zweckmässige und beste, und würden nur in einzelnen wenigen Fällen den Gebrauch der Knopfnähte billigen können, wie z. B. wenn es nöthig sein sollte, ausser der Cutis noch tiefer gelegene Gebilde mit in die Sutur zu fassen, oder wenn, wie es oft am innern Augenwinkel und am Septum geschieht, das Einführen der Insektennadeln durch die Enge des Raumes sehr erschwert wird.

Bei der Anlegung von Nähten behufs der Befestigung verlegter Hautlappen an die entsprechenden Ränder verstümmelter Theile, so wie bei ihrer Herausnahme nach vollendeter Vereinigung, giebt es nun eine Menge von Regeln und Kunstgriffen, über die etwas Allgemeines nicht gesagt werden kann, weil ihre Anwendung von Specialitäten abhängt, die der einzelne Fall bedingt. Wir verweisen deshalb auf die im speciellen Theile mitgetheilten Fälle und ihre kritischen Erörterungen.

Um uns nicht später wiederholen zu müssen, übergehen wir hier auf gleiche Weise die F o r t b i l d u n g verlegter Hauttheile und die verschiedenen nachträglichen operativen Eingriffe, welche an neugebildeten Theilen zuweilen vorgenommen werden müssen. Zu letzteren gehören die Ausschneidung der Hautbrücke an umgedrehten Lappen, die Exstirpation ovaler und keilförmiger Stücke aus verlegten Theilen, das sogenannte Verdrängen, die seitlichen Incisionen u. s. w. Die einzelnen Abschnitte des speciellen Theiles der vorliegenden Schrift werden hierüber hinreichende Auskunft ertheilen.

Cap. VII.

Physiologisch-pathologische Betrachtungen in Bezug auf plastische Operationen.

Eine physiologische Erörterung derjenigen Eigenschaften, welche das zu operativ-plastischen Zwecken zu benutzende Hautmaterial besitzen muss, ist für die plastische Chirurgie ein sehr wichtiger Punkt wissenschaftlicher Untersuchnng. Wir haben in dieser Beziehung namentlich den Bemühungen v. Graefe's und Dieffenbach's die vollkommenste Anerkennung zu geben, weil sie die verschiedene Fähigkeit der einzelnen Hautregionen am menschlichen Körper in Beziehung auf ihre Brauchbarkeit zu organischem Wiederersatze näher geprüft und bestimmt haben, so dass über diesen Gegenstand heutiges Tages nur geringe Meinungsverschiedenheiten noch existiren können. Dass sich nicht jede Haut zum Ersatze verstümmelter Theile eigene, bewies schon Tagliacozzi (*lib. I. cap.* 14.): „*Principio igitur curtorum substantiam, materiei quantitatem et qualitatem exposcere, nemini non perspectum est, cum ea specie curtis esse debeat quam simillima, et quod nunc dicendum restat, tantam esse oporteat, quae sat amplam ad refectionem copiam suppeditet, ne quod alias mutilum et truncum fuerat, mancum denuo, et imperfectum remaneat, atque ne qua ars nostra apud imperitos et malevolos, quibus nil sacrum est, inculpanda veniat.*“ Allein die Ansichten und Vorschriften Tagliacozzi's über die Wahl der zu plastischen Operationen brauchbaren Hautstellen sind zu veraltet und einseitig, als dass sie in unserer Zeit noch Anklang und Nachahmung finden könnten. — Die Hauptregel, welche man bei der Verrichtung des organischen Wiederersatzes verstümmelter Theile zu beobachten hat, ist die, dass man nur solche Hautstellen zum ersetzenden Material wählt, welche mit der Beschaffenheit desjenigen Bodens vollkommen übereinstimmen, in welchen sie verlegt und eingeheilt werden sollen. Wir müssen zum Ersatze ein Material wählen, welches in Bezug auf Gebilde und Textur, auf Stärke, Farbe und Vitalität mit dem zu ersetzenden Theile die grösstmöglichste Aehnlichkeit besitzt. Hiernach würde für die Nasen-, Lippen-, Augenlid- und Wangenbildung die benachbarte Stirnhaut, oder die gesunde Haut des Gesichts die geeigneteste sein, denn sie besitzt die meiste Homogenität mit den neu zu bildenden Theilen. Was die Benutzung der Armhaut zur Wiederherstellung von Gesichtstheilen anlangt, so glauben wir, dass dieselbe nicht sowohl durch ihre Texturverschiedenheit, als vielmehr durch ihre grosse Entfernung vom Gesichte an Brauchbarkeit verliert. Wir würden zu ihr nur dann unsere Zuflucht nehmen, wenn der Ersatz aus der Stirn- oder Gesichtshaut durch gewisse Umstände nicht zulässig sein sollte. —

Ein nothwendiges Erforderniss bei allen plastischen Operationen ist eine gewisse Dicke und Festigkeit des Hautlappens, denn die Erfahrung lehrt, dass neugebildete Theile um so auffallender und schneller zusammensinken, je dünnhäutiger und schwächer das Material ist, aus welchem sie gebildet wurden. Eine gewisse Dicke und Vollsaftigkeit der zu verlegenden Haut gewährt dagegen die wesentlichsten Vortheile, sie schrumpft weit weniger zusammen und schützt den Lappen viel eher vor der Gefahr, durch gestörte Circulation des Blutes pathologischen Veränderungen ausgesetzt zu werden. Selbst die Vereinigung und Anheilung gelingt bei dickeren Ersatzlappen viel besser und schneller, als bei dünnhäutigen, wo die Wundränder einander wenig Fläche zur gegenseitigen Adhäsion darbieten können. In dieser Beziehung gewährt nun die Stirnhaut gleichfalls die besten Vortheile, weil sie bei den meisten Menschen die zur Verrichtung ihrer Verlegung nothwendige Festigkeit und Dicke darbietet. Aus demselben Grunde vermag selbst die behaarte Kopfhaut zu plastischen Zwecken benutzt zu werden, wenn bei zu niedriger Stirn, oder aus anderen Gründen der Ersatz aus der Stirnhaut nicht möglich wäre, denn das Nachwachsen der Haare ist vielfältiger Erfahrungen zufolge keine Contraindikation mehr, weil es durch fortgesetztes Ausrupfen allmählig gelingt, die verlegte Kopfhaut davon zu befreien.

Was die viel dünnere Haut des Gesichts betrifft, über deren Brauchbarkeit zu plastischen Operationen zwar kein Zweifel ist, so müssen wir dennoch erwähnen, dass sich grosse Entstellungen und Defekte nicht gut aus ihr restauriren lassen. Die Nähe der Augenlider und des Mundes, so wie die Nachtheile einer grossen zurückbleibenden Narbe tragen hiervon die Schuld. Die Gesichtshaut ist vielmehr zum Ersatze kleinerer Verluste geeignet, und wird deshalb mit grossem Erfolge zur Wiederherstellung von Augenlidern, Nasenflügeln, Lippentheilen u. s. w. benutzt.

Auch die Haut anderer Körperregionen ist für den organischen Wiederersatz tüchtig. Man muss aber bei der Verschiedenheit derselben an mehreren Stellen des Körpers immer auf ihre Homogenität mit dem neu zu bildenden Theile Rücksicht nehmen. Deshalb ist es auch zur allgemeinen Regel geworden, bei den plastischen Operationen, welche ausserhalb der Sphäre der Gesichtstheile zu verrichten sind, immer nur aus der nächsten Nachbarschaft das Material zu nehmen. Wir finden dieses z. B. bei der Verschliessung der Fistelöffnungen, und der Heilung von Geschwüren mittelst organischer Hautverlegung allenthalben bestätigt.

A. Physiologische Erscheinungen in verlegten Hauttheilen.

Wir betrachten hier zuvörderst diejenigen Erscheinungen, welche sich unmittelbar auf die Vereinigung der verlegten Haut mit dem wundgemachten Stumpfe des Defektes beziehen. Das Wesen dieses Vereinigungsprocesses gründet sich auf die Regenerationsfähigkeit des Zellgewebes mit begleitender Entzündung im Allgemeinen, und äussert sich bei plastischen Operationen dadurch, dass auf den Wundflächen des verlegten Hautstückes, so wie auf denen des Defektes Exsudation koagulabler Flüssigkeit Statt findet, welche unter fortwährender Thätigkeit des organischen Bildungstriebes, und unter dem fortgesetzten Stoffwechsel zwischen den entzündeten Oberflächen allmählig höher potenzirt wird und organische Vereinigung zu Stande bringt. Die Art dieser Vereinigung ist aber verschieden nach dem Grade der Entzündung und der von ihr abhängigen Qualität des bildenden Stoffes. Dem zufolge nimmt man gewöhnlich eine doppelte Vereinigung an, nämlich eine *reunio per primam* und *secundam intentionem*. Die erstere hat bei der sogenannten exsudativen Entzündung Statt, bei welcher die aus den Wundflächen exsudirte koagulable Lymphe (*Liquor sanguinis*) die Wundränder verklebt, die zweite kommt hingegen erst bei suppurativer Entzündung zu Stande. Sie bildet sich immer dann aus, wenn die Vereinigung im exsudativen Stadium nicht zu Stande kam. Bei dem Aneinanderheilen der Wundränder durch suppurative Entzündung wird keine plastische, organisirbare Materie ausgeschieden, sondern es bildet sich in der Wundfläche ein Sekret, welches durch die Entzündung zersetzt wird und seine Organisationsfähigkeit verliert. Deshalb entstehen bei dieser Art der Vereinigung keine neuen Gefässe, die Wundränder verwachsen bei ihr nicht durch koagulablen plastischen Stoff, sondern die eiternden Ränder und der Boden werden durch Wachsthum der organisirten Theile vorgeschoben. Eine gut eiternde Wunde bildet neue Substanz durch Wachsthum, und wird nach allen Dimensionen, vom Boden, wie von den Rändern aus kleiner, während auf ihrer Oberfläche der Zersetzungsprocess fortdauert, bis endlich die Circumferenz der Wunde punktförmig wird und die Eiterung von selbst aufhört. Die Meinungen, welche in den verschiedenen Handbüchern der Chirurgie über die suppurative Entzündung und die sogenannte *secunda intentio* ausgesprochen sind, weichen von dieser Ansicht gänzlich ab.

Es giebt nach unseren Beobachtungen noch eine dritte Form der Vereinigung, welche streng genommen von den ersteren zu trennen ist. Für die Benennung derselben finden wir keinen bezeichnenderen Namen als den der *reunio serosolymphatica*.

Das Wesen dieses eigenthümlichen Vereinigungsprocesses besteht zunächst, wie bei der *prima intentio*, in dem Ausschwitzen koagulabler, organisirbarer Lymphe zwischen den Wundflächen der Cutis, unterscheidet sich aber dadurch, dass noch eine zweite und zwar eine seröse Exsudation unter der Epidermis zu Stande kommt, in Folge deren die dünne Epidermis sich etwas erhebt, aufbricht und die seröse Flüssigkeit ausfliesst. Man findet in solchen Fällen nach Entfernung der Hefte die am oberflächlichsten gelegene Cuticula nicht vereinigt, während die unmittelbar unter ihr gelegenen Hautschichten organische Adhäsion eingegangen sind. Für den Erfolg der Operation ist diese Art des Aneinanderheilens nur in sofern ungünstig, als die über den Wundrändern zurückbleibende Narbe nicht ganz so fein zu sein pflegt, als es geschieht, wenn die reine *prima intentio* erfolgte. Was die ursächlichen Momente der *reunio seroso-lymphatica* anlangt, so müssen wir sie zum Theil in einer eigenthümlichen constitutionellen Beschaffenheit der Haut suchen; wir haben namentlich bemerkt, dass bei scrophulösen Individuen, bei Kranken mit gedunsener, unreiner Haut diese Art der Heilung häufig ist. Zuweilen haben wir ihr selbst ein leichtes *oedema inflammatorium* vorhergehen sehen.

Von allen diesen drei Formen organischer Vereinigung ist für plastische Operationen die reine *prima intentio* die zweckmässigste und erfolgreichste, weshalb es das Streben jedes Operateurs sein wird, sie zu erreichen. Sie hängt namentlich von der Genauigkeit bei Führung der Schnitte, von der sorgfältigen Blutstillung, von der regelrechten Anlegung der Hefte und von der zweckmässigen Nachbehandlung ab.

Eine sehr wichtige und interessante physiologische Erscheinung in verlegten Hautstücken ist ferner die Veränderung der Temperatur. Jedes bis auf seine ernährende Brücke losgetrennte Hautstück nimmt anfangs bedeutend an Wärme ab. Dieser Verlust an thierischer Wärme ist gewöhnlich nur momentan, und steht in gleichem Verhältnisse mit der grösseren oder geringeren Breite der Hautbrücke. Ist die Anheftung geschehen, so beginnt die Wiederbelebung des Lappens, so wie die Rückkehr der Wärme in Folge der neu eintretenden Cirkulation des Blutes, und in der Mehrzahl der Fälle kommt selbst eine entzündlich erhöhete Temperatur zu Stande, die nur durch die strengste örtliche Antiphlogose in Schranken gehalten zu werden vermag.

Gleichen Schrittes mit den Veränderungen des Wärmegrades geht die Färbung verlegter Hautstücke. Unmittelbar nach der Lostrennung ist ihre Farbe etwas blässer, allein in den meisten Fällen stellt sich schon nach einigen Stunden wieder eine Röthung ein, die nach dem verschiedenen Zustande der Turgescenz, Wärme und Vitalität allmählig steigt oder sinkt. Bisweilen bemerkt man einige Stunden nach verrichteter Operation, dass das angeheftete Hautstück eine bläulichrothe, violette Farbe annimmt, eine Erscheinung, die früher wohl ziemlich allgemein für beginnende Gangrän gehalten und verderblicher Weise mit Reizmitteln behandelt wurde, da sie vielmehr ihren Grund nur in der grossen Blutüberfüllung des neugebildeten Theiles hat, und eine streng antiphlogistische, blutentleerende Behandlung erfordert. Dergleichen Blutanhäufungen entstehen sehr leicht, wenn mehr Blut durch die breite Hautbrücke einströmt, als abfliessen kann. Diese einfache physiologische Beobachtung, und die darauf gegründete zweckmässige Anwendung blutentleerender Mittel verdanken wir DIEFFENBACH. Sie ist von grosser Wichtigkeit für das Gelingen aller plastischer Operationen. —

Nicht allein in rein physiologischer, sondern auch in praktischer Beziehung wichtig sind die Erscheinungen, welche aus dem mehr oder weniger gestörten Nerveneinflusse verlegter Hauttheile entstehen. Mehr als der Einfluss der vegetativen Nerventhätigkeit treten anfangs die Erscheinungen der sensitiven Sphäre hervor. So giebt es bekanntlich Fälle, wo das Gefühl der Empfindung in verlegten Hauttheilen völlig aufgehoben, andere, wo es nur unvollkommen vorhanden, noch andere, wo es mancherlei Täuschungen unterworfen ist. Zu diesen Gefühlstäuschungen gehört vor Allem die Erscheinung, dass manche Operirte alle auf den Lappen wirkende Eindrücke an der Stelle empfinden, von welcher derselbe hergenommen wurde. Die Deutlichkeit des Gefühlssinnes in neugebildeten Theilen hängt davon ab, ob dieselben durch Nervenanastomosen mit den Nerven ihres Mutterbodens in Verbindung geblieben sind, oder nicht, während die eben angeführte Art der Gefühlstäuschung aller Wahrscheinlichkeit zufolge darauf beruht, dass man nur durch Gewohnheit und Erfahrung belehrt wird, an welcher Stelle die zum Bewusstsein gelangenden äusseren Eindrücke auf den Körper eingewirkt haben, und somit dem Operirten innerhalb der Sphäre des neugebildeten Theiles diese Erfahrung noch mangelt. Der gestörte Einfluss der sensitiven Nerventhätigkeit ist schon deshalb von Wichtigkeit, weil in vielen Fällen zugleich mit ihm die Kraft der vegetativen Thätigkeit beeinträchtigt wird, und das Misslingen der Anheilung zu fürchten steht. Eine höchst interessante, unseres Wissens von *Dr.* v. AMMON zuerst beobachtete und dann von ZEIS (p. 174) öffentlich besprochene Nervenerscheinung ist das Eintreten einer unerträglichen Lichtscheu nach Lostrennung des zur Rhinoplastik erforderlichen Stirnhautlappens. Wir haben diese eigenthümliche Erscheinung selbst in einigen Fällen zu beobachten Gelegenheit gehabt, und leiten sie von Verletzungen der Nervenverzweigungen her, welche mit den Nerven des Auges anastomosiren.

Als ein physiologisch sehr wichtiges Moment ist noch die Frage zu betrachten: in wie fern neugebildete Theile an den allgemeinen Veränderungen und vegetativen Processen des Organismus Theil nehmen. DIEFFENBACH hat z. B. nach einer Rhinoplastik die Beobachtung gemacht, dass die neue Nase durchaus keinen Theil an der Hautfärbung nahm, als der Operirte zufällig die Gelbsucht bekommen hatte; v. AMMON sah das Gegentheil, die neue Nase ward icterisch wie die gesunde Haut, und erysipelatös wie das Gesicht. Wir besitzen aber noch zu wenige Erfahrungen über diesen Gegenstand, als dass wir eine hinreichende und bestimmte Erklärung zu geben vermöchten.

B. Pathologische Erscheinungen in verlegten Hautstücken.

1. Erysipelas.

Wir stellen das Erysipelas unter den pathologischen Erscheinungen, welche in Folge plastischer Operationen an den verlegten Hauttheilen beobachtet werden, oben an, weil dasselbe unter allen am häufigsten vorkommt. Namentlich sind es die Wiederherstellungen verstümmelter Gesichtstheile, in deren Folge es sich gern entwickelt, eine Beobachtung, deren Ursache zum grossen Theil wohl in der grösseren Reizbarkeit und Feinheit des Hautorgans zu suchen sein möchte, durch welches sich das menschliche Angesicht vor den übrigen Körpertheilen auszeichnet. Bei der näheren Erörterung dieses nach plastischen Operationen erscheinenden Erysipelas müssen wir wohl unterscheiden, ob dasselbe blos nur eine rosenähnliche Entzündung der Haut ist, oder ob es als *erysipelas verum* auftritt. Der erstere Zustand ist nämlich bei Weitem der gewöhnlichste; er bleibt bei nur einigermassen bedeutenden plastischen Operationen selten aus, und wird durch den traumatischen Reiz der Verwundung, so wie durch die Anlegung der Nähte bedingt. Glücklicherweise ist aber von dieser Art rosenartiger Färbung neugebildeter Theile und ihrer Umgebungen keine Gefahr zu fürchten, so dass man selbst Unrecht thun würde, wenn man sich durch ihr Erscheinen von dem Fortgebrauche antiphlogistischer Lokalmittel abhalten lassen wollte. Ein Anderes ist es freilich mit der zweiten Art, mit dem wahren Erysipelas, welches gar nicht selten der Begleiter der auf plastische Operationen folgenden entzündlichen Reaktion ist, und dann unter den verschiedensten Formen aufzutreten pflegt. Die schlimmste Form desselben ist das *erysipelas gangraenosum*. Von Graefe beobachtete dasselbe im Jahr 1828 in einem Falle von Rhinoplastik (vergl. Zeis Handbuch, pag. 177), wo am vierten Tage nach der Operation eine rosenartige Entzündung entstand, welche von heftigen Fieberbewegungen und starkem Kopfweh begleitet war. Die Nase bekam binnen wenigen Stunden ein bleifarbenes Ansehen, und es bildeten sich in der Nähe der Schnittränder mehrere Brandbläschen. Da aber dabei die Temperatur des Hautstückes nicht verringert war, so enthielt sich v. Graefe der excitirenden Mittel, und verordnete Aderlass, Abführungsmittel und laue Umschläge von *Aq. Goulardi*, worauf alle gefahrdrohenden Erscheinungen wichen. Nicht immer ist aber der Ausgang ein so glücklicher, und man hat das Erscheinen des *erysipelas verum* in neugebildeten Hauttheilen stets als ein sehr übles Ereigniss zu betrachten. Fast immer verbietet es die Anwendung nasser Umschläge und hindert das Gelingen der *prima intentio*. Was die Genesis dieses Uebels anlangt, so entwickelt es sich entweder aus der *constitutio epidemia*, oder aus zufällig vorhandenen Gallenstörungen, wobei der operative Eingriff nur als Gelegenheitsursache zu betrachten ist. Hieraus folgt die nicht unwichtige, und deshalb hier in Anregung gebrachte Regel, grössere plastische Operationen zur Zeit herrschender Rothlaufepidemien nicht zu unternehmen, und dann überhaupt immer vorhandene Unreinigkeiten im Darmkanale zu beseitigen und kühlende Abführungsmittel der Operation vorauszuschicken.

2. Gangrän.

Weit gefahrdrohender als das Erysipelas und in seiner zerstörenden Eigenschaft längst gekannt ist der sogenannte trockne Brand, welcher unter gewissen Umständen verlegte Hauttheile zu ergreifen pflegt. Zu den die Gangrän begünstigenden Umständen gehören: Mangel oder Ueberfluss des durch die Ernährungsbrücke eindringenden Blutes, kallöse Beschaffenheit der Hautränder, mit denen das verlegte Hautstück vereinigt worden ist, reizende örtliche Behandlung, vorhandene Dyskrasie und Neigung der Operirten zu schlechten Eiterungen. Unter diesen für die Genesis des Brandes neugebildeter Theile wichtigen Ursachen muss aber der Ueberfluss der durch die Brücke in dieselben eindringenden Gefässe als die häufigste Veranlassung betrachtet werden. Durch ihn wird zunächst ein Missverhältniss in dem Ein- und Ausströmen des Blutes bedingt, und weil das erstere letzteres bedeutend überwiegt, eine starke Blutanhäufung in dem verlegten Hautstücke hervorgerufen, bei welcher der Lappen allmählig blauer und dunkler wird und am Ende abstirbt. Unter den im speciellen Theile dieser Schrift erzählten Fällen von plastischen Operationen befinden sich mehrere, wo der Ausgang in diese Art von Gangrän Statt fand. Der Process der Gangrän ist übrigens ganz der gewöhnliche. Ist Mangel an Blut die Ursache derselben, so ist der Lappen sogleich vom Anfange der Lostrennung an sehr blass und bleibt auch später kalt, bis er endlich collabirt, runzlich wird und verkümmert. Die Wahrscheinlichkeit, dass verlegte Hautstücke absterben müssen, wenn sie an kallöse Hautränder befestigt werden, hält im Allgemeinen wohl jeden vorsichtigen Operateur von der Verrichtung solcher Operationen ab. Allein es kann Fälle geben, wo diese Narben nur in geringer Zahl vorhanden sind und aus vielen anderen Gründen dennoch die Operation unternommen werden muss. Die Literatur hat hierüber viele gelungene und missglückte Erfahrungen aufzuweisen.

Nicht immer stösst sich aber bei eintretender Gangrän der ganze neugebildete Theil ab, sondern in der Mehrzahl der Fälle beschränkt sich dieselbe auf Absterben eines kleineren Theiles. Ein derartiges partielles Gangränesciren ist namentlich oft bei der totalen Rhinoplastik beobachtet worden, und die Erfahrung hat gelehrt, dass die vom Stiele am meisten entfernt gelegenen Theile, z. B. die Nasenspitze und das Septum, am leichtesten und häufigsten von diesem Uebel befallen werden. Bei partieller Gangrän ist demnach der Erfolg der Operation nie gänzlich misslungen zu nennen, da es sehr oft möglich ist, durch eine kleinere nachträgliche Operation den nochmaligen Wiederersatz des gangränescirten Stückes vorzunehmen. Am gewöhnlichsten geschieht dieses z. B. mit der Wiederbildung des durch Gangrän zerstörten Septum vermittelst eines aus der Oberlippe genommenen Ersatzstückes.

Cap. VIII.

Anatomische Untersuchungen verlegter Hautstücke.

Man hat bisher selten Gelegenheit gehabt, neugebildete Theile längere Zeit nach ihrer Verlegung anatomisch zu untersuchen. So viel uns bekannt ist, hat ausser v. WALTHER nur ZEIS (Handb. d. plastischen Chirurgie, p. 181.) diesen Gegenstand kurz besprochen. Letzterer erwähnt, dass er bei seinen Untersuchungen der transplantirten Häute mittelst der Loupe ihr Gewebe aus weissen, mehr sehnigen Fasern bestehend gefunden habe, welche sich von der mehr röthlichen, gelblichen, in den kleinsten Zellen mit Zellgewebe ausgefüllten Substanz natürlicher Cutis unterschied. Herr v. WALTHER untersuchte einen Kopf mit einer aus der Stirnhaut gebildeten Nase. Er hatte einem Manne, der durch Syphilis die Nase verloren hatte, dieselbe restaurirt. Eines Mordes wegen wurde der Mann geköpft. Der Kopf desselben ward injicirt. Der Theil der Haut, welcher auf den Nasenbeinen ruhte, war mit schwarzen Haaren besetzt. An der Grenze des knöchernen Nasengerüstes befand sich eine querlaufende Furche, welche in Folge des Einsinkens der Nase vorhanden war. Lederhaut und Fetthaut der Nase waren stark entwickelt und gaben ihr ein volles wulstiges Ansehen. Auf die Fetthaut folgten die Muskelfasern der aus der Stirn geschnittenen Stirnmuskelparthie; die innere Fläche derselben war wenig entwickelt, es war keine Spur einer neuen Membran vorhanden. In der Substanz der neuen Nase sah man eine reichliche Verzweigung kleiner Arterien, welche von verschiedenen Seiten aus sich dorthin begaben, und die theils Zweige der *Arteria muscularis externa s. facialis*, theils Zweige der *Art. ophthalmica* waren. Dieser Untersuchuug hat v. WALTHER eine sehr instructive Abbildung beigegeben (v. WALTHER's u. v. GRAEFE's Journal. Bd. VII. p. 530).

Dr. v. AMMON hat drei Male überpflanzte Hautstücke untersucht, ohne dass er jedoch dieselben vorher injicirt hätte. Die Resultate waren folgende:

Zuerst untersuchte er den Nasenrücken der in der Abhandlung über Rhinoplastik erwähnten Frau Fischer. Derselbe war aus der Stirnhaut gebildet, und von der rhinoplastischen Operation bis zum Tode der Frau war ein Zeitraum von zehn Jahren vergangen. In dieser Zeit hatte das Hautsück an einem Icterus und an Erysipelas, von denen die Frau befallen worden war, Theil genommen. Es hatte sich in demselben nichts verändert, als dass es etwas kleiner und schlaffer geworden war; an seinem Vereinigungspunkte mit der Nase war es nicht eingeschrumpft, sondern die Vereinigungsnarben waren überall gleichmässig. Einzelne Haare waren auf dem Nasenrücken stets sichtbar gewesen; waren sie ausgezogen worden, so waren sie doch immer wieder gewachsen, sie hatten sich aber stets nach jedem Ausziehen kleiner und heller gezeigt. Die Oberfläche der Nasenhaut unterschied sich durchaus nicht von der normalen Haut, weder in Farbe, noch Consistenz u. s. w. Der grösste Theil des überpflanzten Hautstückes bestand aus einem Fettwulst; die Cutisschicht war dünn; das die Cutis und die Fettwulst constituirende fibröse Gewebe erschien sehr weiss und sehr dünn. Mit den unterliegenden Theilen war der neugebildete Nasenrücken durch leichte Adhäsionen verwachsen. Die Narbe der Hautstelle, aus welcher zur Bildung des Nasenrückens die Haut ausgeschnitten und überpflanzt worden war, war schmal, aber hart; sie fiel nicht sehr in die Augen und war nicht stark gefärbt.

Der zweite Fall ist folgender: Der aus der Stirnhaut gebildete Nasenrücken und die eben daher restaurirte Nasenspitze einer Frau, die wir ein halbes Jahr nach der Operation untersuchten, gewährten fast gar kein Resultat bei der anatomischen Untersuchung. Diese neugebildeten Theile waren nämlich wenige Tage nach der Operation an ihrer Oberfläche in Gangrän übergegangen, da die ganze Gesichtshaut eine lange Reihe von Jahren hindurch durch syphilitische Geschwüre gelitten hatte, und da dieselbe, wahrscheinlich in Folge öfters wiederholten Merkurialgebrauchs, fast ganz in eine Fettmasse verwandelt erschien, die natürlich wenig Transplantationsfähigkeit besitzen konnte. Nur an ihrer untern Fläche war eine Verwachsung zu Stande gekommen. Die überpflanzten Theile bestanden mehr aus Fettmasse, als aus Cutis, und sie bildeten eine breite und dicke Narbe, die bei der Untersuchung mittelst der Loupe eine dicke, callöse Textur darstellte.

Die dritte anatomische Untersuchung war folgende: An demselben Subjekte untersuchte v. Ammon ein neugebildetes oberes Augenlid, von dem im Abschnitte über Blepharoplastik ausführlich die Rede ist. Dasselbe erschien an seinem Tarsalrande sehr zusammengeschrumpft und dadurch bedeutend verkürzt, so dass es nur einen sehr kleinen Theil des Bulbus bedeckte, und hier dann noch mit der *Conjunctiva scleroticae* verwachsen war. An der Verwachsungsstelle hatten sich feine Granulationen gebildet. Die Adhäsionen waren ziemlich stark. Nach dem Orbitalrande hin hatte sich das überpflanzte Hautstück gut erhalten, sich nicht zusammengezogen. Die Struktur betreffend, so bestand diese aus einer sehr dünnen Schicht Cutis, und ausserdem aus einer sehr dichten Fettmasse. (Vergl. v. Ammon's klinische Darstellungen der Krankheiten des menschlichen Auges. Th. II. Tab. VI. Fig. 18. Berl. in Fol. 1838. S. 17.).

Cap. IX.

Allgemeine Betrachtungen über die rationelle Nachbehandlung der Operirten.

Wenn eine plastische Operation nach den Regeln der Kunst glücklich vollendet und der Kranke verbunden ist, so bleibt ihr Erfolg immer noch ein sehr zweifelhafter und schwankender. Denn es kommt nun mehr als nach jeder andern Operation auf die Zweckmässigkeit der Nachbehandlung an, ob die *prima intentio* gelingen und der neugebildete Theil seine Selbstständigkeit erhalten wird. In dieser Beziehung können wir ohne Bedenken die Behauptung aufstellen, dass die plastische Chirurgie ihre neuern Leistungen und Resultate zum grossen Theile der von Dieffenbach verbesserten und von den meisten Wundärzten unsrer Zeit angenommenen Nachbehandlung verdanke. Werfen wir einen Blick auf die früheren Ansichten über die Behandlung der Operirten, so finden wir, dass dieselbe in vielen und wesentlichen Dingen der DIEFFENBACH'schen Behandlungsweise geradezu entgegengesetzt war; die Ursache davon liegt in der verschiedenartigen Deutung und Erklärung jener Gruppe physiologischer und pathologischer Erscheinungen, welche nach plastischen Operationen zum Vorschein kommen. Unsere Vorfahren hatten hierüber eigenthümliche und falsche Ansichten, und baueten auf dieselben die entsprechenden Vorschriften für die Nachbehandlung. So finden wir bei TAGLIACOZZI *(lib. II. cap. 13 et 14.)* eine genaue Schilderung der damaligen Vorschriften für die ärztliche Behandlung der Operirten, nebst Anpreisung von einer Menge von obsoleten Mitteln und diätetischen Regeln, die wir heutiges Tages nicht brauchen können. Der Grundcharakter dieser therapeutischen Vorschriften besteht nämlich in der Anwendung reizender örtlicher Mittel, um die bildende Thätigkeit zur Beschleunigung der Heilung und Vernarbung anzuregen. Diese Behandlungsweise TAGLIACOZZI's hielt sich bis zu v. GRAEFE's Zeit in ihrer unveränderten Gestalt, und hinderte durch ihre Zwecklosigkeit das raschere Gedeihen und den segensreichen Erfolg der plastischen Chirurgie. Da machte v. GRAEFE in seiner Schrift über Rhinoplastik einige Verbesserungen dieser Behandlungsweise bekannt, und that den Vorschlag, in jenen Fällen, wo die adhäsive Entzündung ungestört Statt findet, nicht wie TAGLIACOZZI eine Menge Reizmittel zur Beförderung der schnelleren Vereinigung in Anwendung zu ziehen, sondern den ruhigen Zuschauer abzugeben, und nur zu verhüten, dass keine Stuhlverstopfung eintrete und Kopfcongestionen veranlasse. Erst, wenn die Entzündung heftiger werden und den synochösen Charakter annehmen sollte, räth v. GRAEFE ein antiphlogistisches Verfahren an; kommt es zu keinem stark entzündlichen Zustande, so ist seine Behandlungsweise trotz ihrer einzelnen Verbesserungen doch immer noch eine mässig reizende und nur als Modifikation der von TAGLIACOZZI gegebenen zu betrachten. Die falsche Voraussezzung, dass ein verlegter Hauttheil zur Anheilung und Vereinigung mit den Hauträndern seines neuen Aufenthaltsortes Belebungsmittel bedürfe, hat TAGLIACOZZI und v. GRAEFE irre geführt.

Die neueste und einzig-richtige Behandlungsweise, als deren Begründer wir DIEFFENBACH nennen, beruht auf einer ganz verschiedenen Ansicht und Ueberzeugung von den eintretenden physiologischen und pathologischen Erscheinungen. Da wir diese in den vorhergehenden Kapiteln hinreichend erklärt haben, so wollen wir jetzt in Beziehung auf sie die zweckmässigste Art ihrer Behandlung genauer durchgehen. Ist die Operation beendet, so ist der Operirte gewöhnlich vom Schmerze erschöpft und bedarf der Ruhe, weshalb man wohl thut, ihn zu Bett zu bringen und mit etwas warmem Thee zu erquicken. Die hervorstechendste physiologische Erscheinung ist zu dieser Zeit mangelnder Turgor an der Peripherie, ein Zustand, welcher sich am deutlichsten in dem Hautstück ausspricht, welches zum Ersatze des fehlenden Theiles benutzt wurde. Dasselbe ist daher gewöhnlich kalt, blass und schlaff, prominirt bei der Rhinoplastik nicht, sondern liegt platt über der Nasenhöhle. Aber schon nach einigen Stunden ist die natürliche Hautwärme allmählig zurückgekehrt, und man kann die damit verbundenen Erscheinungen deutlich wahrnehmen. Das früher kalte und blasse Hautstück ist jetzt wieder leicht geröthet, die Wärme, von der es durchdrungen ist, wird immer fühlbarer und stärker, und steht gewöhnlich in gleichem Verhältnisse mit der Turgescenz. Diese Erscheinungen steigern sich erfahrungsmässig allmählig höher, bis ein mehr oder weniger entzündlicher Zustand eintritt. In der Voraussetzung dieses entzündlichen Zustandes wendet man schon vorher, und in der Mehrzahl der Fälle schon bald nach vollendeter Operation, kalte Umschläge auf den neugebildeten Theil und dessen Umgebungen an mit besonderer Berücksichtigung des Defektes, welcher durch die Loslösung des Hautstücks entstanden ist. — Mit dieser örtlichen Antiphlogose muss gleichzeitig die Anwendung kühlender Getränke und Emulsionen verbunden werden. Der Verband der durch die Entlehnung des Ersatzlappens entstandenen Wunde wird zum ersten Male erneuert, wenn die ihn bedeckende Charpie von der eingetretenen Eiterung gehoben wird und locker geworden ist, was nie vor dem zweiten Tage, gewöhnlich aber erst mehrere Tage nach der Operation geschieht. Ist die Eiterung stark, so verbindet man nur mit feinen *Plumaceaux*, ist sie gering und die Wundfläche stark geröthet, so bestreicht man sie mit *Unguentum simplex*, um ihr Ankleben zu verhüten. Später, wenn sich vielleicht an einzelnen Stellen wuchernde Granulationen bilden, oder die Narbe zu breit bleibt, bedient man sich der oberflächlichen Cauterisation vermittelst des *Lapis infernalis*. Ist die Narbe endlich geschlossen, so behält sie lange Zeit noch eine intensive Röthe, wogegen die Anwendung von Aufschlägen mit *Aqua saturnina* gute Dienste leistet.

Was die chirurgisch-medicinische Pflege des neugebildeten Hauttheiles betrifft, so ist bis zum dritten oder vierten Tage bei glücklichem Verlaufe ausser den kalten Umschlägen keine besondere Behandlungsweise nothwendig. Um diese Zeit untersucht man die einzelnen Ligaturen genauer. Erscheint die Vereinigungslinie, in welche die Wundränder zusammengezogen sind, mit koagulirter Lymphe, oder mit einem gelblichen trocknen Schorfe bedeckt, so beginnt man die Hefte herauszunehmen.

Als kleinen, aber praktischen Kunstgriff möchten wir die Regel aufstellen, nie alle Nadeln auf einmal, sondern dieselben nach und nach innerhalb einiger Tage zu entfernen. Wir haben in mehreren Fällen die letzten Hefte erst am zehnten Tage ausnehmen können. Das Anlegen von Heftpflasterstreifen an die Stelle der Nähte können wir im Allgemeinen nicht billigen; in der Mehrzahl der Fälle ist der Raum zu beschränkt, um dieselben gehörig wirken lassen zu können; dann ist aber auch nie zu vergessen, dass durch sie die Vereinigungslinie der Hautränder mehr oder weniger gereizt oder entzündet wird. Bedarf es wegen mangelnder Verwachsung an einigen Stellen der Nachhülfe, so leisten schwache Betupfungen mit *Lapis infernalis* gewöhnlich die beste Hülfe; wenn aber anstatt der *prima intentio* die oben beschriebene *reunio seroso-lymphatica* erfolgt ist, so haben wir in der Anwendung der *Aqua saturnina* in Form von Umschlägen ein treffliches Mittel gefunden, die fehlende oberflächliche Granulation zu befördern. — Diese in ihren allgemeinsten Umrissen angegebene Behandlungsweise ist als vollkommen ausreichend zu betrachten, sobald die *prima intentio* auf die gewöhnliche Weise erfolgt, und der Normalverlauf der Operation nicht gestört wird. Ganz anders verhält es sich aber bei dem Eintreten jener pathologischen Zustände, die wir oben ausführlicher beschrieben haben. Hier wird oft plötzlich eine ganz eigenthümliche Abweichung von der gewöhnlichen Behandlung nothwendig.

Eine der häufigsten Erscheinungen ist das Blauwerden des verlegten Lappens, jener Zustand, welcher, wie wir wissen, durch Blutüberfüllung entsteht und bei falscher Behandlung Absterben des neuen Theiles verursacht. Früher wurden unter solchen Umständen reizende Umschläge, Wärme u. s. w. angewendet, um die Gefässe zu grösserer Thätigkeit anzuregen, aber fast immer erfolgte Gangrän. DIEFFENBACH fand zuerst die richtigen Mittel. In der physiologischen Voraussetzung, der Lappen bekomme mehr arterielles Blut, als durch die Venen und venösen Capillargefässe zurückgeführt werden könne, versuchte er, diese Ueberfüllung durch fortwährendes Ablassen des Blutes aus dem Lappen, was durch die Anwendung äusserer Kälte, so wie durch allgemeine und örtliche Blutentziehungen geschah, zu mässigen, und der schönste Erfolg lohnte diese Behandlungsweise. Wir halten demnach in allen Fällen von drohender Gangrän aus Blutanhäufung das DIEFFENBACH'sche Verfahren für das allein zweckmässige und nachahmungswerthe, und haben die Ueberzeugung, dass, wenn dasselbe früher schon gekannt gewesen wäre, die plastische Chirurgie nicht erst in der neueren Zeit so günstige Resultate aufzuweisen haben würde. Wird ferner der neugebildete Theil und dessen Umgebung von Erysipelas befallen, so ist das Gelingen der *prima intentio* sehr gefährdet, weil man hierdurch von dem Fortgebrauch der kalten Umschläge abgehalten wird, und die adhäsive Entzündung sich aus mehrfachen Gründen steigern muss. *Emetica*, um das Erysipelas in seinem Entstehen zu unterdrücken, sind bei Individuen, an denen eine plastische Operation verrichtet worden ist, wegen der Erschütterung des neugebildeten Theiles und seiner jungen Adhäsionen nicht anwendbar, deshalb muss man sich hier nur an kühlende, resolvirende Arzeneien halten. Was die örtliche Behandlung betrifft, so sind selbst dann, wenn das Erysipelas ein livides, bläuliches Ansehen bekommt, die antiseptischen Lokalmittel durchaus zu widerrathen. Man bedecke vielmehr den Hautlappen und seine angrenzenden Theile mit einer gewöhnlichen Compresse, befeuchte diese, wenn Gangrän drohen sollte, mit lauwarmer *Aqua Goulardi*, und entferne einzelne, heftig spannende Nähte. Auf diese Weise haben wir selbst in der Mehrzahl der schlimmsten Fälle reüssirt und die drohendsten Gefahren des Erysipelas fast immer abzuwenden vermocht.

Dieselben therapeutischen Regeln, die wir so eben für die

Zeit während und nach der *prima intentio* angegeben haben, müssen den Operateur auch leiten, wenn seine Thätigkeit für die Nachbehandlung der in Folge nothwendig gewordener Nachoperationen erscheinenden Zufälle in Anspruch genommen wird.

Specieller Theil

der

plastischen Chirurgie.

Erster Abschnitt.

Rhinoplastik.

Cap. I.

Geschichte der Rhinoplastik.

Erste Periode (X—450 v. Chr.). Die Rhinoplastik ist in dem Gebiete der plastischen Chirurgie die älteste Kunst, und ihr Ursprung verliert sich im Innersten der Tempel des alten Indiens. In diesem Lande, wo durch die Häufigkeit der Gesichtsverstümmelungen, mit denen schon in den frühesten Zeiten Verbrechen aller Art bestraft wurden, sich zuerst das Bedürfniss fühlbar machen musste, Unglücklichen ihr menschliches Ansehen wiederzugeben, übten die Kooma's, Abkömmlinge der Braminen, zuerst die Kunst, verloren gegangene Nasen organisch wieder zu ersetzen. Diese Annahme bestätigen mit vieler Gewissheit ausser einzelnen geschichtlichen Quellen (vergl. CARPUE's Schrift pag. 15 u. s. w. und PENNANT, *view of Hindostan. London 1799. Voll. II. p. 237.*), in's Besondere die bis auf die neuesten Zeiten übergegangene Beschäftigung der Kooma's, welche ausschliesslich der Wiederherstellung zerstörter Nasen gewidmet ist. Diese Kunst der Nasenbildung erhielt sich im eigenen Vaterlande Jahrhunderte hindurch ziemlich unverändert und erbte durch Tradition auf die einzelnen Generationen fort, ohne durch die unzähligen damit gemachten Erfahrungen an Vervollkommnung wesentlich zu gewinnen. Ausserhalb der Grenzen Indiens finden wir in jener ältesten Zeit auch nicht die geringste Spur von der Kunst der Nasenbildung. Selbst die Schriften des HIPPOCRATES, die den ärztlichen Geschichtsforscher so selten unbefriedigt lassen, geben ausser einer kurzen, über die Unheilbarkeit der Nasenwunden ausgesprochenen Meinung keine Auskunft darüber. So ist in dem ganzen Zeitraume bis HIPPOCRATES ausser Indien, dem Wiegenlande der Rhinoplastik, kein Welttheil bekannt, in welchem diese Kunst geübt worden sei.

Zweite Periode (20 v. — 1442 n. Chr.). Dieser über vierzehn Jahrhunderte umfassende Zeitraum ist für die Kunst des Wiederersatzes verlorener Theile des menschlichen Körpers zwar nur von negativem Interesse, kann aber dennoch bei einer geschichtlichen Darstellung der Rhinoplastik nicht übergangen werden. In wie weit den Römern diese Kunst bekannt war, sehen wir aus der von neueren Schriftstellern häufig angeführten Stelle des CELSUS (*lib. VII. cap. IX.*): „*ratio curationis ejusmodi est: id, quod curtatum est, in quadratum redigere; ab interioribus ejus angulis lineas transversas incidere, quae citeriorem partem ab ulteriore ex toto diducant; deinde ea, quae sic resolvimus, in unum adducere — si non satis junguntur, ultra lineas, quas ante fecimus alias duas lunatas, et ad plagam conversas immittere, quibus summa tantum cutis diducatur; sic enim fit, ut facilius quod adducitur, sequi possit, quod non vi cogendum est, sed ita adducendum, ut ex facili subsequatur, et dimissum non multum recedat.*“ Diese höchst unvollkommene, auf die Rhinoplastik kaum anwendbare Andeutung der Ausübung der plastischen Chirurgie beweist die Unbestimmtheit dieser Kunst in der damaligen Zeit. (Vergl. v. AMMON's Monatsschrift Bd. III. p. 579. Erklärung zweier dunkeln Stellen des CELSUS: über die *Chirurgia curtorum* und den Steinschnitt v. RYBA, und die Erörterung dagegen von ZEIS in der Hamburger Zeitschrift für die gesammte Medicin von FRICKE und OPPENHEIM, Jahrgang 1841.) Auch GALEN's Schriften verschweigen diesen Gegenstand. Derselbe erwähnt nur, dass ägyptische Priester im Geheimen Nasen gebildet haben sollen. Eben so wenig finden wir bei PAUL v. AEGINA und ABULCASIS. Die zu Ende des dreizehnten Jahrhunderts lebenden Männer THEODORUS DE CERVIA, LANFRANCHI, GUY DE CHAULIAC und Andere zweifeln über die Möglichkeit, gänzlich getrennte Nasen wieder anzuheilen, und erwähnen im Uebrigen die Rhinoplastik gar nicht.

Dritte Periode (1452—1550.). In diese Periode fällt die Uebertragung der Rhinoplastik vom Oriente nach Italien. Dieses geschah jedenfalls in Folge des engeren wissenschaftlichen Verkehrs, in welchem zu jener Zeit Sicilien und Neapel mit den Arabern standen. VON GRAEFE behauptet nach einem in der Dominikaner-Bibliothek zu Palermo aufbewahrten Manuscripte (PETER RANZANO, in CARPUE übersetzt v. MICHAELIS p. 1.), dass die Rhinoplastik von dem Sicilianer BRANCA zuerst im Jahre 1442 mit dem besten Erfolge ausgeführt worden sei, und weist nach, wie diese Kunst von BRANCA auf seinen Sohn ANTONIUS (s. *Eloy, Dictionnaire historique de la Médecine. Art. Taliacotius*), und von diesem später weiter auf die Familie der BOJANI's übergegangen sei. In dieser Familie zeichneten sich besonders VINCENT BERNHARD, des Ersteren Neffe, und PETER, dessen Sohn, durch die Häufigkeit ihrer Operationen aus. Da diese aber Alle ihre Kunst geheim hielten, so wurde die Art und Weise, wie sie dieselbe übten, nicht bekannt. Ein Zeitgenosse BRANCA's, der neopolitanische Dichter ELYSIUS CALENTIUS, schrieb zu jener Zeit an einen gewissen ORPIANUS: „*Orpiane, si tibi nasum restitui vis, ad me veni; profecto res est apud homines mira. Branca Siculus ingenio vir egregio didicit nares inserere, quas vel de brachio reficit, vel de servis mutuatus impingit. Hoc ubi vidi, decrevi ad te scribere, nihil existimans carius esse posse. Quod si veneris, scito te domum cum grandi quantumvis naso rediturum.*“ Ungeachtet dieser Andeutungen scheint es doch aus physiologischen Gründen unglaublich, dass BRANCA und die BOJANI's den Nasenersatz von einem fremden Individuum entnommen haben konnten. Eine gleich falsche Ansicht sprechen die damaligen Schriftsteller jedenfalls in der Behauptung aus, dass jene Operateure zur Rhinoplastik das Muskelfleisch des Armes verwendeten.

Ueberhaupt steht die Wahl des zur Nasenbildung nöthigen Materials aus dem Arme auf den ersten Anblick in deutlichem Widerspruche mit der Uebertragung der Rhinoplastik von dem Orient nach Italien. Aller Wahrscheinlichkeit nach kannten die BOJANI's die indisch-priesterliche Verfahrungsweise genau, und die Benutzung des Armes zum Wiederersatze scheint nur eine Erfindung zu sein, durch welche sie die Entstellung der Stirn und die Folgen der beträchtlichen Entblössung des Schädels zu vermeiden wünschten. Calabriens Aerzte suchten diese Art der Rhinoplastik durch häufigere Anwendung besonders zu vervollkommnen. Dieses bestätigen die Mittheilungen des ALEXANDER BENEDICTUS (*de re medica lib. IV. cap. XXXIX.*), STEPHANUS GOURMETIUS (*Art. chirurg. lib. I. p. 75. Parisiis 1580.*) und SCHENK v. GRFIFENBERG (*Observat. med. Francof. 1600. lib. I. de capite*). Die Nachrichten über den speciellen Technicismus ihres Operationsverfahrens sind indess so dunkel und verworren dass wir kein deutliches Bild davon erhalten. **Der einzige** Schriftsteller, welcher einen etwas genaueren **Begriff** darüber giebt, ist ANDREAS VESALIUS (*Chirurg. magna lib. III. cap. IX.*), derselbe sagt nämlich über die Nasenbildung aus dem Arme Folgendes: „*Tunc temporis ante scarificationem, brachium, quod magis aegroto sit commodum accipimus, et cubitum in anteriorem partem musculum superficialem flectentem, prope tendinem, hoc est circa locum copulationis ejusdem tendinis manibus diligenter exquirimus. Eo autem invento ab utroque latere violenter ita vulneramus, ut reliqui vicini musculi minime malum perpetiantur; atque eadem vulnera scalpello profunda efficimus, curamusque ne vel dolor, vel inflammatio superveniat, et interim pedetentim quotidie magis perforamus, donec linteum ab utraque parte facile aditum habeat, ac si dicas te velle musculum elevare, in ea parte, in qua magis carnosus ac corpulentus existit, et ab aliis subjectis partibus totum sejungere. Hoc facto ab altera superiori parte paulatim adhuc segregamus, donec undequaque dermis et epidermis contracta sit, quod medicamentorum ope commode satis perfici potest. Interim locum, in quo antea nasus erat, diligenter scarificamus, donec sanguis maximus effluat, postea faciem ita cum musculo jam affecto conjungimus, ut ne moveri quidem vel caput aut brachium quadraginta dierum spatio possit. Secamus nos tunc superiorem musculi partem carnosam, quam diximus, et undequaque cum parte jam scarificata suimus et cum sequenti medicamento utramque partem tamdiu semel in die curamus, ut coalescant, coëant, ac unam sentiantur substantiam, nasi locus, cum brachii musculo.*"

Vierte Periode (1550—1814.). So häufig nun auch in der ersten Hälfte des sechszehnten Jahrhunderts die Rhinoplastik im südlichen Italien geübt worden war, so war sie doch immer das Geheimniss einiger Wenigen geblieben, und entbehrte zu ihrem grossen Nachtheile jeder wissenschaftlichen Begründung. Da trat gegen das Ende dieses Jahrhunderts TAGLIACOZZI, Professor der Anatomie und Medicin zu Bologna auf, und übte mit regem Eifer und glänzendem Erfolge die Kunst, den Verlust der Nase organisch wieder zu ersetzen. Frei von aller Geheimnisskrämerei und treu den Worten, die er in seiner *epistola ad Hier. Mercurialem* schrieb („*non enim ii sumus, qui artem hanc velut in compedibus apud nos manere velimus, sed longius apud caeteras etiam gentes desideramus, ob quam rem etiam omnibus copiam videndi fecimus, dum operati sumus*"), folgend, gab er 1597 sein unsterbliches Werk heraus.

Dieses Werk über die Wiederherstellung zerstörter Gesichtstheile, welches durch die grösste Ausführlichkeit über die Operationsweisen, die Nachbehandlung, so wie durch die ersten physiologischen Erörterungen ausgezeichnet ist, öffnete einen der wichtigsten Zweige der operativen Chirurgie dem Mitwirken der Gesammtheit der Aerzte, und erhob die Kunst zur wissenschaftlichen Entwickelung. Wie und in welcher Weise die Verfahrungsart des Tagliacozzi von der der Bojani's, seinen Vorgängern in der Kunst, verschieden war, ist mit Gründlichkeit schwer zu bestimmen. Das Wesentliche seines Verfahrens besteht aber darin, dass er den Nasendefekt aus der Armhaut ersetzte, die er nach geschehener Loslösung mit dem Arme so lange in Verbindung liess, bis sie zur Ueberpflanzung gehörig vorbereitet und an ihren Wundflächen allenthalben mit einer Narbe überzogen war. (*Taliacot. de curt. chir. lib. I. cap. 10. p. 31.*) Erst nach geschehener Narbenbildung vollzog Tagliacozzi die Anheftung des Armhautlappens an die wundgemachten Ränder des Nasendefektes. Allein wenn wir auch nicht mit Bestimmtheit den Unterschied dieser Verfahrungsart bei der Rhinoplastik von derjenigen, welche die Bojani's übten, ermitteln können, wenn wir selbst der festen Ueberzeugung sein müssen, dass die Tagliacozzi'sche Kunst der Nasenbildung mehrere sehr wesentliche, vor ihm nie bekannt gewesene Eigenthümlichkeiten besitzt, so ist er doch keinesweges als der Erfinder einer Operationsweise zu betrachten, welche den Ersatz zerstörter Gesichtstheile aus der Armhaut zu ihrer Hauptaufgabe hat. Er war nur Beförderer und Vervollkommner einer vor ihm bekannt gewesenen Kunst. Hierin erwarb er sich aber schnell einen so ausgebreiteten Ruf, dass er durch ganz Europa gefeiert und verehrt ward. Selbst als Anatom galt er in seinem Vaterlande viel. Einer seiner Zeitgenossen, Schenk v. Greifenberg, sagt (*lib. I. de naribus pag. 200.*): „*non habet Italia hoc tempore superiorem Anatomicum Fabritio nostro. Secundas ab illo partes deferunt Taliacotio Bononiensi chirurgo (qui jam tertia vice in restituendo naso vero ex musculorum brachii incisione se admirandum exhibuit), tertias Arantio Bononiensi.*“ Doch schon im J. 1599 endete Tagliacozzi sein für die ganze plastische Chirurgie so thätiges Leben. Mit seinem Tode begann auch die Kunst der Rhinoplastik allmählig wieder in den Zustand früherer Mittelmässigkeit und Vergessenheit zurückzusinken. Es erschienen zwar mehrere Schriften über Rhinoplastik, allein allen war der Stempel der Unvollständigkeit aufgedrückt. Wir erwähnen hier als die bemerkenswerthesten die Arbeiten von THOMAS FIENUS, J. B. CORTESI, HILDANUS und ANTON MOLINETUS (vergl. die Literatur).

CORTESI beschrieb z. B. TAGLIACOZZI's Methode und machte sein eigenes von dem TAGLIACOZZI'schen etwas verschiedenes Verfahren bekannt (vergl. *Miscellaneorum medicinalium, Decades denae Messanae. 1625. Dec. 3.*). HILDANUS erwähnt unter Anderem, dass ein gewisser GRIFFON zu Lausanne die Rhinoplastik zwei Mal ausgeführt habe. MOLINETTI endlich scheint uns der Letzte gewesen zu sein, welcher zu jener Zeit die Nasenbildung verrichtete. Umstände mancherlei Art trugen von nun an dazu bei, die Kunst des TAGLIACOZZI mit Geringschäzzung und Verachtung zu betrachten, so dass sie sogar bald in ganz Italien als unausführbar angesehen ward. Dieses beweisen nach CARPUE die Mittheilungen des VINCENT CRUCIUS, Professors der Heilkunst zu Rom, und eines gewissen DE LA FAY. Dieselben ungünstigen Urtheile über den damaligen Stand der Dinge finden wir bei HEISTER (dessen Chirurgie. Nürnberg 1752.), BICKERSTETH (*the Taller, or lucubrations. Vol. the 4. London 1764. 8. p. 273.*) und ELOY (*Dictionnaire historique de la médecine 1778. Art. Taliacot.*). Nach PERCY (*Dictionn. des sciences médicales. Paris 1815. Vol. 12. p. 373.*) wurde im Jahre 1742 von der medicinischen Facultät zu Paris die wichtige Frage aufgestellt: *an curtae nares ex brachio reficiendae?* Die Antwort darauf wurde einstimmig verneinend ausgesprochen, die TAGLIACOZZI'sche Kunst für Erdichtung und ihre Ausführbarkeit für unmöglich gehalten. Auf diese Weise kam die Italische Rhinoplastik allmählig in gänzlichen Verfall. Nur von Indien aus gelangten einige Erzählungen von dort verrichteten Nasenbildungen um jene Zeit nach Europa. Ein gewisser HIRCARRHA erzählt nämlich in der *Gazette de Madras* von 1792 einen Fall, wo ein Indianischer Operateur zu Posonah einem mit dem Verluste der Nase und Hände Bestraften die Nase aus der Stirnhaut organisch wieder ersetzte. Nachdem derselbe nach einem Modell von Wachs den Stirnhautlappen umschnitten und bis auf eine Verbindungsstelle zwischen den Augenbrauen losgetrennt hatte, verlegte er ihn durch eine Halbdrehung zwischen die angefrischten Ränder des Nasendefektes und bewerkstelligte die Vereinigung derselben anstatt durch Nähte mittelst einer Art von Heftpflaster (vergl. ZEIS, Hdb. p. 23.)

Ganz denselben Fall erzählt PENNANT (*view of Hindostan. 2 Vol. 1798. p. 287.*). Nach CARPUE's Mittheilungen (vergl. dess. Schrift p. 16.) soll noch später ein englischer Wundarzt, Namens LUCAS, die Rhinoplastik gleichfalls nach Indischer Verfahrungsweise mehrmals glücklich verrichtet haben.

Fünfte Periode (1814 — 1841). Den Anfang dieses wichtigsten Zeitraumes bezeichnen zwei für den Standpunkt der gesammten plastischen Chirurgie höchst erfolgreiche Momente, nämlich das Wiedererwachen der Italienischen Methode in Deutschland und die Aufnahme der Indischen Methode in England. Der Name v. GRAEFE's und CARPUE's, zweier berühmter, um die chirurgische Plastik hochverdienter Männer, knüpft sich fest an diese zwei Ereignisse. Nachdem nämlich CARPUE die Indische Rhinoplastik im J. 1814 an einem Offiziere, welcher durch Syphilis und Missbrauch von Merkurialkuren die Nase verloren, mit Glück verrichtet hatte, bot sich ihm im folgenden Jahre ein zweiter sehr schwieriger Fall zur Ausübung dieser Kunst dar. Ein Lieutenant LATHAM hatte in der Schlacht bei Albufera in Spanien durch einen Säbelhieb die Nase und einen Theil der Wange verloren und vertraute sich im J. 1815 der Hülfe CARPUE's, der an ihm die Operation durch Wiederersatz aus der Stirnhaut verrichtete. Diese beiden Operationen beschrieb CARPUE im darauf folgenden Jahre in einer besonderen Schrift (s. die Literatur), die auf v. GRAEFE's Veranlassung von MICHAELIS ins Deutsche übersetzt wurde. Hierdurch und durch die sorgfältigsten Nachforschungen über das alte indisch-priesterliche Verfahren erwarb CARPUE sich ein grosses Verdienst um das Wiederaufblühen einer fast vergessenen Operationsweise der Rhinoplastik. Zu bewundern ist nur, dass CARPUE das TAGLIACOZZI'sche Verfahren so oberflächlich und mit so vielen unrichtigen Erörterungen erwähnt; die Ursache davon liegt entweder in einer vorurtheilsvollen Vorliebe für die Indische Methode, oder auch in einem zu oberflächlichen Studium des TAGLIACOZZI'schen Werkes (vergl. v. GRAEFE's Schrift über die Rhinoplastik p. 23.). In demselben Jahre, in welchem CARPUE schrieb, verrichtete v. GRAEFE, nachdem er schon 1811 einem Mädchen die fehlende Nasenspitze aus der benachbarten Haut mit grossem Erfolge ersetzt hatte, zum ersten Male wieder die Italienische Methode der Nasenbildung, eine Operation, die weit über ein Jahrhundert der Vergessenheit angehört hatte. Diese Operation geschah bei einem jungen, robusten Manne, welcher beim Montmartre seine Nase durch eine Hiebwunde verloren hatte (vergl. v. GRAEFE's Rhinoplastik p. 23.). Um nun aber auch die indische Verfahrungsweise eigenhändig zu prüfen, vollzog v. GRAEFE im J. 1817 wegen eines die Nase einnehmenden Krebsgeschwüres die Indische Rhinoplastik bei einer schon ziemlich bejahrten Frau. In demselben Jahre verrichtete ferner RENNER in München die Nasenbildung nach indischer Art (vergl. W. SPRENGEL's Geschichte der Chirurgie Bd. II. p. 218.). Auf diese Weise begann in Deutschland ein neues, reges Streben im Gebiete der plastischen Chirurgie. Fern von aller Einseitigkeit wurden wechselnd beide Ur- und Grundmethoden organischen Wiederersatzes, die Indische und Italienische, angewendet und geprüft und viele für den Werth jeder einzelnen erfolgreiche Vergleichungen angestellt. Als die erste segensreiche Frucht dieses Strebens ging nach kurzer Zeit die von ihrem Vaterlande so benannte Deutsche Methode hervor, deren Erfinder und Vervollkommner v. GRAEFE war. Streng genommen ist diese Deutsche Methode freilich nur eine Modification der Italienischen Rhinoplastik; allein sie ist in so wesentlichen Punkten abgeändert worden, dass ihr, wie sich später ergeben wird, nicht mit Unrecht dieser Name gebührt. VON GRAEFE beschloss nämlich die Lostrennung und Anheftung des Armhautlappens nicht wie TAGLIACOZZI in verschiedenen Zeiträumen vorzunehmen, sondern er verrichtete diese Operationsakte rasch hinter einander und ohne erst die langwierige Vernarbung des Ersatzstückes abzuwarten. Nach dieser Methode operirte v. GRAEFE zuerst am 11. September 1817 ein Mädchen, welches die Nase durch ein bösartiges Flechtengeschwür verloren hatte. Er sagt hierüber (p. 25.): „Der Erfolg übertraf alle Erwartung, die Heilung war binnen vier Wochen beendet, die wiedergegebene Nase liess an günstiger Gestalt die früheren Versuche weit hinter sich, und entsprach allen nur möglichen Forderungen so sehr, dass jeder, der sie sah, eine günstige Form um so weniger absprechen konnte, als sie auf das Vollkommenste mit der übrigen glücklichen Gesichtsbildung des Mädchens übereinstimmte." Seit diesem Wiedererwachen der plastischen Chirurgie im neunzehnten Jahrhunderte begann in's Besondere die Rhinoplastik auf der Bahn der Vervollkommnung rascher vorwärts zu schreiten. In Deutschland namentlich, wo v. GRAEFE mit der Fackel geistreicher Thätigkeit voranleuchtete, feierte diese Kunst bald die schönsten Triumphe. DIEFFENBACH, DZONDI, DIETZ, v. AMMON, BECK, BENEDICT, BLASIUS, CHELIUS, FRICKE, M. JAEGER, REINER, RUPPIUS, RUST, TEXTOR, WERNECK, v. WALTHER, ZEIS u. A. strebten mit unermüdlichem Eifer frühere Erfahrungen zu prüfen, ältere Verfahrungsweisen durch zweckmässige Abänderungen zu verbessern, und die ganze Rhinoplastik zur ächt wissenschaftlichen Würde zu erheben. Vor Allen aber war es in Deutschland DIEFFENBACH, welcher durch sein geniales Talent für plastische Operationen der Kunst organischer Nasenbildung einen bisher unbekannten Aufschwung gab. Derselbe ersann, dem Grundtypus Indischer Verfahrungsweise folgend, für fast alle erdenkbare pathologiscbe Zustände und Verstümmelungen der Nase eigene neue und leicht ausführbare Operationsweisen, prüfte sie sämmtlich durch vielfache in seiner reichhaltigen chirurgischen Praxis vorkommende Beobachtungen und machte sie zur Anfeuerung und Belehrung auf geistreiche Weise bekannt (s. Literatur). Ausser mehreren Monographieen und vielen journalistischen Mittheilungen erschien in Deutschland ein Handbuch der plastischen Chirurgie von *Dr.* ZEIS in Dresden, in welchem die Rhinoplastik mit grosser Ausführlichkeit beschrieben ist. In Frankreich war jedenfalls DELPECH der Erste, welcher der plastischen Chirurgie das Wort redete. Nachdem er im J. 1818 eine Oscheoplastik verrichtet hatte, vollzog er später auch Nasen- und Lippenbildungen nach Italienischer und Indischer Weise. Doch fand er erst an DUPUYTREN einen eifrigen Nachfolger in der Rhinoplastik. LISFRANC, MARTINET, JOBERT, LABAT, MALGAIGNE, VELPEAU, ROUX und BLANDIN schlossen sich diesem bald an, und förderten die Kunst der Nasenbildung jeder in seiner eigenen Sphäre mit rühmlichem Eifer, so dass in Frankreich vorzugsweise durch die Rhinoplastik die gesammte plastische Chirurgie zur verdienten Richtung emporgehoben ward. Später als in Frankreich begann im Nachbarlande Belgien der plastische Theil der Chirurgie seine Wiedergeburt zu feiern. Für die in Rede stehende Rhinoplastik zeichneten sich daselbst in der neuesten Zeit vor Anderen namentlich PHILIPPS, SOTTEAU und BURGGRAEVE aus. In Russland haben PIROGOFF und DUBOWIZKI die Rhinoplastik geübt.

Zu bewundern ist, dass gerade England in dieser Kunst weit hinter den eben erwähnten Nationen zurückblieb, und trotz des rühmlichen Vorgängers CARPUE's in einem Zeitraume von 25 Jahren so unbedeutende Fortschritte machte. Alles, was wir in dieser Beziehung von England hören, beschränkt sich auf wenige, hier und da verrichtete Nasenbildungen. Der dieser Nation so eigenthümliche practische Geist hat den Werth der plastischen Chirurgie so wenig erfasst, dass wir vergebens nach einer neuen Methode oder sonstigen Entdeckung von Seiten Englands Chirurgen suchen. Unter den wenigen operativen Fällen, die von England aus bekannt wurden, erwähnen wir hier zuerst die von HUTCHINSON im J. 1818 verrichtete Nasenbildung, welche von GILBERT BLANE erzählt wird. Später nahm sich DAVIES der Sache mehr an. Bekannt ist seine Nasen- und Oberlippenbildung vom J. 1823 (vergl. v. GRAEFE's und WALTHER's Journal Bd. 6. p. 373., und *London med. repository. Jan. 1824.*).

Allein trotz dieser in einigen Ländern minder regsamen Theilnahme an dem allgemeinen Streben, die Rhinoplastik ihrer Vollendung zuzuführen, berechtigt uns doch ihr jetziger Zustand zu den schönsten Hoffnungen für die Zukunft. Was nur irgend von Menschenhand für sie geleistet werden kann, wird bald gethan sein, wenn die wissenschaftlich strebenden Wundärzte aller Länder sich fortwährend die Hände bieten, auf der schon betretenen Bahn mit Eifer weiter vorwärts zu schreiten.

Cap. II.

Literatur der Rhinoplastik.

ANDREAS VESALIUS. *Chirurg. magna. lib. III. cap. IX. Venetiis 1569.*

ALEXANDER BENEDICTUS. *Anatomiae lib. II. cap. 39. Venetiis 1497.*

GOURMELENUS. *Art. chirurg. lib. I. pag. 73. Parisiis 1580.*

PENNANT. *View of Hindostan. London 1798. Voll. II. p. 237.*

CASPARIS TALICOTII *Chirurgia nova de narium, aurium labiorumque defectu per insitionem cutis ex humero arte hactenus omnibus ignota etc. Francofurti. 8. excudebat Saurius impensis Petr. Koppi.*

CASPARIS TALIACOTII *Epistola ad Hier. Mercurialem de naribus multo ante abscissis reficiendis, invento plane novo, a Vesalio Paraeo, Gourmeleno plurimum evariante. Extat cum Mercurialis de decoratione libro. Francofurti apud Wechelum. 1587. 8.*

CASPARIS TALIACOTII, *Philosophi et medici praeclarissimi Theoricam ordinariam et Anatomen in Gymnasio Bononiensi publice profitentis, de curtorum chirurgia per insitionem libri duo, in quibus ea omnia, quae ad hujus chirurgiae, narium scilicet, aurium ac labiorum per insitionem restaurandorum cum Theoricam, tum Practicam pertinere videbantur, clarissima methodo cumulatissime declarantur, additis cutis traducis, instrumentorum suorum atque deligationum iconibus et tabulis. Venetiis 1597. in fol. ed. Troschel. c. VI. tabb. Berol. 1831. 8.*

VON AMMON, *Dr.* F. A. Ueber Morioplastik in RUST's Magazin. Bd. XXX. — Beschreibung einer gelungenen Rhinoplastik in RUST's Magazin Bd. XXXII. p. 162. Mit drei Abbildungen.

ARNAL. *Journ. hebdom. méd. et chirurg. Juillet 1832.*

BARLOW. *Essays on surgery and midwifery with practic. observat., and select cases. Lond. 1822.*

BECK, C. J. Gelungener Fall einer Rhinoplastik. In den Heidelb. klinischen Annalen. Bd. 3. 1827. p. 250.

BENEDICT, F. W. Beiträge zu den Erfahrungen über die Rhinoplastik nach der deutschen Methode. 4 lithogr. Tafeln. Breslau 1826.

BLANDIN, PH. FRED. *Autoplastie ou restauration des parties du corps, qui ont été détruites à la faveur d'un emprunt fait à d'autres parties plus ou moins éloignées. Paris 1836. 8.*

BLASIUS, ERNST. Handbuch der Akiurgie. Halle 1821. 8. Art. „Rhinoplastik." — Desselben akiurgische Abbildungen. Berlin 1833. fol. Taf. 19 und 22.

BUENGER. Gelungener Versuch einer Nasenbildung aus einem völlig getrennten Hautstück aus dem Beine; in v. GRAEFE's und v. WALTHER's Journal. Bd. 4. p. 569.

CARPUE, J. C. *An account of two successful operations for restoring a lest nose from the integuments of the forehead in the cases of two officers of his Majesty's army, to which are prefixed historical and physiological remarks on the nasal operation, including descriptions of the Indian and Italian method. With engravings. Lond. 1816.* Aus dem Englischen übersetzt von H. S. MICHAELIS, nebst Vorrede v. C. GRAEFE. Berlin 1817. 4.

CHELIUS. Handbuch der Akiurgie Bd. II. p. 546—555. Von der organischen Wiederherstellung verloren gegangener Theile.

DAVIES, J. *Lond. med. repository. Jan. 1824.*

DELPECH. *Chirurgie clinique de Montpellier, ou observations et reflexions tirées de travaux de chirurgie clinique de cette école. Tom. II. Paris 1828. 4.*

DIEFFENBACH, J. F. Ueber eine neue und leichte Art der Wiederherstellung der eingefallenen Nase aus den Trümmern der alten; in RUST's Magazin. Bd. 28. p. 105.

DIEFFENBACH, J. F. Chirurgische Erfahrungen, besonders über die Wiederherstellung zerstörter Theile des menschlichen Körpers nach neuen Methoden. 1.—4. Abthlg. Berlin 1829—34. nebst vielen Abbildungen.

DOUGLAS, JAMES. Eine rhinoplastische Operation nach DIEFFENBACH's Methode. *Lond. med. gaz. Juni 1836.*

DU BOIS, J. B. *et* U. VANDENESSE. *Dissert. „An curtae nares ex brachio resarciendae." Paris 1742.*

DUBOWITZKI. Fall von Rhinoplastik in der *Gazette médicale.* (Vergl. BEHREND's wöchentliches Repertor. 1830. No. 3. pag. 40.)

FERGUSSON, WILLIAM. Fall von Wiederherstellung der Nase. (Edinburgh Journal. Nr. 123.)

FRICKE. Wiederersatz des knorpligen Theiles eines gänzlich zerstörten Septum narium aus der Oberlippe, in v. GRAEFE's und v. WALTHER's Journal. Bd. 22. p. 456.

GALANZOWSKY. Fälle von Rhinoplastik; v. GRAEFE's und v. WALTHER's Journal. Bd. 12.

GRAEFE, C. F. Rhinoplastik, oder die Kunst, den Verlust der Nase organisch zu ersetzen, in ihren früheren Verhältnissen erforscht, und durch neue Verfahrungsweisen zur höheren Vollkommenheit gefördert. Mit 6 Kupfertafeln. Berlin 1818.

GRAEFE, CAROLUS FERDINANDUS. *De Rhinoplastice sive arte curtum nasum ad vivum restituendi commentatio. Latine edidit* J. F. C. HECKER. *Berol. 1818.* Italienisch übersetzt von SCHOENBERG; russisch von ANDREJOWSKI und NITIKIN.

GRAEFE's Jahresberichte des chirurgisch- augenärztlichen Institutes der Universität zu Berlin. Jahrg. v. 1827. u. 1833.

Graefe, C. F. Neue Beiträge zur Kunst, Theile des Angesichts organisch zu ersetzen. In v. Graefe's und v. Walther's Journal. Bd. 2. Hft. 1.

Geoffroy St. Hilaire. *Rapport à l'institut. Févr. 1828. Fasc. II. p. 156.*

Hoefft. Ueber die Nasenbildung in den *Comment. societat. physico-medicae apud universit. literar. caesar. Mosquens. institut. Vol. III. Mosqu. 1823.*

Jessenius a Jessen. *Institutiones chirurgicae. Viteb. 1601. 8. Sect. III. cap. 3. de nasi, labiorum et aurium resectorum restauratione.*

Jobert. Fall von Rhinoplastik, in Behrend's wöchentl. Repertorium 1836. Nr. 13.

Knothe. *Rhinoplastice ars amissas restituendi nares. Diss. Viln. 1823.*

Labat, L. *De la Rhinoplastie, l'art de restaurer ou de faire complètement le nez. Avec plusieurs planches lithographiées. Paris 1824.*

Langenbeck. Nosologie und Therapie. Bd. 4. Göttingen 1830. p. 188.

Lisfranc. *Mém. sur la Rhinoplastie, in Bullet. des sciences med. 1827.*

Liston. Nasenbildung aus der Stirn, in Edinburgh *med. and surg. Journ.* Bd. 28.

Maisonnabe, C. A. *Orthopédie clinique. Vol. II. Paris 1834.*

Malgaigne, J. T. *Manuel de médecine opératoire. Paris 1834. 8. p. 137. Restauration des parties mutilées ou Autoplastie chirurgicale.*

Michaelis. Ueber die Herstellung der normalen Form eingefallener Nasen mittelst Verziehens ihres übrig gebliebenen Theiles. In v. Graefe's und v. Walther's Journal. Bd. *12.* p. 291—325.

Percy. *Ente animale;* im *Dictionnaire des sciences médicales. Tome XII. Paris1 815.* — Percy und Laurent, s. *Dictionnaire des sciences méd. Tom. 36. Paris 1819. Art. „Nez."*

Richerand. *Histoire des progrès récens de la chirurgie. Paris 1825. p. 34. ect. „Rhinoplastique."*

Robinson, H. Fall von Nasenbildung. (Vergl. Edinb. Journ. Nr. 122.; und Schmidt's Jahrbb. Supplementbd. 1. p. 413.)

Rousset. *Thèse sur la Rhinoplastie. 1828.*

RUPPIUS. Rhinoplastik der Stirnhaut; in DIEFFENBACH's und FRICKE's Zeitschrift. 1837. Bd. 4. p. 243.

RUST. Neue Methode, verstümmelte und durchbrochene Nasen auszubessern, ein Beitrag zur Geschichte der Nasenrestaurationen; in RUST's Magazin 1817. Bd. 2. p. 351.

SICK, R. Ueber einige durch Armhaut-Ueberpflanzungen zu Berlin, Breslau und Wilna gemachte rhinoplastische Operationen. V. GRAEFE's und v. WALTHER's Journ. Bd. 12. p. 630.

SKEY, F. C. Bildung einer künstlichen Nase aus der Stirnhaut. *Lond. med. Gazette. Vol. XIX. pag. 539 — 542.*; und SCHMIDT's Jahrbücher Bd. 17. p. 72.

SPRENGEL, K. Geschichte der Chirurgie. Theil II. von WILH. SPRENGEL. Halle 1819.

STEINHAUSEN. Fall von Rhinoplastik. In RUST's Magazin. Bd. 49. Heft 1. p. 147.

STOLL. Rhinoplastik nach der indischen Methode. Im Jahresbericht der im J. 1830 — 31 im Katharinenhospital zu Stuttgard behandelten Kranken. Würtemb. med. Correspondenzblatt. Bd. V. Nr. 1—3., und SCHMIDT's Jahrbb. Bd. XIII. p. 331.

SYME. Verschliessung einer widernatürlichen Oeffnung in der Nase durch Ueberpflanzung eines Hautlappens. (Edinb. Journ. Nr. 124.)

TAX, CAROLUS. *De septi narium restauratione. Dissert. Berol. 1836.* in 4.

TEXTOR. Rhinoplastik nach der indischen Methode; im neuen *Chiron.* Bd. 1. Hft. 3. S. 399.

THOMAIN. Nasenbildung aus der Stirne; *Le propagateur des scienc. médic. Aix 1825.*

TYRREL, Fr. *Med. quart. review Nr. VI.* — Nasenersatz aus der Stirnhaut.

VELPEAU. *Nouveaux élémens de médecine opératoire ect. Tome I. Paris 1832. p. 611 ect.*

WALDECK. *Operationes anaplasticae*; in: BLASIUS Handwörterbuch der gesammten Chirurgie. Bd. 3. Berlin 1838.

WATTMANN. Ueber verkrüppelte Nasen und deren Formenverbesserung. Ein Beitrag zur Physioplastik in Beobachtungen und Abhandlungen herausgegeben von dem Direkt. und Prof. des Studiums der Heilk. an der Universität zu Wien. Bd. 6. S. 433.

Cap. III.

Begriffsbestimmung der Rhinoplastik.

Unter Rhinoplastik (ἡ ῥὶν oder ῥὶς, die Nase, und πλάσσειν, bilden) verstehen wir die Kunst, eine theilweise oder ganz fehlende Nase organisch wiederherzustellen. Partielle Nasenverluste sind um Vieles häufiger als totale, denn der Defekt der Nase ist dann erst total, wenn weder von fleischigen und knorpligen Theilen, noch von den inneren Nasenknochen, dem Vomer und den Muscheln etwas vorhanden ist. Die Rhinoplastik wird deshalb auch in eine totale und partielle eingetheilt. Die letztere war vor Dieffenbach kaum bekannt; selbst Tagliacozzi, Carpue und v. Graefe theilen keinen Fall mit, wo sie den totalen Mangel der Nase ersetzen, sondern überall war noch ein mehr oder weniger grosser Stumpf vorhanden. Erst Dieffenbach's kühnen Unternehmungen war es vorbehalten, die grössten und tiefsten Nasenzerstörungen, bei denen Wurzel, Körper und Spitze fehlten und kein hervorragendes Knochenfragment einen Stützpunkt versprach, zu ihrer Form wieder zurückzuführen. Solchen Fällen verdanken Dieffenbach's Methoden des Wiederaufbaues, der Ein- und Unterpflanzung ihre Entstehung. Der Wiederaufbau eingesunkener Nasen, wie ihn Dieffenbach lehrt und übte, und v. Ammon, Fricke u. A. in Anwendung brachten, ist keinesweges als plastische Operation zu betrachten, sondern kann und wird von uns nur angeführt, in wiefern er als unterstützender Operationsakt von mancher Rhinoplastik nach Dieffenbach's Meinung unzertrennlich ist. Alle Operationen, welche an der Nase vorgenommen werden, ohne dass dabei eine wirkliche Hauteinpflanzung geschieht, sind von der Rhinoplastik ausgeschlossen. Dahin gehören die Rhinoraphie, die Exstirpationen von Stücken aus dem Nasenrücken mit Wiedervereinigung der Wundränder, das Geraderichten schiefer Nasen nach subcutaner Durchschneidung des Septi narium und der Nasenflügel u. s. w. Wir glauben nicht mit Unrecht auf das Festhalten des wahren Begriffs von einer rhinoplastischen Operation nochmals aufmerksam gemacht zu haben, da in unserer Zeit der Hang, jede zur Verbesserung der Form und Gestalt irgend eines Gesichtstheiles vorgenommen kleine Operation eine plastische zu nennen, unverkennbar ist. Ist doch vor noch nicht langer Zeit der ehrwürdige LARREY zum Rhinoplasten gemacht worden, weil er die Rhinoraphie öfters verrichtete.

Was nun die partielle Rhinoplastik betrifft, so lassen sich alle erdenklichen Fälle von theilweisem Nasenersatze als Normaloperationen füglich nicht aufstellen. Die Rhinoplastik würde sonst eine Unzahl von Unterabtheilungen erleiden, die dem Streben nach Einfachheit und wissenschaftlicher Klarheit schaden, und dann bei aller Mannichfaltigkeit der Naturbeobachtung nicht entsprechen würde. Um indess doch einige Anhaltepunkte für die Ausübung solcher partieller Wiederherstellungen zu besitzen, unterscheiden wir:

a) die Bildung des Nasenrückens,
b) die Bildung der Nasenspitze,
c) die Bildung der Lateraltheile der Nase,
d) die Bildung des Septums,
  α) aus der Stirn,
  β) aus der Lippe.

Cap. IV.

Pathologie der Nase in Beziehung zur Indication der Rhinoplastik.

Der gänzliche Mangel der Nase und der Defekt oder die Verstümmelung einzelner Theile dieses Organs indiciren die Rhinoplastik nach ihren verschiedenen Methoden. Dieser totale oder partielle Mangel der Nase kommt aber in unendlichen Variationen vor; wenn man diese näher betrachtet, so stellen sich ungefähr folgende bestimmtere pathologische Formen nach unserer Beobachtung heraus; zuerst:

Der Mangel der ganzen Nase. (*Arhinia completa.*)

Hier fehlen alle Weichtheile, Knorpel und Knochen der Nase, und an ihrer Stelle befindet sich eine weitklaffende Oeffnung, die gewöhnlich um so grösser erscheint, je weniger man in diesen Fällen im Stande ist, den Grund der Nasenhöhle zu sehen. In dieser fehlen meistens die Conchae und der Vomer; öfters gesellt sich zu diesen Zerstörungen Caries des knöchernen Gaumens, so dass die Nasen- und Mundhöhlen communiciren. Dasselbe ist nach oben hin gegen das Siebbein nicht selten der Fall, wenn es durch Caries perforirt ist, oder es ist auch wohl ein ähnlicher Zustand nach dem Körper des Keilbeins zu vorhanden. Die äussere Oeffnung, die sich an der Stelle der fehlenden Nase befindet, ist dann triangulär, die Basis befindet sich nach unten, die Spitze nach oben. Der Rand der Oeffnung ist mit den allgemeinen Hautbedeckungen eingesäumt, die sich nach innen hineingezogen haben; letzteres geschieht nach und nach, und um so fester und inniger, da die Haut durch den vorausgehenden, Jahre lang dauernden Exfoliationsprocess der Knochen entzündet gewesen ist, sich mehr und mehr verdünnt hat, und auf das Innigste mit den Knochen verwachsen ist. Bisweilen gehen einzelne Hautbrücken von dem einen Hautende zum andern, wodurch dann die äussere Oeffnung der Nase mehrere Abtheilungen zeigt. Diese Hautbrücken sind bisweilen ganz schmal, bisweilen ziemlich breit.

Ein solches, der ganzen Nase beraubtes Gesicht gewährt den Anblick eines Todtenkopfes, und wird um so furchtbarer, da sich zu diesem pathologischen Zustande fast immer auch Deformitäten des Mundes gesellen. Diese entstehen meistens dadurch, dass nach dem Verluste der Knorpelgebilde und der knöchernen Theile der Nase die Oberlippe mit ihrem Nasentheile sich in die Nasenhöhle hineinstülpt, wodurch dann die Oberlippe sehr verkürzt wird.

Weniger furchtbar ihrer äussern Erscheinung nach ist die Form der Arrhinia, wo die Nasenöffnung nicht offen, sondern von der allgemeinen Hautbedeckung überzogen ist, und wo nur nach der Basis hin ein Loch sich befindet; neben diesem sind die Nasenflügel meistens sichtbar. In der Gegend des Nasendefektes befinden sich häufig sehr viele Narben; jedoch existiren auch Fälle, wo die Hautdecken, welche an der Stelle der Nase liegen, durchaus gesund sind. Je grösser oder geringer die Hervorragung der Nasenflügel, desto mehr oder weniger ist das Gesicht entstellt. Von der Seite betrachtet, gewährt ein solches deformes Angesicht einen abschreckenden Anblick. Für die plastische Chirurgie höchst wichtig ist der Umstand, dass in diesen Fällen die Nase öfters in die durch den Verlust des Knorpels und der Knochen sehr vergrösserte innere Nasenhöhle sich förmlich verkriecht, so dass bei näherer Untersuchung ein bei weitem grösserer Theil derselben vorhanden ist, als es auf den ersten Anblick wohl erscheinen mag.

Weniger gross, aber nicht weniger entstellend, sind diejenigen Verstümmelungen der Nase, welche einzelne Theile dieses Organes treffen. Hierher sind zu zählen:

Verstümmelungen oder Mangel des Nasenrükkens, der Nasenspitze, der Nasenflügel, des Septi narium.

Die Verstümmelungen des Nasenrückens beziehen sich zunächst auf die äussere Haut. Nicht selten wird durch carcinomatöse Geschwüre, die von grösserem oder geringerem Umfange sind, die Haut des Nasenrückens zerstört, wobei dann gewöhnlich die Geschwürränder sehr faltig sind, indem das langsame Umsichgreifen solcher Ulcerationen die Cutis der Umgebungen immer mehr nach dem Geschwüre hinzieht, so dass die Nasenspitze sich nach aufwärts richtet, und dieses ganze Organ in den Zustand bedeutender Verkleinerung versetzt wird. Geschwülste mit Zerstörungen der Haut des Nasenrückens oder Degenerationen derselben in der genannten Gegend, die durch die Exstirpation entfernt werden müssen, bewirken ebenfalls Defekte des in Rede stehenden Organtheiles. Solche pathologische Zustände des Nasenrückens indiciren den Wiederersatz aus der Haut der Stirne, und hier leistet die plastische Chirurgie, geschickt gehandhabt, wahre Wunder.

Anders ist diejenige Verstümmelung des Nasenrückens, welche bei gesunder, aber durch Cicatrisation entstellter Hautbeschaffenheit in einem gänzlichen Mangel der Nasenknochen besteht. In solchen Fällen ist eine Stumpfnase vorhanden, die von grösserer oder geringerer Beschaffenheit das Angesicht stets entstellt. In manchen Familien sind diese Stumpfnasen in den verschiedenartigsten Abstufungen vorhanden und erblich; hier fehlen aber gewöhnlich die Nasenknochen nicht, sie sind nur sehr tief gelagert. Am häufigsten entstehen sie aber durch Syphilis und Scropheln. Diese Defekte der Nasenrückenknochen sind dann die Folgen davon, dass die durch Ozaena ergriffenen und cariös gewordenen Conchae nach und nach aus der Nasenhöhle hervortreten. Nun ergreift die Caries auch die *Ossa nasi* und zerstört diese, oder dieselben senken sich sehr tief. Diese Art von Nasenrückendefekt entstellt das Gesicht ungemein. Die Aperturen der Nase richten sich durch das Einsinken des Nasenrückens mehr in die Höhe, und erscheinen dadurch weiter; die Oberlippe tritt mehr hervor und jetzt bekommt das menschliche Antlitz einen thierischen Anstrich. Bei diesem pathologischen Zustande der Nase eröffnet sich ein weites Feld für die Einheilung von Hautstücken aus der Stirngegend; die geschickte Hand und der geübte Blick des Arztes vermögen hier Grosses zu leisten. Operationen dieser Art werden aber um so mehr gelingen, je geschickter die Verlegung der Stirnhaut auf den Nasenrücken geschieht, und je mehr der Wundarzt das eingeheilte Hautstück durch Nachoperationen umzugestalten versteht.

Seltner als die genannten Verstümmelungen des Nasenrückens kommen die der Nasenspitze vor. Allein sie sind um so auffallender. Durch Verwundungen, namentlich im Zweikampfe mit Säbeln, geht die Nasenspitze in grösserem oder geringerem Umfange nur zu häufig verloren; der Lupus, die Radesyge, Syphilis, die Scropheln, Verbrennungen sind ferner Ursachen, durch welche die Nasenspitze zerstört werden kann; dasselbe geschieht auch durch Hautkrebs in seinen verschiedenen Formen, so wie durch fungöse Excrescenzen die Nasenspitze nicht selten verloren geht. Auch diese Nasenfehler können durch die plastische Chirurgie geheilt werden. So lange sich Defekte oder Verstümmelungen auf die Nasenspitze beschränken, sind plastische Operationen aber noch leichter auszuführen, als wenn zugleich mit der Nasenspitze das Septum gänzlich fehlt. In diesen Fällen entstehen Einschrumpfungen der sämmtlichen knorpeligen Theile des Nasenkörpers, und wir sehen dann Entstellungen, welche eben so schrecklich als ekelhaft sind.

Bei weitem häufiger als die Nasenspitze leiden aber die Nasenflügel durch Zerstörung; Blattern, Herpes, scrophulöse und syphilitische Geschwüre, die Plica, Cancer, Verbrennungen u. s. w. sind die sehr häufigen Ursachen dieser Entstellung. Schon in geringem Grade ist dieselbe sehr auffallend, denn selbst der kleinste Mangel an diesen Theilen schändet das Gesicht. Die Entstellung wird um so furchtbarer, je weiter sich der Defekt eines Nasenflügels erstreckt, je mehr die Nasenhöhle sich öffnet und je deutlicher sich das *Septum narium* zeigt. Gesellt sich zu einer solchen Entstellung, oder einem solchen Defekte eines Nasenflügels noch eine eckige Vernarbung, oder eine Degeneration der Nase, so gewährt ein solches Uebel einen wahrhaft ekelhaften Anblick. Es ist merkwürdig, dass Zerstörungen und Defekte der Nasenflügel auf beiden Seiten sehr selten vorkommen, denn in der Regel beobachtet man sie nur auf einer Seite; eben so kommen sie höchst selten in Verbindung mit Degenerationen oder mit Defekt des Nasenknorpels vor. Hier vermag die Kunst nichts Bedeutendes zu leisten.

Was die Seitenwände der Nase betrifft, so kommt ihre Zerstörung offenbar seltner vor, als es mit anderen Theilen der Nase der Fall ist. Die Ursache liegt darin, dass Verwundungen die Seitenwände bei weitem seltner als den Rücken und die Spitze der Nase treffen, und dass der Cancer, Syphilis und die anderen schon oft genannten Dyskrasien grössere Neigung haben, die Knorpel und Knochen der Nase und von da aus die entsprechenden Weichtheile zu zerstören, als die Seitenwände. Es ereignet sich jedoch bei Schusswunden, die von der Seite her die Nase treffen, dass Kugeln, welche die Seitenwände der Nase durchbohrten, dort Oeffnungen zurücklassen; so haben wir an den genannten Stellen, wohl auch durch Scropheln, durch Syphilis und Cancer Exulcerationen beobachtet, die sich mit Knochendefekten verbinden und wodurch dann der Verlust der Seitenwände der Nase eintritt.

Sehr einflussreich auf die Stellung der Nase und auf ihre Gestalt sind endlich Zerstörungen des Septi narium. Wenn dieses nämlich theilweis oder gänzlich mangelt, so verliert der eigentliche Körper der Nase die naturgemässe Richtung und Lage, senkt sich und bewirkt, dass die Nasenlöcher sich verkleinern, die Oberlippe mehr herabtritt, und dass die ganze Physiognomie des Individuums sich verändert. Je nach der Stelle des Defektes und nach dessen Umfang ist die Senkung des Rückens eine andere; am auffallendsten wird die Senkung, wenn sie sich in der Mitte des Nasenkörpers zeigt; dieser flacht sich ab, senkt sich auch wohl sehr tief, und bisweilen erscheint dann ein Punkt, als sei er mit Gewalt eingedrückt. Sehr einflussreich ist ferner der partielle Defekt des knorpligen Septums auf die Form und die Weite der Nasenlöcher, und der geübte Beobachter kann aus diesen sehr oft auf Fehler des Septums schliessen.

Gegen die geschilderten Krankheiten der Seitenwände der Nase und des Septi narium gewährt die plastische Chirurgie mannichfache Abhülfe.

Cap. V.

Methoden der Rhinoplastik.

1. Indische Methode.

Wie bereits in dem historischen Theile angedeutet wurde, verstehen wir unter der Indischen Rhinoplastik jenes älteste operative Mysterium, in dessen Besitze indianische Priester eine lange Reihe von Jahren unter religiösen Ceremonien ausschliesslich die Kunst, den Verlust der Nase organisch wieder herzustellen, übten, bis dasselbe der Geheimhaltung enthoben, zuerst durch CARPUE's ausführliche Mittheilungen nach Deutschland und England kam, und hier in kurzer Zeit mannichfach verbessert und umgestaltet, einer immer erfolgreicheren Vervollkommnung entgegen ging. Zwar hatten schon vor CARPUE, FINDLAY und CRUSO, zwei Aerzte von Bombay, und der oben erwähnte PENNANT in seinem Werke (*view of Hindostan. Vol. II. p. 237.*) über das indische priesterliche Verfahren bei der Nasenbildung einige genauere Nachrichten über die Rhinoplastik mitgetheilt; allein es stehen diese Nachrichten in mehr als einer Beziehung den Operationsbeschreibungen CARPUE's nach, so dass es nicht unnöthig sein dürfte, hier die Hauptmomente der letzteren mitzutheilen. Wir halten uns dabei an die beiden von CARPUE erzählten, und in der von MICHAELIS gelieferten Uebersetzung pag. 33—38 wiedergegebenen Fälle. Hiernach verrichtete CARPUE damals die Operation nach der Indischen Methode auf folgende Weise: Nachdem er bei zu niedriger Stirn einen Theil der Kopfhaare mit den Wurzeln von der Stelle der Stirnhaut, die er zur Bildung des Septums benutzen wollte, entfernt hatte, überzeugte er sich von der zum Wiederersatze nothwendigen Grösse des Hautlappens, bildete danach ein Modell von Wachs, und legte es platt auf die Stirn. Hierauf zog er mit rother Farbe um das Modell herum eine Linie, und bezeichnete ausserdem auch noch die Seiten des Gesichtes, wo der Einschnitt gemacht werden sollte, und die für die Bildung des Septum bestimmte Stelle mit Farbe. Nun wurde der Kranke mit dem Rücken auf einen Tisch gelegt, und der Kopf durch ein Kissen unterstützt. Der Operateur machte zuerst einen Einschnitt an der rechten, dann an der linken Seite, und löste die nöthige Menge von der Gesichtshaut nebst einigen Muskelfibern des *Compressor nasi*, des *Levator* und *Depressor labii superioris alaeque nasi* los, damit die von der Stirn loszutrennende Haut aufgenommen werden konnte; desgleichen ward in der Oberlippe ein einfacher Schnitt zur Aufnahme des Septums gemacht. Als die Theile der Gesichtshaut zur Aufnahme der neuen Nase auf diese Weise vorbereitet waren, machte Carpue längs der um das Modell gezogenen Linie einen bis auf das Pericranium gehenden tiefen Schnitt, und löste so den modellirten Hautlappen von seinem Mutterboden los, wobei vorkommende Blutungen durch Ligaturen gestillt wurden. Darauf wurde der abgetrennte Stirnhauttheil umgedreht, so dass das Septum in den Einschnitt der Oberlippe eingelegt, und durch die blutige Naht befestigt werden konnte. Nachdem dieses geschehen, ward die übrige Stirnhaut genau mit der Haut der linken und rechten Seite des Gesichtes in Berührung gebracht und ebenfalls durch die blutige Naht befestigt. Um die Nasenlöcher ausgedehnt zu erhalten, wurde Charpie in dieselben eingelegt. Die Ränder der Stirnwunde suchte Carpue durch Heftpflasterstreifen einander so nahe als möglich zu bringen. Nach beendeter Operation wurde der Kranke zu Bett gebracht, das Zimmer sehr warm gehalten, und ein Stück Flanell über den Kopf gelegt. Vom vierten Tage an bis zum sechsten wurden nach und nach alle Nähte entfernt. Die Umdrehungsstelle, welche nach gelungener Operation immer noch eine entstellende Hautwulstung bildete, ward vier Monate später durchschnitten, und die Wundränder durch die blutige Naht vereinigt. Die Stirnwunde war in dem ersten von Carpue erzählten Falle nach drei Monaten ausgefüllt.

Von Graefe, welcher nach Carpue zuerst ausführlich über Rhinoplastik schrieb, suchte die mannichfaltigen Lücken dieser so eben mitgetheilten Carpue'schen Operationsbeschreibung theils aus früheren, theils aus eigens gemachten Erfahrungen und Reflexionen auf das Sorgfältigste zu ergänzen, und stellte als Norm für die Ausübung der Indischen Rhinoplastik acht einzeln auf einander folgende Operationsakte auf, die wir ihrer geschichtlichen Bedeutsamkeit wegen hier kürzlich anführen:

Erster Akt. *a*) Vorbereitung des Kranken. — *b*) Vorbereitung des Instrumenten- und Bandagenapparates. — *c*) Anweisung der Gehilfen.

Zweiter Akt. Messung und Bezeichnung des Modells.

Dritter Akt. Verwundung des Nasenstumpfes und Einlegung der Hefte in denselben.

Vierter Akt. Trennung des Hautlappens aus der Stirn.

Fünfter Akt. Einigung der Wundränder.

Sechster Akt. Verband.

Siebenter Akt. Nachbehandlung.

Achter Akt. Fortbildung der neuen Nase. — Dieser von den indischen Priestern wahrscheinlicherweise gänzlich vernachlässsigte Akt ist von der grössten Wichtigkeit für die bessere Formbildung der neuen Nase. Ohne ihn läuft der Kranke fortwährend Gefahr, seine Nase sehr nachtheiligen Veränderungen unterworfen zu sehen. Von Graefe beschreibt seine darüber gemachten Erfahrungen (*l. l.*) in dem Abschnitte, wo er über die Deutsche Methode spricht, sehr ausführlich. Auch wir behalten uns vor, weiter unten darauf zurückzukommen.

In diesen acht verschiedenen auf einander folgenden Operationsakten hat v. Graefe zuerst mit ausführlichster Gründlichkeit den Typus angegeben, nach welchem die Indische Rhinoplastik verrichtet wurde. Vieles ist im Laufe der Zeit, und in's Besondere in den letzten Jahrzehenden, theils durch v. Graefe selbst, theils aber auch von anderen geistreichen Wundärzten, unter denen Dieffenbach den ersten Platz behauptet, abgeändert und verbessert worden, so dass die indische priesterliche Operationsmethode heut zu Tage in einem ganz neuen Gewande erscheint. Wir werden weiter unten Gelegenheit nehmen, auf die wichtigsten Abänderungen und Modifikationen derselben mit grösserer Ausführlichkeit zurückzukommen.

2. Italienische Methode.

Der Begründer dieser Methode ist Tagliacozzi, obwohl sie schon vor ihm gekannt war; sein mehrfach erwähntes Werk „*de curtorum chirurgia per insitionem*“ enthält die Beschreibung seines bei der Verrichtung der Rhinoplastik beobachteten Verfahrens, und giebt eine genaue Anweisung zur Vollziehung der einzelnen operativen Technicismen. Wie bei der Indischen

Methode der Wiederersatz aus unmittelbar angrenzenden Gebilden geschieht, so bezweckt die Italienische Methode die Restitution aus ganz entfernten Theilen, nämlich aus einem Hauttheile des Oberarms. — Fassen wir die etwas weitschweifige Auseinandersetzung, welche TAGLIACOZZI von dieser Methode giebt, kürzer, und ordnen wir namentlich die einzelnen operativen Encheiresen, so lassen sich folgende Regeln und Operationsakte für die genaue Verrichtung derselben aufstellen.

Erster Akt. — Vorbereitung zur Operation.

1. Wahl des Hautstückes für den organischen Wiederersatz. — Nach TAGLIACOZZI's Vorschrift wählt man die Haut über dem Biceps des Oberarmes; kein anderer Theil des Armes ist für die Erreichung aller Operationszwecke so geeignet, als dieser. (*Taliacot. lib. I. cap. 13. etc.*)

2. Vorbereitung des Kranken. — Abführmittel Tags zuvor; auch soll man, um der nachfolgenden Entzündung vorzubeugen, einen Aderlass vorausschicken. (*Taliacot. lib. II. cap 2.*)

Zweiter Akt. — Bildung des Hautlappens.

Nach genauer Messung der Grösse des Nasendefektes wird die über dem zweiköpfigen Armmuskel gelegene Haut mit einer eigens dazu bestimmten Zange, deren Branchen am Ende gefensterte Querplatten bilden, in einer Längenfalte aufgehoben; diese Längenfalte muss die den entsprechenden Dimensionen des Nasendefektes angemessene Breite noch etwas übersteigen. Ist die Hautfalte mit der Zange auf allen Punkten gleichmässig gefasst, so wird sie geschlossen und einem Gehülfen übergeben. Der Operateur stösst ein spitziges, zweischneidiges Messer durch die Fenster der an der Zange befindlichen Querplatten, zwischen welchen die Hautfalte eingeklemmt ist, und schneidet so, mit dem Messer nach oben und unten weiter dringend, die gefasste Hautfalte in parallelen Längenschnitten durch. Hierauf wird noch vor Entfernung der Zange ein Stück Leinewand durch den gemachten doppelten Einschnitt hindurchgezogen. Dann entfernt man die Zange, ebnet die Hautfalte und das durch sie durchgezogene Leinenstück, und bedeckt den Arm mit Compressen. Vorkommende Blutungen höheren Grades soll man nach TAGLIACOZZI's Rath durch Anlegen einer vom Schultergelenk herabsteigenden Binde nur durch die Anwendung des Gluten Galeni stillen (*Taliacot. lib. II. p. 19.*). Nach vier Tagen wird der Verband vorsichtig gewechselt, und ein neues mit Oel bestrichenes Leinenstück durch die Parallelincisionen hindurchgeführt. Um eine gute Eiterung der Wunde und baldige Narbenbildung des Hautlappens hervorzurufen, sollen nach Umständen bald mehr bald weniger reizende Salben zur Anwendung kommen, und zuletzt austrocknende, Narben befördernde Mittel gebraucht werden. (*Taliacot. lib. II. p. 27.*) Um die Zeit des vierzehnten Tages, von der Verrichtung der Querincision an gerechnet, ist nach TAGLIACOZZI in der Mehrzahl der Fälle die Vernarbung und Verdickung des Armhautlappens eingetreten. Ist dieselbe erfolgt, so soll eine Sonde unter dem Hautlappen hinweg bis zu den oberen Wundwinkeln geführt werden, um ihn von den darunter liegenden Theilen abzuziehen. Hierauf wird von dem einen oberen Wundwinkel des einen Längenschnittes bis zu dem Wundwinkel des entsprechenden anderen eine Querincision gemacht, und der Hautlappen nach der Ellbogengegend herabgebeugt und nach sorgfältiger Stillung etwaiger Blutung mit warmen Compressen bedeckt und zurück in seine frühere Lage gebracht (*Taliacot. l. l.* und v. GRAEFE *p. 71.*). Sollte die Ernährung nicht kräftig genug von Statten gehen, so sucht man sie durch spirituöse weinige Waschungen zu begünstigen.

Dritter Akt. — Verwundung des Nasenstumpfes.

TAGLIACOZZI räth dieselbe ohne vorherige Vorzeichnung zu verrichten (*lib. II. p. 40.*). Man soll den Zeigefinger der linken Hand in die Nasenhöhle einbringen, und zur sicherern Führung des Messers damit die Wände des Nasenrestes anspannen. Immer muss so viel vom Nasenstumpfe entfernt werden, als zu den für die Operation untauglichen Unebenheiten beiträgt.

Vierter Akt. — Anheftung des Armhautlappens.

Nachdem man den Hautlappen mit Hülfe eines Papierstückes, dem man ganz die Form und Grösse der Nasenwunde gegeben, dem Defekt vollkommen angepasst hat (*Taliacot. lib. II. cap. 12.*), beginnt man die Vereinigung beider mittelst blutiger Hefte. Diese müssen sämmtlich in gleichen Entfernungen von einander und von den Wundrändern eingeführt werden, die mittleren zuerst, darauf die nach oben und unten zur Seite befindlichen. Wenn ein Heftfaden durchgeführt ist, so wird er interimistisch an die Stirnbinde befestigt, bis nach und nach mit den übrigen dasselbe geschehen ist. Dann werden die Fäden durch einen doppelten Knoten einzeln vereinigt. Von Graefe macht dieses durch eine dem Tagliacozzi'schen Werke entnommene, aber belehrendere Abbildung auf das Vollkommenste deutlich. Vor dem Beginn der Anheftung wird die sogenannte Kappe (*s. Taliacot. l. l.*) angelegt; sie dient dazu, den Arm an dem Kopfe zu befestigen. Ausserdem umgiebt man die Stirn mit einer Zirkelbinde. Nach beendeter Heftung werden mit dünnem Eiweiss bestrichene Bourdonnets in die Nasenlöcher eingebracht. (Vergl. v. Graefe *Tab. VI. Fig. 1 et 3.*)

Fünfter Akt. — Nachbehandlung.

Der Zweck derselben ist möglichst schnelle Erreichung der ersten Vereinigung; deshalb sollen auf die äussere Fläche des überpflanzten Lappens solche Mittel angewendet werden, welche eine organische Vereinigung begünstigen; die innere Fläche desselben erfordert anfangs Eiterung befördernde, später hingegen austrocknende Mittel. Sobald die Zeichen der Adhäsion erscheinen, beginnt man nach und nach die Heftfäden zu lösen. Wenn die Vereinigung nur theilweise gelungen ist, so muss man an den betreffenden Stellen die Heftung wiederholen.

Sechster Akt. — Gänzliche Trennung des überpflanzten Armhautlappens.

Man schreitet zur Verrichtung dieses Operationsaktes, wenn die organische Vereinigung des Armhautlappens vollkommen erfolgt ist, und beginnt dieselbe mit der Lösung des Verbandes, welcher den Arm an den Kopf befestigte. Hierauf schneidet man den Lappen dem Arme so nahe als möglich durch, damit der an der Nase zurückbleibende Armhauttheil nicht zu kurz bleibt, bringt Bourdonnets in die Nasenlöcher ein, und bewirkt durch einen zweckmässigen Verband, dass das untere Ende des überpflanzten Hautlappens nach und nach immer mehr der Oberlippe genähert werde.

Siebenter Akt. — Ausschneidung der Nasenlöcher.

Dieselbe soll nie vor den vierzehnten Tage nach der gänzilchen Trennung des Armhautlappens geschehen. Man bezeichne die Ausschnittsstellen genau mit Farbe, weil durch die genaue Bildung der Nasenlöcher zugleich die Grösse und Form des Septums bestimmt wird. Hierbei ist zu berücksichtigen, dass das Septum nach der Heilung sich immer schmäler zeigt, als es vorher war. (*Taliacot. lib. II. cap. 16.*)

Achter Akt. — Anheftung der Nasenscheidewand.

Nach der Vernarbung der Nasenlöcher soll das Septum so angeheftet werden, dass man zuerst die Wundflächen, die vereinigt werden sollen, anfrischt, dann die Heftung auf die gewöhnliche Weise vollzieht.

Neunter Akt. — Fortbildung der neuen Nase.

Zwischen dem vierzehnten und zwanzigsten Tage nach gelungener Vereinigung des Septum soll nach Tagliacozzi die Fortbildung der neuen Nase beginnen. Dieselbe besteht in der ununterbrochenen Anwendung mechanischer und chemischer Mittel, um der Nase eine immer vollkommnere Gestalt zu geben. (*Taliacot. lib. II. cap. 18.;* v. Graefe *p. 83.*) Als mechanische Mittel brauchte Taliacozzi seine Röhren und Nasenkapseln (*Taliacot. icon. 13 et 14.*), so wie auch Platten von Blei. Die von ihm angewendeten chemischen Mittel hatten den Zweck, die hervorragenden Narben zu erweichen und zu verdünnen.

Hiermit schliesst sich die Beschreibung der alt-italienischen Rhinoplastik, die wir deshalb so ausführlich in ihrer Uebersicht geben zu müssen glaubten, weil sie in den neueren Schriften über plastische Chirurgie so oberflächlich abgehandelt ist, und es doch von hohem Interesse sein muss, bei der Beurtheilung und Würdigung des heutigen Standpunktes operativer Plastik in die Details einer Ur- und Elementarform einzugehen, aus welcher durch mannichfache Verbesserungen in neuerer Zeit eine Methode hervorgegangen ist, die die erfolgreichsten Resultate geliefert hat. Wir meinen hiermit die Deutsche Methode.

3. Deutsche Methode.

Der Erfinder der Deutschen Methode der Rhinoplastik, v. Graefe, theilt dieselbe in vier Haupttheile ein, von denen eigentlich nur die drei ersten als die vorzugsweise operativen betrachtet werden können. Der erste Theil betraf die Ueberpflanzung des Armhautlappens. Nachdem der Kranke gehörig vorbereitet worden, und nach genauer Messung das Nasenmodell gefertigt war, wurden die Ränder des Nasenstumpfes verwundet und die Hefte eingelegt. Darauf trennte v. Graefe den Armhautlappen bis auf seine Basis los, näherte ihn dem Gesicht und vereinigte ihn mit den Rändern des Nasendefektes. — Der zweite Theil bestand in der völligen Trennung des Hautlappens vom Arme. Den dritten Theil machte die Bildung des Septums aus. Der vierte Theil endlich bestand in der erforderlichen Nachbehandlung.

Cap. VI.

Kritik der drei Grundmethoden der Rhinoplastik.

Prüfen und vergleichen wir die drei verschiedenen Verfahrungsweisen, die wir in der Indischen, Italienischen und Deutschen Rhinoplastik besitzen, hinsichtlich ihrer praktischen Anwendbarkeit genauer, so ist es unmöglich zu bestimmen, welcher von ihnen der unbedingte Vorzug zu geben sei. Wie bei den übrigen plastischen Operationen, finden wir auch bei der Kunst der Nasenbildung, dass jede der verschiedenen Methoden ihre Anhänger und Vertheidiger, so wie ihre erfolgreichen Resultate besitzt. Indess lässt sich wohl annäherungsweise und zwar durch Vergleichung der Gesammtresultate dieser Operationsmethoden, und durch die Autorität ihrer Anhänger bestimmen, welche von ihnen unter gleich günstigen oder ungünstigen Umständen im Allgemeinen die meisten Vortheile und die geringsten nachtheiligen Ereignisse verspricht. In dieser Beziehung stellt sich die Indische Methode, wie wir sie nach den vielfachen, der neuesten Zeit angehörenden Verbesserungen kennen, oben an. Keine der übrigen Operationsmethoden vermag uns in den Stand zu setzen, den organischen Wiederersatz der Nase auf einfachere, schmerzlosere und sicherere Art zu verrichten. Schon die dabei vermiedene Befestigung des Armes an dem Kopfe ist ein wesentlicher und sehr zu berücksichtigender Vorzug, den sie vor den übrigen voraus hat. Von Graefe, der Lobredner der Italienischen und Deutschen Methode, schlägt die Nachtheile, welche die Indische Rhinoplastik durch die Entblössung des Schädels und eine entstellende Stirnnarbe herbeiführt, viel zu hoch an; sie stehen durchaus nicht im Verhältniss mit der für den Arzt so schwierigen und den Kranken so beschwerdevollen Anwendung der anderen beiden Operationsarten. Wir glauben daher, dass in allen denjenigen Fällen, wo nicht unbedingte Gegenanzeigen vorhanden sind, sondern vielmehr die Stirnhaut gesund und kräftig und auf allen Punkten beweglich ist, das Verfahren, die Nase aus der Stirn zu bilden, allen übrigen Methoden vorzuziehen sei. Ja selbst bei dünner Beschaffenheit der Stirnhaut sind wir durch ein für solche Fälle von Dieffenbach angegebenes Verfahren in den Stand gesetzt, mit vollkommnerem Erfolge nach Indischer Weise zu operiren. Einen unersetzbaren Vortheil gewährt die Indische Methode besonders bei jener Art von Nasendefekten, bei welchen die Zerstörung sogar den Mangel der Nasenbeine herbeigeführt hat. Wir vermögen nämlich durch die Drehung des Stirnhautlappens in der Gegend der Nasenwurzel einen dicken, festen, wohlgestalteten Vorsprung zu bilden, durch welchen die ganze Wölbung der neuen Nase gestützt und gehalten wird. — Als unbedingte Gegenanzeige gegen die Indische Methode würden wir im Allgemeinen nur die völlige Unbrauchbarkeit der Stirnhaut zur Ueberpflanzung betrachten. Hierher würden z. B. diejenigen Fälle zu rechnen sein, wo die Stirn von chronischen Exanthemen und übergrosser Neigung zu erysipelatösen Entzündungen heimgesucht ist, oder wo in Folge vorausgegangener Stirnhautkrankheiten bedeutende Narben, vollkommene Unbeweglichkeit, sehr verminderte Ernährung u. s. w. zurückgeblieben sind. Die Erfahrung lehrt indess, dass gerade diese Gegenanzeigen nicht sehr oft vorkommen, und dass man meist nur mit einer gewissen Dünnheit und zu geringen Höhe der Stirn zu kämpfen hat. Die Mittel und Wege, die letzteren Hindernisse für die Ausführung der Indischen Rhinoplastik am zweckmässigsten zu beseitigen, werden wir weiter unten ausführlich aus einander setzen. Eine kritische Beurtheilung der alt- italienischen Methode zu geben, halten wir in so fern für unnöthig und dem Zwecke dieser Schrift nicht entsprechend, als der Werth dieser Methode nur ein historischer ist, und sie heutigen Tages kaum mehr zur praktischen Anwendung kommen kann. Anders verhält es sich mit der Deutschen Methode, einem Verfahren, das bei triftigen

Gegenanzeigen der Indischen Rhinoplastik Anwendung und gebührende Nachahmung verdient. Denn gewährt sie auch nicht den Vortheil einer überraschend schnellen Heilung von Nasendefekten durch Ueberpflanzung eines frisch ausgeschnittenen Stirnhautlappens, so giebt sie doch, wenn auch bei langsamerem Gelingen, einen sehr willkommenen Ersatz für die Ausführbarkeit der Indischen Verpflanzungsweise. Die Grundbedingungen, unter welchen sie mit Hoffnung auf günstiges Gelingen ausgeführt werden kann, sind freilich nicht immer gegeben, denn sie kann mit Nutzen und Erfolg nur in denjenigen Fällen angewendet werden, wo eine vollkommen gesunde, kräftige, derbe und leicht bewegliche Armhaut vorhanden und im Körper keine Dyskrasie zugegen ist. Die entgegengesetzten Bedingungen contraindiciren sie gänzlich.

Nachdem wir hiermit eine genaue und ausführliche Erklärung der drei Fundamentalmethoden, nach welchen rhinoplastische Operationen vollzogen werden können, vorausgeschickt haben, gehen wir zu einer systematischen Betrachtung der verschiedenen Nasenbildungen hinsichtlich ihres operativen Zweckes über, und werden dieselben kritisch prüfen. In jenen Grundmethoden liegen nur die Principien. Der Operationszweck bei der Rhinoplastik ist zunächst ein doppelt verschiedener, entweder totaler oder partieller Nasenersatz.

Cap. VII.

Totale Rhinoplastik.

Der organische Wiederersatz der gänzlich fehlenden Nase kommt nur in seltenen Fällen vor. Solche ungeheuere Defekte setzen eine grosse Vernachlässigung des Uebels voraus; wir finden sie deshalb meist nur auf Dörfern, und in Gegenden, die entfernt und ausser aller Wechselverbindung mit Städten liegen. Die Untersuchung solcher Fälle ergiebt dann gewöhnlich, dass ausser dem Verluste der Weichgebilde, auch die inneren Nasenknochen, Vomer, Muscheln u. s. w. zerstört sind, und an der Stelle der Nase sich eine grosse, ovale, kraterförmige Oeffnung befindet. Der Wiederersatz dieser Nasenverluste gehört aus mehr als einer Ursache zu den schwierigsten Operationen. Denn nicht allein, dass hier zur Bildung der Weichtheile ein sehr grosser Hautlappen erforderlich ist, sondern es entspringt auch aus dem Mangel der knöchernen Stützpunkte das oft unbesiegbare Hinderniss, der neuen Nase eine natürliche Wölbung zu geben. So verschieden in dieser Beziehung das Urtheil der vorzüglichsten Chirurgen über die vorzugsweise Anwendung der Indischen oder Deutschen Methode bei totalen Nasendefekten ist, so müssen wir uns aus gewichtigen Gründen und vielen der vergleichenden Erfahrung entnommenen Beobachtungen dahin erklären, dass wir gerade für den totalen Nasenmangel die Indische Rhinoplastik durchaus angezeigt meinen. Denn eines Theils wird es uns immer gelingen, aus der Stirn einen hinreichend grossen Hautlappen zu entlehnen, wenn wir uns nicht scheuen, bei schmaler Stirn einen kleinen Theil desselben aus der behaarten Kopfhaut zu entnehmen; anderen Theils sind wir durch die Umdrehung der Haut- und Ernährungsbrücke in den Stand gesetzt, die Nasenwurzel zu ersetzen, und hierdurch einen Stützpunkt zu bilden, welcher die neue Nase leichter vor dem Einfallen schützt. Dieser letzte Vortheil muss für so wichtig angesehen werden, dass er allein alle Zweifel über die Wahl der Operationsweise für totale Nasenbildungen aufhebt, denn keine andere gewährt ihn uns. Nur in dem einzigen Falle, wo bei vollkommenem Mangel der Nase die Stirnhaut selbst erkrankt und zur Ueberpflanzung gänzlich unbrauchbar sein sollte, würde man seine Zuflucht zur Graefe'schen Methode nehmen dürfen. Buenger verrichtete in einem solchen Falle die Rhinoplastik mittelst eines aus der Schenkelhaut frisch losgelösten Lappens. Der Erfolg dieses Verfahrens ist indess so unsicher, und durch physiologische Gründe so unwahrscheinlich, dass man dasselbe keiner Nachahmung empfehlen kann. — Unter den Rhinoplasten war Dieffenbach der erste, welcher das kühne Unternehmen, gänzlich zerstörte Nasen wieder herzustellen, wagte. Weder Tagliacozzi, noch Carpue und v. Graefe erwähnen in ihren Werken diese Art der Rhinoplastik; sie sprechen durchgängig nur von solchen Defekten, wo noch ein beträchtlicher Stumpf zurückgeblieben war.

Wenn nun auch Dieffenbach, und nach ihm v. Ammon und Andere öfters so glücklich waren, ihr Unternehmen bei totalem

Nasenmangel von gutem Erfolge gekrönt zu sehen, so verspricht doch die totale Rhinoplastik im Allgemeinen bei weitem nicht die erwünschten Resultate; die Anforderung an die Kunst ist hier zu hoch gestellt, als dass sie ihr je wird Genüge leisten können.

Was die operative Technik bei totalen Nasenbildungen betrifft, so verweisen wir auf die Grundprincipien der eben erwähnten Methoden. Wir betrachten die Indische Methode als das Schema für die einzelnen Fälle, deren jeder eigenthümliche Abänderungen, welche dem Ermessen des Operateurs anheim gestellt bleiben, nothwendig macht. Im Uebrigen scheinen uns folgende Punkte und Regeln, die wir theils aus den Erfahrungen Anderer, theils aus eigenen Beobachtungen schöpften, bei der Vollziehung jeder totalen Nasenbildung höchst wichtig zu sein.

1) Man suche jeden, auch den kleinsten zurückgebliebenen Rest der alten Nase möglichst zu erhalten, und halte den Grundsatz fest, nur den wirklichen Substanzmangel wieder bilden zu wollen.

2) Man gebe dem Nasenmodelle eine solche Gestalt und Grösse, dass der hiernach gebildete Stirnhautlappen eine hinreichend breite Hautbrücke behält.

3) Grösse und Form des Nasenmodells können besonders bei der totalen Rhinoplastik nicht durch mathematische Messungen der Nasenwunde hinreichend genau bestimmt werden. Nur Beobachtungen der Natur und des Wesens organischer Plastik dürfen uns hierbei leiten. Ein mit dem Nasendefekte congruirender Stirnhautlappen wird stets eine zu kleine Nase bilden, und die Möglichkeit späterer Formverbesserungen verbieten, während ein etwas grösserer Hautlappen alle diese Nachtheile verhindert. Sind kleine Ueberreste der Nase vorhanden, die bei der Rhinoplastik benutzt werden können, so muss man dieses bei der Bildung des Modells und des hiernach angelegten Stirnhautlappens berücksichtigen.

4) Ist die Breite der Hautbrücke der leichten Umdrehung des Lappens hinderlich, so löse man im Umkreise derselben die Haut hinreichend vom Grunde los, und verlängere den einen Schenkel des Stirnhautlappens bis zur wundgemachten Stelle des Nasendefektes, worauf jede Schwierigkeit, den Lappen zu drehen, schwindet.

5) Bei dem Wundmachen der Ränder des Nasendefektes führe man die Schnitte der Nasenhöhle so nahe als möglich. Die Regel, bei diesem Operationsakte die Schnitte ausserhalb der Narbenstellen zu führen, kann bei totalen Nasenbildungen um deswillen nicht immer streng beobachtet werden, weil dann in den meisten Fällen die Nasenwunde zu breit werden und der überpflanzte Hautlappen gänzlich zusammensinken würde.

6) Man stelle die Voraussage auf das Gelingen der Operation bei totaler Rhinoplastik nie zu günstig, weil, abgesehen von der Schwierigkeit, welche im Allgemeinen in der Bildung jedes mit Rändern versehenen Theiles liegt, der Wiederersatz einer ganzen Nase eine Menge nachträglicher Operationen und Verbesserungen nothwendig macht, zu deren Ausführung nicht jeder Kranke sich versteht.

Verfahren v. AMMON's. Derselbe verrichtete die totale Rhinoplastik am 4. März 1834 an dem Gartenarbeiter Richter, an einem Individuum, welches ausser dem Nasendefekte noch viele andere Gesichtsentstellungen darbot, und deshalb schon mehreren Operationen sich unterzogen hatte. Wir verweisen hier auf die ausführliche Erzählung des Falles, welche wir in dem Capitel über Chiloplastik gegeben haben, und auf BAUMGARTEN's Dissertation „*de Chiloplastice et Stomatoplastice p. 50.*"

Kritik dieses Falles. Die v. AMMON'sche Rhinoplastik wurde unter ungünstigen Verhältnissen verschiedener Art und besonders mit grossen Hindernissen bei der Anheftung des Stirnlappens verrichtet, gelang aber doch in so weit vollkommen, als nur ein Theil des Septum gangränescirte, so dass derselbe später noch einmal aus der Oberlippe gebildet werden musste. Von den vielen interessanten Bemerkungen, zu denen diese Operation Veranlassung gab, heben wir hier nochmals die Beobachtung hervor, dass die unerträglichste Lichtscheu unmittelbar nach der Loslösung des Stirnhautlappens entstand, und nur nach und nach abnahm, während sie in anderen Fällen immer schnell nach beendigter Operation zu weichen pflegt. Gleich interessant war die Beobachtung, dass der Kranke einige Tage nach der Operation die gänzlich verloren gewesene Geruchsempfindung wieder bekam.

Cap. VIII.

Partielle Rhinoplastik.

Wir haben schon oben bemerkt, dass die partielle Rhinoplastik, als die am häufigsten vorkommende Form der Nasenbildung, in fünf verschiedenen Unterarten betrachtet werden könne, und geben jetzt, mit Zurückweisung auf den pathologischen Theil dieses Abschnittes, von einer jeden einzeln die speciellere Beschreibung.

Wir müssen jedoch hierbei bemerken, dass wir weit entfernt von der Meinung sind, als könnten diese einzelnen Arten partieller Nasenbildung in der Natur auch immer so streng geordnet wieder gefunden und vollzogen werden. So wird es z. B. selten einen Nasenrückenverlust geben, wo nicht zugleich auch der eine oder der andere Nachbartheil verloren gegangen wäre. Die Natur ist in diesen pathologischen Processen unendlich mannichfaltig, und nur um in diese Mannichfaltigkeit eine gewisse Einheit zu bringen, um für die praktische Ausführung der vielen verschiedenen Operationsarten gewisse Anhaltepunkte zu zeigen, wählen wir diese systematische Betrachtung. Der geübte Chirurg wird sich von dieser allein nie leiten lassen, sondern bei Vollziehung jeder plastischen Operation von seinem Talente, seinem Geschicke im Gestalten und Formen der Theile das Meiste abhängig machen. Die verschiedenen Arten der Rhinoplastik können nun einzeln für sich, oder in verschiedenartiger Verbindung unter einander vorkommen. Alle zusammen zu einem Operationszwecke gedacht, würden erst das Bild der totalen Rhinoplastik geben.

Eine Rhinoplastik, die wegen einer zum grössten Theil zerstörten und eingefallenen Nase unternommen wurde, theilen wir in Folgendem mit.

Verfahren von Dieffenbach für die partielle Rhinoplastik (vergl. dessen chirurgische Erfahrungen. Bd. II. p. 72 ff.). Dieffenbach verrichtete diesen Wiederersatz bei einem 36jährigen, kräftigen Manne folgendermassen: Er machte den Anfang mit der Spaltung der eingesunkenen Weichtheile seitwärts bis unter die Wangenhaut, trug die unebenen Ränder ab, und machte zuletzt einen Querschnitt in den oberen Theil der Oberlippe zur Aufnahme der Nasenscheidewand. Hierauf stach er behufs der Lappenbildung aus der Stirn das Messer dicht unter dem Anfange des Haarwuchses in die Stirnhaut ein, und gab dem Septum die Breite von einem, und dem Nasenlappen selbst die Breite von zwei Zollen. Die schmalste Stelle der Brücke betrug drei Viertel Zoll. Den herabsteigenden Schnitt an der rechten Seite vereinigte DIEFFENBACH mit der von unten durch den Nasendefekt aufsteigenden Incision, und löste hierauf den Stirnhautlappen sammt der Brücke mit wenigen Messerzügen vom Grunde los, drehte ihn um, und verrichtete die Verlegung desselben zwischen die Wundränder des Defektes. Da eine sehr starke Blutung der Stirnhaut die Anheftung des Nasenlappens störte, wurden die Wundränder derselben sogleich vereinigt. Während dieser Vereinigung hing der Lappen wie ein dicker dunkelrother Fleischklumpen von der Stirn herab; an seinen Rändern quoll das Blut in Menge hervor, und an der rechten Seite spritzte ein starker Arterienast.

Die Anheftung des Nasenlappens, welche mit der Befestigung des Septum an dem Wundrande beschlossen ward, machte eine Menge Nähte nöthig. Nach beendeter Operation wurden eiskalte Umschläge gemacht, unter deren Anwendung die Blutung aus den Wundrändern und aus der spritzenden Arterie noch immer fortdauerte. Letztere ward deshalb mit einem Stückchen Schwamm tamponirt. Als aber demungeachtet der Lappen mehr und mehr anschwoll, und seine frühere hochrothe Farbe sich in eine bläuliche verwandelte, so schien eine unmittelbare Blutentziehung aus demselben das Gerathenste. Zu dem Ende wurde der Tampon entfernt, worauf die Arterie auf's Neue in einem Strahle spritzte. Die Folge dieser Blutentleerung war, dass die blaue Farbe des Lappens sich in eine rothe, und dann allmählig in eine bleiche verwandelte. Ungeachtet der nun öfters wiederholten Blutung aus der Arterie machte die immer wiederkehrende und heftig werdende entzündliche Anschwellung des ganzen Gesichts und des behaarten Theiles des Kopfes die Anwendung einer Venäsektion und 20 Blutegel an Schläfe und Hals nothwendig. Am achten Tage, bis wohin die Vereinigung gelungen, und die Hefte alle entfernt waren, war die Anschwellung nur noch unbedeutend, der Lappen verlor seine plattgedrückte Form und wölbte sich, das Septum trat triangulär hervor, und seine Ränder fingen an, sich nach innen umzukrempen, und dadurch mit der äusseren Haut sich zu übersäumen. Zwei Uebelstände hatten aber keinen besonders guten Einfluss auf die Form der Nase: 1) das ziemlich starke Einschrumpfen des Nasenlappens seiner Länge nach; 2) das allmählige Einsinken des linken Flügels. Es wurden nun einige Wochen nach der Operation mehrere Verbesserungen der neuen Nase nothwendig. Zuerst wurde ein keilförmiges Stück aus dem Rücken derselben exstirpirt. Hierauf excidirte DIEFFENBACH ein vollkommen rundes Hautstück aus der sehr dickleibigen Scheidewand. Acht Tage später nahm er neue Verbesserungen vor. Die Brücke, welche an der linken Seite ihren Sitz gehabt hatte, war nämlich durch die Verkürzung der Nase tiefer hinabgezogen worden, so dass in der Gegend der Nasenwurzel die nothwendige Erhabenheit fehlte. Um diesem Uebelstande abzuhelfen, fasste DIEFFENBACH das Horn mit Daumen und Zeigefinger der linken Hand, setzte das Messer hinter demselben auf, und machte nun einen Messerzug, als wenn er die ganze Nase vom Gesicht wieder abschneiden wollte, doch löste er diesen obersten Theil des Rückens kaum $3/4$ Zoll weit vom Boden. Darauf machte er einen guten halben Zoll weiter hinauf, in der Mitte zwischen beiden Augenbrauen, eine halbmondförmige Incision mit abwärts laufenden Schenkeln nach der Form der Brücke, rückte letztere in die Furche hinein, und vereinigte ihre Ränder mit denen der Stirnhaut durch vier Suturen. Die Wunde heilte durch Eiterung; der Zweck der Operation gelang aber vollkommen. Nach Verlauf von vierzehn Tagen trennte DIEFFENBACH den rechten verschrumpften Nasenflügel von dem eingesetzten Nasenrücken durch eine der Länge nach herablaufende Incision, und entfernte dann noch die Narbe. Die Wunde des Nasenrückens verlängerte er zugleich bis zur Nasenspitze, und brachte den vordersten Punkt des Flügels durch eine umschlungene Naht mit ihr in Verbindung. Die erste Vereinigung erfolgte nicht überall, mehrere Stellen heilten durch Eiterung. Um nun endlich noch die wieder eingesunkene linke Parthie der alten Nase hervorzubringen und aufzurichten, machte DIEFFENBACH an der Grenze des Flügels und der Wangenhaut zwei nach oben und unten spitz zulaufende Incisionen, wodurch ein schmaler, in seiner grössten Breite $1/4$ Zoll betragender Hautstreifen gebildet wurde. Darauf trennte er den vorderen Theil des Flügels ganz so, wie auf der rechten Seite, beschnitt jedoch den Rand schräg nach innen. Der eingesunkene Nasenflügel wurde dann von den Adhäsionen an seiner unteren Fläche getrennt, hervorgezogen und mit dem Wundrande der Nase vereinigt. Die Wunde heilte durch erste Vereinigung. Einige Wochen später wurde der höchste Punkt der Brücke durch Entfernung eines keilförmigen Stückes exstirpirt. Den Beschluss aller Operationen machte die Vergrösserung der Nasenlöcher durch Ausschneiden von Läppchen aus den Seiten des Septums, die in das Innere der Nase hineinverlegt wurden.

Kritik dieses Falles. Das hier mitgetheilte Verfahren Dieffenbach's ist in so vieler Beziehung für den Zweck vorliegender Arbeit wichtig, dass man dessen specielle Beschreibung rechtfertigen wird. Betrachten wir dasselbe von rein chirurgischer Seite, so müssen wir es für eins der mühsamsten plastisch-operativen Werke halten; denn sechs sogenannte Correctionen oder Formverbesserungen waren nach einander nöthig, ehe die neugebildete Nase ihre erwünschte Form wieder erreichen konnte. Liegt nun eines Theils darin keine Empfehlung für die Operation selbst, so finden wir doch anderen Theils unsern oben angeführten Grundsatz, dass man bei grösseren Nasendefekten ohne mehrere nachträgliche Operationen zu keinem Resultate gelangen könne, aufs Neue bestätigt. Allein nicht jeder Kranke entschliesst sich zu mehrfachen Operationen, und so kann es leicht geschehen, dass man bei solchen plastischen Wiederbildungen das Werk unvollendet lassen muss. — Nicht minder wichtig ist der in Rede stehende Fall in physiologischer Beziehung. Dieffenbach versuchte nämlich zum ersten Male die Blutung aus dem Lappen nur provisorisch zu stillen, so dass, wenn der Lappen auf's Neue anschwoll, jedesmal Blut weggelassen werden konnte. Hierbei leitete ihn die Ueberzeugung, dass der verlegte Hautlappen gewöhnlich mehr arterielles Blut bekomme, als durch die Venen zurückgeführt werden könne.

Cap. IX.

Nasenbildung aus dem behaarten Theile des Kopfes.

Nachdem DIEFFENBACH (vergl. DIEFFENBACH's chirurg. Erfahr. II. p. 96.) die Rhinoplastik aus der Kopfhaut einige Male mit Erfolg verrichtet hatte, weshalb er als der Erfinder dieses Verfahrens betrachtet wird, übte in seinem Beisein Dr. GROSSHEIM dieselbe Operation an einem 41 jährigen robusten Manne. Wir fühlen uns veranlasst, gerade diesen Fall mitzutheilen, weil das Gelingen desselben von mehreren üblen Ereignissen nach der Operation gänzlich vereitelt wurde, und gerade solche Fälle zu den belehrendsten gezählt zu werden verdienen. Nachdem der Kopf an gehöriger Stelle rasirt war, wurde die Operation mit den nöthigen Hautumschnitten im Umkreise der Nase behufs der Aufnahme des Lappens begonnen. Hierauf setzte Dr. GROSSHEIM das Messer an der Stelle der Kopfhaut auf, die als der Anfangspunkt der rechten Seite des Septums bestimmt war, bog dann zur Bildung des rechten Flügels mit dem Messer nach aussen, stieg alsbald schräg über die Stirn herab und mündete in die Nasenwunde. Denselben Schnitt vollführte er auf der anderen Seite, doch weniger tief hinab, weil dort die Brücke bleiben musste. Nachdem nun dieser Lappen hinreichend vom Boden getrennt worden war, ward er umgedreht und in die Nase verlegt. Zwei und dreissig Nähte waren im Ganzen nöthig, um die Vereinigung überall zu Stande zu bringen. Nach beendeter Operation wurde der Kopf mit kalten Umschlägen, der Nasenlappen hingegen, welcher ein bleiches Ansehen hatte, mit weinigen Fomenten bedeckt. Die Blutung aus einer Frontalarterie hörte erst in der Nacht auf. Am nächsten Morgen war das ganze Gesicht, besonders Mund, Augenlider und Nasenlappen stark geröthet und angeschwollen, so dass gegen Abend $1\frac{1}{2}$ Pfund Blut aus der Ader gelassen werden musste. Demungeachtet entwickelten sich Kopfbeschwerden und ein wahrhaftes *Delirium tremens.* Da auch der Nasenlappen noch bedeutend angeschwollen war, so wurden 24 Stück Blutegel im Umkreise der Nase gelegt. In den nächsten Tagen ging Alles allmählig besser, und die *prima intentio* des Lappens gelang bis auf das Septum, von dem sich der äussere Rand losstiess. Die Ränder der Narben näherten sich mehr einander, und hierdurch wurde die Mitte derselben stärker hervorgetrieben. Die Farbe des oberen, unbehaarten Hautstückes wurde blass, die des unteren, dessen Haare wieder eine halbe Linie lang hervorgewachsen waren, in's Graue schimmernd. Deshalb waren um diese Zeit die nassen Umschläge ganz ausgesetzt, und nur die noch eiternden Stellen mit *Ungt. simplex* verbunden worden. Allein plötzlich erschien die Oberhaut des behaarten Theiles trocken und rissig, wie dünnes Pergament, jede Spur von Turgescenz war verschwunden, die Länge der Haare war an den rasirten Stellen den rasirten Haaren des Kopfes gleich, und mit Leichtigkeit liessen sie sich mittelst einer Haarpincette ausziehen. Die Kopfwunde bekam ein sehr bleiches Ansehen, eiterte wenig, die Wundränder der Stirn klafften von einander. Dabei war das Allgemeinbefinden aufs Neue verschlimmert. Der Verband der Wundflächen geschah jetzt mit *Ungt. basilicum.* Die Nase war indess überall, mit Ausnahme des Septums, mit ihrem Boden vereinigt; zwei schmale der Länge nach angelegte Bleiplättchen unterstützten ihre aufrechte Stellung. Die Fieberanfälle wurden nun immer anhaltender, Brustbeschwerden und Verfallen der Gesichtszüge immer bedenklicher, und nach wenigen Tagen erfolgte der Tod.

Kritik dieses Verfahrens. Erwägen wir zuvörderst die Gründe, durch welche DIEFFENBACH zur Verrichtung der Rhinoplastik aus der behaarten Kopfhaut bewogen wurde, so sind es folgende:

1) Die Vermeidung der entstehenden Stirnnarbe. In der That lässt sich nicht läugnen, dass die Verunstaltung der Stirn durch eine hässliche Narbe fast unvermeidlich bleibt, wenn der Defekt so gross ist, dass ziemlich die ganze Nase wieder hergestellt werden muss. Bei weniger grossen Defekten kann man sich indess dadurch helfen, dass man, wie es auch öfters von DIEFFENBACH geschah, in der Schläfenhaut eine Lateralincision macht, und die Ränder der Stirnwunde in der Mitte zusammenzieht.

2) Die dickere und zur Nasenbildung geeignetere Textur der Scheitelhaut.

Was diese Meinung DIEFFENBACH's anlangt, so müssen wir ihr aus folgenden Gründen unbedingt widersprechen. Abgesehen nämlich von der Unmöglichkeit, dass ein so bedeutender Kopfhautlappen, in solcher Entfernung von seinem Mutterboden, und einzig und allein durch einen langen schmalen Hautstreifen der Stirn ernährt, mit Gewissheit gedeihen könne, halten wir gerade die Textur desselben für nicht geeignet zu plastischen Operationen. Die behaarte Kopfhaut ist sehr genau an eine flechsige Ausbreitung, die *Galea aponeurotica*, befestigt, welche sich durch festes, dickes, sehr fibröses Gewebe auszeichnet. Mit der Kopfhaut wird daher nach DIEFFENBACH's Verfahren auch diese durchschnitten und zum Ersatzlappen verwendet. Wie aber ist es möglich, dass ein so starres und wenig dehnbares Gewebe, das ein solcher Ersatztheil besitzen muss, jene höheren organischen Bildungs- und Gestaltungsprocesse durchlaufen kann, die zur Herstellung der Form und des guten Aussehens einer neuen Nase unerlässlich sind? Es reicht ja zur Rhinoplastik nicht hin, ein Material zu besitzen, das nur die Fähigkeit hat, mit einem anderen organische Verbindungen einzugehen. Man darf daher zum Zwecke plastischer Operationen nur solche Theile aufsuchen, in welchen Reproduktion, Vitalität und Gestaltungsfähigkeit ihrer Natur nach auch mit der Beschaffenheit des Bodens übereinstimmen, in welchem sie künftig gedeihen und leben sollen.

Als ein Uebelstand bei der Rhinoplastik aus der Kopfhaut muss übrigens noch die Bildung von Haaren auf der wiederersetzten Nase betrachtet werden. Die Erfahrung hat uns gelehrt, dass die Annahme DIEFFENBACH's (vergl. dessen Erfahrungen. Bd. II. p. 84), nach welcher behaarte Theile nach ihrer Ortsverpflanzung nicht sowohl ihr Haar, als auch vielleicht die eigenthümliche Haarproduktion verlieren und glatt werden, sich nicht als gültig bewährt.

Um nun schliesslich noch einige Worte über den oben mitgetheilten speciellen Fall von Rhinoplastik aus der behaarten Kopfhaut beizufügen, so lag besonders auch in der Dürrheit des Bodens und der unvortheilhaften Beschaffenheit der Umgebung des Nasendefektes ein mächtiges Hinderniss und eine gewisse Hoffnungslosigkeit für das Gelingen der Operation. Das unvorhergesehene Hinzutreten der Fieberkrankheit, welcher der Operirte unterlag, giebt weder ein *pro* noch *contra* für den Werth des Verfahrens.

Verfahren von DELPECH für partielle Rhinoplastik. Derselbe schlug vor (vergl. dessen *Chirurgie clinique de Mont-*

pellier u. s. w.: Rhinoplastie und *planche XXVII*, und Zeis, Handbuch p. 266, so wie v. Graefe's und v. Walther's Journal. Bd. XIII. p. 151), den Stirnhautlappen nach oben in drei spitzen bis zur behaarten Kopfhaut verlängerten Winkeln endigen zu lassen, um auf diese Weise einen schmalen Hautdefekt auf der Stirn zu erhalten. Die spitzen Enden dieses Hautlappens werden nach seiner Lostrennung vom Grunde, so weit sie zum Wiederersatze überflüssig sind, abgeschnitten, der losgetrennte Lappen heruntergeklappt, umgedreht, und mit zehn Heften an dem untern Theile der Nase befestigt. Die Wundränder der Stirnhaut werden bis auf den unteren zwischen den Augenbrauen befindlichen Wundwinkel, welcher die Ernährungsbrücke einschliesst, durch die erforderliche Menge von Suturen vereinigt. Später wird die Verbindungsbrücke durchschnitten.

Kritik dieses Verfahrens. Bei mehreren Nachtheilen ist als einziger Vortheil dieser Operationsweise der Umstand zu betrachten, dass die Stirnhautwunde eine leichtere und bessere Vereinigung gestattet. Die Vereinigung einer Wunde ist überhaupt dann am leichtesten, wenn ihre Winkel in Spitzen endigen, ein Grundsatz, der bei allen plastischen Operationen festzuhalten ist. Im Uebrigen ist Delpech's Verfahren für die organische Wiederherstellung einer gänzlich fehlenden Nase eigentlich gar nicht brauchbar, weil der Hautlappen dazu nicht hinreichend breit ist. Die Fälle, in denen Delpech auf die angegebene Weise die Rhinoplastik verrichtete, sind auch nur solche, bei denen der Defekt sich auf die Nasenspitze und ihre Umgebung beschränkte.

Verfahren Dieffenbach's für die Bildung eines Ovallappens. Da bekanntlich der Fall nicht selten ist, dass man bei der Rhinoplastik die Stirnhaut so dünn findet, dass man ein Zusammenschrumpfen des Nasenlappens fürchten muss, kam Dieffenbach auf die Idee, diesem Uebelstande dadurch in etwas abzuhelfen, dass er ein ovales Hautstück aus der Stirn lostrennte, dieses auf die gewöhnliche Weise drehete und in den Nasendefekt verlegte. Das ovale Ende dieses Ersatzstückes schnitt er mit der Scheere zwei Mal ein, und bildete auf diese Weise die nöthigen Ergänzungstheile für Septum und Flügel. Ersteres wurde an die entsprechende blutig gemachte Stelle der Oberlippe geheftet und zusammengeklappt, die langen schrägen Flügelenden dagegen nach innen umgeschlagen und mit Nähten befestigt. Im Uebrigen unterschied sich diese Modifikation nicht von den anderen.

Kritik dieses Verfahrens. Wer je die Nachtheile, welche zu grosse Dünnheit des Stirnhautlappens dem Gelingen verursachen kann, beobachtete, wird mit uns in dergleichen Fällen das DIEFFENBACH'sche Verfahren der Nachahmung empfehlen. Der wesentlichste Vortheil, den es gewährt, besteht darin, dass die Nasenspitze, welche ausserdem einsinken und zusammenschrumpfen würde, an Stärke gewinnt und so ihre hervorragende Richtung zu behaupten vermag, wodurch der neugebildeten Nase Leben und Wohlgestalt gegeben wird. Durch das Umschlagen der Nasenflügelenden nach innen zum Zwecke grösserer Festigkeit derselben wird aber auch auf eine sehr zweckmässige Weise dem Verwachsen der Nasenlöcher vorgebeugt.

Verfahren v. AMMON's. Doppelte Rhinoplastik. Aus v. AMMON's Praxis theilen wir folgenden von ZEIS beschriebenen (vergl. dessen Handbuch p. 296) interessanten Fall einer doppelten Rhinoplastik mit. Johanne Freund, ein 17jähriges robustes Bauermädchen, hatte durch Geschwüre die Nase verloren. Dieselbe war eingesunken, und die Nasenknochen befanden sich nur zum Theil noch wohlerhalten; vom Septum war noch ein kleines Rudiment vorhanden, welches mit dem zerstörten linken Nasenflügel verwachsen war. Das Athmen geschah durch ein kleines enges Nasenloch und die mit callösen Massen angefüllte Nasenhöhle. Rings um die Nasentrümmer herum waren eine Menge netzförmige, glänzende Narben zurückgeblieben, die sich über einen Theil der Wangen bis zum linken oberen Augenlide erstreckten.

Nachdem v. AMMON am 10. Mai 1836 eine vorläufige Operation zur Bildung des Septum aus der alten die Nasenöffnung verschliessenden Haut unternommen hatte, verrichtete er am 27. Juni die Rhinoplastik auf folgende Weise: Zuerst wurde die Haut, welche die Nasenhöhle überzog, gespalten und zurückgeschlagen. Hierauf geschah die Bildung des Ersatzlappens aus der Stirn, der mehr aus der linken Seite genommen werden musste, weil in der Nähe der Augenbrauengegend der andern Seite mehrere Narben befindlich waren. Nach erforderlicher Lostrennung des Lappens erfolgte seine Verlegung und Anheftung; derselbe veränderte weder seine gesunde rothe Farbe, noch wurde er kalt und gefühllos, so dass am 5. Tage nach der Operation die Adhäsion vollkommen gelungen war. Allein die neugebildete Nase lag platt auf, weil der Ersatzlappen nicht breit genug gewesen und das Septum zu tief angeheftet worden war. VON AMMON beschloss diesem Uebelstande dadurch abzuhelfen, dass er sich vornahm, späterhin die Umdrehungsstelle der Hautbrücke, anstatt sie ganz zu entfernen, auf die Nasenspitze zu verlegen.

Um der platten Nase eine bessere Form zu geben, schritt v. AMMON am 17. Juli zur zweiten Rhinoplastik. Die neugebildete Nase wurde nämlich ihrer ganzen Länge nach bis zum Septum herab in ihrer Mitte gespalten und ein zweiter Stirnhautlappen, welcher etwa 1—1½ Zoll breit, und 2½—3 Zoll lang war, von der rechten Seite der Stirn abgelöst, in diese Spalte eingepflanzt und mittelst vieler umschlungener Nähte befestigt. Die Umdrehung fiel auf dieselbe Stelle, wo die Wulst von der Umdrehung bei der ersten Operation noch vorhanden war, und verursachte, weil der Sicherheit halber die Brücke etwas breit genommen werden musste, einen beträchtlichen Vorsprung. Auf der rechten Seite gelang die *prima intentio* überall, auf der linken heilten die Wundränder an einigen Stellen durch Eiterung.

Die in zwei Hälften gespaltene, durch die erste Operation neugebildete Nase stellte die beiden seitlichen Nasenwände dar, während das bei der zweiten Rhinoplastik verlegte Hautstück den Nasenrücken bildete.

Obgleich die Nase in ihrem jetzigen Zustande gross und stark hervorragend war, so blieb doch gerade die Nasenspitze noch immer unverhältnissmässg zurückgedrängt. Der Grund lag darin, dass gleich anfangs das Septum zu tief auf der Oberlippe angesetzt worden war, und anstatt in horizontaler Richtung von der Oberlippe abzustehen, jetzt zu sehr nach oben hinaufragte. Um nun auch diesem Uebelstande zu begegnen, beschloss v. AMMON, die Wulst, welche von den beiden Umdrehungsstellen herrührte, zu lösen und auf die Nasenspitze zu verlegen. Zugleich suchte er die Entstellung, welche durch eine unebene Narbe auf der linken Seite der neuen Nase hervorgebracht wurde, zu beseitigen. Er begann also mit der Exstirpation dieser Narbe. Die Nase war nun auf's Neue und zwar etwas linkerseits gespalten, weshalb die in diese Spalte verlegte Wulst als Nasenspitze etwas zu seitlich gestanden haben würde. Als aber v. Ammon dieselbe losgetrennt hatte, ergab es sich, dass sie wegen ihres kurzen Stieles sich nur mit vieler Mühe umdrehen und herablegen liess. Glücklicherweise kam er auf einen anderen Ausweg. Er suchte die Nasenspitze durch blosses Verdrängen des Hautlappens nach unten ohne alle Umdrehung vorragend zu machen.

So erfreulich anfangs die Aussicht auf vollkommenes Gelingen dieser Operation gewesen war, so wurde sie doch leider nicht von so gutem Erfolge gekrönt, indem ein bedeutendes Stück der neuen Nase in Gangrän überging.

Kritik dieses Verfahrens. Dieses, unseres Wissens alleinig bekannte Beispiel von doppelter Rhinoplastik ist für den Rhinoplasten von grosser Wichtigkeit, weil es beweist, wie man den Erfolg einer plastischen Operation selbst dann noch nicht verloren geben darf, wenn der neugebildete Theil zu klein gerathen ist. Das v. Ammon'sche Verfahren ist demnach in's Besondere für solche Fälle bestimmt und anwendbar, wo eine neugebildete Nase durch starkes Einschrumpfen des Stirnhautlappens zu klein geworden ist, oder auch wo vom Operateur der Fehler begangen wurde, das Modell für den Ersatz zu knapp zuzuschneiden. Glänzend kann der Erfolg einer solchen doppelten Rhinoplastik nun freilich aus begreiflichen Gründen nicht sein, und soll dieselbe auch nur als Auskunftsmittel für unvorhergesehene Fälle gelten. Denn was schon bei der einfachen Rhinoplastik fast immer die schaffende und bildende Menschenhand zu verrathen pflegt, die Narbenbildung meinen wir, das ist bei dem zweifachen organischen Wiederersatz, oder besser gesagt, bei dem Aufpflanzen eines zweiten Nasenlappens auf einen zu klein gerathenen ersten, wohl noch viel mehr in die Augen fallend und missfällig.

Verfahren von Baumgarten. Nachdem derselbe bei der Frau eines Schneiders ein seit sechs Jahren bestandenes syphilitisches Uebel durch die Anwendung des rothen Präcipitates vollkommen hergestellt hatte, verrichtete er in Gegenwart v. Ammon's den Wiederersatz der bis auf ihren untersten Theil zusammengesunkenen und zerstörten Nase auf nachstehende Weise am 29. Juli 1839. Zuerst fasste er den noch vorhandenen Nasenspitzentheil mit Daumen und Zeigefinger der linken Hand, bog ihn etwas abwärts, setzte darauf die Schneide des Messers auf die Stelle, welche zunächst an dem eingefallenen Nasenrücken anlag, und führte dasselbe quer hindurch bis auf die Basis der Nasenflügel. Sogleich sank die Nasenspitze, die früher mehr nach oben gerichtet gewesen war, und dem Ansehen etwas eigenthümlich Höhnisches gegeben hatte, herab. Sie wurde später in dieser nach unten gerichteten Stellung erhalten, weshalb BAUMGARTEN den Stirnhautlappen so lang machte, dass es ihm möglich ward, bei der Vereinigung den Nasenspitzentheil hinreichend herabzudrängen. Um den Defekt anzufrischen, wurden nun zwei ziemlich tiefe Incisionen von dem Boden der ersten Querincision aus schräg aufsteigend bis in die Gegend der Nasenwurzel geführt. Hierdurch war ein dreieckiger Raum umschrieben worden, in welchen ein entsprechender gewölbter Hautlappen verlegt werden musste. Die Wundränder wurden deshalb einige Linien vom Boden gelöst, wobei eine stark spritzende Arterie torquirt werden musste. Der Stirnhautlappen ward nun nach dazu gefertigtem Modelle auf die gewöhnliche Weise gewonnen, umgedreht, heruntergeklappt, und theils mit umwundenen Nähten, theils durch die Knopfnaht, je nachdem die Eigenthümlichkeit der einzelnen Stellen es nothwendig machte, befestigt. Bei dem Anlegen der Nähte wurde mit möglichster Genauigkeit verfahren, um nirgends Zerrungen des Lappens zu veranlassen, welche beim *Stadium turgescentiae* nie ausbleiben, wenn die sich entsprechenden Suturen nicht in parallelen Zwischenräumen angelegt worden sind. Die Kranke hatte die ganze Operation mit grosser Beherztheit ertragen, und wurde nach Beendigung derselben zu Bett gebracht, worauf denn sogleich der Anfang mit Tag und Nacht fortgesetzten kalten Umschlägen gemacht wurde. Am Tage nach der Operation turgescirte der Nasenlappen mässig, und hatte die Farbe der Gesichtshaut bei entzündlichen Fiebern, das von der alten Nase stehen gebliebene untere Nasenstück war leicht angeschwollen und geröthet. Im Umkreise der Nase bis über die Augenlider hinweg hatte sich ein leichtes *Oedema inflammatorium* gebildet. Bei der fortgesetzten Anwendung von Kälte ging Alles nach Wunsch, so dass bis zum siebenten Tage alle Hefte entfernt wurden und die Vereinigung als vollendet betrachtet werden konnte. Freilich war diese Vereinigung an einzelnen Stellen ganz eigenthümlicher Art, es war keine *prima intentio*, sondern eine *seroso-purulenta*, wie wir sie im allgemeinen Theile dieser Schrift beschrieben haben. Die Empfindlichkeit der Kranken beim Herausnehmen der Nähte war deshalb auch sehr beträchtlich.

Um die an einigen Punkten vorhandene Secretion seröspurulenter Natur zu heben, wurden Fomentationen mit *Aq. saturnina* gemacht, die den erwünschten Erfolg allmählig herbeiführten. Die Wundränder waren allenthalben vollkommen vereinigt und sonderten nichts mehr ab; selbst die Wunde der Stirn heilte ohne entstellende Narbe. Um diese Zeit bekam die Operirte mehrere Tage hindurch ein *Decoct. Chinae* mit *Acid. sulphuricum*, weil die Kräfte während der ganzen Kur, die bis Ende August währte, bedeutend abgenommen hatten. Der Erfolg der Operation war ein vollkommen befriedigender; der ganze Nasenlappen hatte sich so schön gestaltet und gewölbt, dass bei der eingetretenen Scheu der Operirten vor einer nochmaligen Verwundung, man die Ernährungsbrücke unangetastet lassen konnte.

Verfahren von Lisfranc. (Vergl. *Orthopédie clinique sur les difformités par. C. et Maisonnabe. Tom. I. p. 393.*) Derselbe suchte durch seine Operationsweise die Umdrehung des Stirnhautlappens an der Nasenwurzel zu vermeiden. In dieser Absicht verlängerte er auf der linken Seite den Schnitt drei Linien weiter noch abwärts, als auf der rechten Seite. Um die Ränder der Wunde anzufrischen, auf welche der Stirnhautlappen verlegt werden sollte, führte Lisfranc einen Schnitt perpendikulär durch die Haut, trennte den äusseren Lappen so weit ab, als nöthig war, um eine hinlänglich breite Fuge für Einfalzung der Ränder des neuen Nasenlappens zu gewinnen. Zur Befestigung des letzteren wendete Lisfranc Heftpflasterstreifen an, um durch die Anwendung der Suturen die zahlreichen Narben in dem Gesicht seines Kranken nicht zu vermehren. Der Kranke, an welchem Lisfranc zuerst dieses Verfahren der Rhinoplastik übte, war ein Soldat, Namens Jean Eval. Derselbe hatte in Folge einer Erfrierung die ganze Nase verloren, wodurch die normale Stellung der Augenlider und die Funktion der Thränenwege bedeutend beeinträchtigt worden war. Geoffroy St. Hilaire, dem wir diese Mittheilung verdanken, schreibt über den Zustand nach der Operation „*Il avait perdu l'odorat par un contact prolongé de l'air sur la muqueuse nasale; il l'a retrouvé sous le couvert et la protection de son nez refait. Ses yeux étaient autrefois toujours humides, et les larmes coulaient continuellement sur ses joues, où elles déterminaient des rougeurs et même des excoriations: les larmes sont maintenant contenues. La voix, de nasillée qu'elle était, rend un timbre plus ferme. La peau du front s'est cicatrisée, ne laissant qu'une fâcheuse apparence. Eval possède donc, non un simple simulacre de nez, mais un nez réel, qui pour être artificiel et refaît avec des pièces d'emprunt, n'en a pas moins de relief. Eval le saisit avec son mouchoir, le fait jouer à droit et à gauche, le tire et le fait résonner; il le remplit avec sensualité de tabac. Eval est enfin rendu sous ce rapport aux conditions et sensations des autres hommes.*"

Kritik dieses Verfahrens. Wenn wir keinen Zweifel in die Beschreibung setzen dürfen, welche Geoffroy St. Hilaire von dem Resultate des Lisfranc'schen Verfahrens in dem eben mitgetheilten Falle giebt, so sollten wir eigentlich die Zweckmässigkeit desselben anerkennen müssen. Zeigt uns doch die beigefügte Abbildung ein wahres Musterbild einer künstlichen Nase. Nichts desto weniger sehen wir uns aus Gründen der Erfahrung zu folgenden Bemerkungen über die in Rede stehende Operationsart Lisfranc's veranlasst. Was zuerst das Umgehen der Umdrehung des Stirnhautlappens auf der Nasenwurzel anlangt, so können wir einen wesentlichen Vortheil davon um deswillen nicht einsehen, weil die Aufwulstung in der Gegend der Nasenwurzel, wie sie durch die Drehung der Ernährungsbrücke an dieser Stelle zu entstehen pflegt, dem Gelingen der Operation in kosmetischer Beziehung durchaus keinen Nachtheil bringt. Denn durch eine kleine nachträgliche Operation, deren ein Kranker sich bestimmt noch recht gern unterzieht, wenn es ihm wahrhaft um seine möglichst vollkommene Herstellung zu thun ist, wird die Difformität der aufgewulsteten Umdrehungsstelle mit Gewissheit gehoben. Hierzu kommt, dass in sehr vielen Fällen die Umdrehung des Lappens an der Nasenwurzel sogar von grossem Erfolge sein kann. Wir machen hier besonders darauf aufmerksam, dass bei denjenigen Nasenverstümmelungen, wo ausser dem Rücken auch die Gegend der Wurzel eingesunken ist, letztere durch nichts besser wiederersetzt werden kann, als durch die Verbindungsbrücke des Nasenlappens mit der übrigen Stirnhaut. Hiervon nun abgesehen, können wir uns ferner mit dem Grundsatze, bei einer plastischen Operation anstatt der Hefte, einfache Streifen von Heftpflaster in Anwendung zu bringen, nicht in Einverständniss bringen, weil die genaueste und möglichst schnellste Vereinigung der Wundränder die Hauptbedingung und erste Aufgabe ist. Dass letztere aber nur durch Suturen, besonders durch die umwundene Naht erreicht werden kann, haben Erfahrungen genugsam bestätigt.

Fall von Rhinoplastik von PHILIPPS. Derselbe verrichtete eine in mehrfacher Beziehung interessante Wiederherstellung einer Nasenverstümmelung bei einem Individuum, welches den Gaumenbogen, das knorpelige und häutige Septum, so wie die Nasenspitze durch Geschwüre verloren hatte, in folgender Art. (Vergl. *Annales de la société de Médecine de Gand. Année 1839. Vol. V. 1 Livraison. Janv. p. 16.*) PHILIPPS bezeichnete auf der Stirnhaut einen grossen Hautlappen, um nöthigenfalls eine ganz neue Nase bilden zu können, wenn der Plan, den Defekt durch einen kleineren Ersatzlappen zu schliessen, nicht ausführbar sein sollte, was in dem gegebenen Falle nicht voraus zu bestimmen war. Erst, nachdem durch eine tiefe Incision der Zustand der Nasenhöhle genauer zu Tage gelegt worden, entschloss sich PHILIPPS zum Ersatze mittelst eines kleinen Stirnhautlappens. Er durchschnitt die Haut über der Nasenwurzel, und trennte sie seitwärts einige Linien breit zurück, um Platz für die Brücke des Ersatzlappens zu gewinnen, löste hierauf nach einem vorgezeichneten Modelle die Stirnhaut bis zum grossen Augenwinkel hin los, vereinigte und verband die Stirnwunde und schritt zur Befestigung des Nasenlappens, welcher, weil sich durch die Incision der Nasenrudimente die Form des Defektes etwas verändert hatte, ebenfalls in seiner Form abgeändert werden musste. Vierzig Suturen waren nothwendig, um den Lappen anzuheften. Das Septum ward durch zwei umwundene Nähte an die entsprechende Stelle der Oberlippe nach vorheriger Blutigmachung derselben befestigt. Der schon vor Anlegung der Hefte unempfindlich gewordene Nasenlappen blieb jetzt nicht nur in diesem Zustande, sondern ward immer blässer und gefühlloser. Allein nach Verlauf von kaum sechs Stunden, während welcher ununterbrochen kalte Umschläge gemacht worden waren, trat bereits schon wieder Wärme, Geschwulst und Röthe ein, so dass PHILIPPS die Anwendung von Blutegeln auf den Lappen selbst, und später sogar wiederholte Scarifikationen, Aderlässe und reizende Fussbäder verordnete. Die Vereinigung war nach Entfernung sämmtlicher Nähte vollkommen gelungen. Drei Wochen nach dieser Operation verrichtete PHILIPPS eine nothwendige Correction der Nase. Sie bestand darin, dass er die auf jeder Seite derselben befindlichen zwei länglichen Eindrücke durch Ausschneiden von Hautstücken und Wiedervereinigen ihrer Wundränder entfernte. Die Ernährungsbrücke zu exstirpiren, war in diesem Falle unnöthig.

Wiederersatz der Nase aus der Stirnhaut von *Dr.* Ruppius zu Freiburg im Breisgau (vergl. Schmidt's Jahrbb. 28. Bd. 2. Hft. p. 96.). Derselbe bildete bei einem gesunden 38jährigen Manne mit kurzer Stirn den Nasenlappen auf die gewöhnliche Weise aus der Stirnhaut, wobei ein nicht geringer Theil des Ersatzstückes mit Haaren besetzt war. Das umschnittene Hautstück wurde vom Knochen bis tief zur Nasenwurzel herunter getrennt, so dass es bis zum Kinne herabhing. Nachdem das Blut gestillt, und die Stirnwunde vereinigt worden war, wurde der Stirnhautlappen von links nach rechts umgeschlagen, und herab in den wundgemachten Nasendefekt verlegt, woselbst er zum Zwecke der Anheilung mit Knopfnähten befestigt ward. Die organische Vereinigung geschah überall leicht und gut; zu Anfange der vierten Woche nach der Operation wurde die Brücke durchschnitten und ein kleiner Theil davon exstirpirt. Drei Wochen später war die neue Nase bis auf das linke Nasenloch fertig und stand dem Kranken gut; ihre Farbe war die des Gesichts, und allmählig heilte auch das linke Nasenloch. Nach mehrmaligem Ausrupfen blieben die Haare auf der Nasenspitze und dem Septum gänzlich weg.

Kritik. Die eben mitgetheilte Rhinoplastik bietet für eine kritische Beurtheilung nichts Wesentliches dar. Die Anwendung der Knopfnähte und ihre Nachtheile gegen die Vortheile der umwundenen Naht sind bereits mehrfach dargethan worden. Interessant scheint uns das Ausbleiben des Haarwuchses auf der Nasenspitze und dem Septum, welche aus dem behaarten Theile der Stirnhaut geschnitten worden waren.

Rhinoplastik von *Dr.* Steinhausen zu Sorau (Rust's Magazin Bd. 49. Hft. 1.). Ein Bauernmädchen hatte schon in frühester Kindheit die Nase und einen Theil der Oberlippe durch Syphilis verloren. Nur ein kleines Rudiment des rechten Nasenflügels war übrig; Nasenbeine, Vomer, Nasenmuscheln und selbst ein beträchtlicher Theil des Oberkiefers und Stirnbeins waren zerstört. Auf der rechten Seite, wo ein Theil der Oberlippe fehlte, befand sich in der Wange ein Loch, welches von aussen in die Mundhöhle führte, und fortwährend

Speichel entleerte. Beide Wangen waren durch harte, callöse Narben verunstaltet, und die untern Augenlider zu Ectropien herabgezerrt. Die Operation geschah auf folgende Art: Nachdem die vernarbten Ränder des Defekts von der Oberhaut entblösst, und das zusammengedrückte in die Nasenöffnung hineinragende Rudiment des rechten Nasenflügels wieder aufgerichtet worden war, wurde ein 4″ breiter und 8″ langer Stirnlappen gebildet, wobei auf der linken Seite am Anfange der Nasenwurzel eine 1″ breite Verbindung des ausgeschnittenen Stirnlappens mit der übrigen Stirnhaut blieb. Hierauf wurde der Stirnhautlappen um seine halbe Achse gedreht und mit Insektennadeln angeheftet. Das Septum wurde mit der Oberlippe und das noch übrige Stück des rechten Nasenflügels mit dem vorher darnach geformten Stirnlappen durch die Knopfnaht vereinigt. Die Heftung der Stirnwunde geschah durch vier umschlungene Nähte. Die organische Vereinigung und Heilung des ganzen Lappens war nach Verlauf von vierzehn Tagen vollkommen erfolgt. Höchst interessant war hierbei die Beobachtung, dass an der rechten Seite der Oeffnung, wo der Rand des *Processus nasalis* des Oberkiefers nur mit einer dünnen und gespannten Haut bedeckt war, die schnelle Vereinigung am ersten eintrat, während an den Stellen, wo sich reichliche Substanz vorfand, Eiterung sich bildete und erst später Vernarbung entstand. Das anfänglich breite Septum und der linke Nasenflügel, welcher nicht aus einem stehengebliebenen Rudiment des früheren gebildet ist, haben sich nach innen eingekrempt. Eine Durchschneidung der Verbindungsbrücke in der Gegend der Nasenwurzel war nicht nöthig, weil das sie bildende Hautstück keine Aufwulstung verursachte, sondern platt auf der Stirn auflag.

Kritik. Eine genauere Prüfung des vorliegenden Falles giebt uns zunächst den abermaligen Beweis, was bei all' ihrer Unvollkommenheit die plastische Chirurgie dennoch zu leisten vermag. Gewiss ist das so furchtbar entstellte Angesicht der Kranken im Wesentlichen durch die Operation verbessert und eine der bedeutendsten Nasenzerstörungen dadurch unsichtbar gemacht worden. Die Wahl der Operationsmethode konnte keine andere als die indische sein. Von hohem Werthe war das vorhandene Rudiment des rechten Nasenflügels und wichtig für den Erfolg der Operation seine Benutzung bei der Wiederherstellung der Nase. Man muss bei plastischen Operationen immer bemüht sein, so viel als möglich von den Trümmern zerstörter Theile zu erhalten, um sie bei dem Wiederersatze benutzen zu können. Nichts sichert das Gelingen einer solchen Operation mehr, als wenn man den zum Ersatze bestimmten Hautlappen an irgend ein kleines übrig gebliebenes Haut- und Muskeltheilchen anlehnen und dadurch stützen kann. Der hier in Rede stehende Fall von Rhinoplastik lehrt ausserdem auf's Neue, dass die nachträgliche Exstirpation der Verbindungsbrücke durchaus kein constanter Operationsakt für die Rhinoplastik ist. Bei einer recht zweckmässig construirten Modellirung des Stirnhautlappens wird es im Gegentheil selten nothwendig sein, die Brücke zu trennen, weil dann das sie bildende Hautstück gewöhnlich sehr innig mit der Stirn verwächst, und eine gute Nasenwurzel bildet.

Fall einer Rhinoplastik von *Dr.* Heidenreich. (Vergl. v. Graefe's und v. Walther's Journal 27. 3.) Bei einem 26jährigen Mädchen hatten Geschwüre den knorpeligen Theil der Nase, so wie das Septum mit der Haut und allen äusseren Weichtheilen zerstört, die Muscheln waren ausgefallen und es zeigte sich nur ein grosses, übelriechendes, hässliches Loch, durch den Vomer in der Tiefe in zwei Hälften geschieden. Es wurde zur Rhinoplastik geschritten. Der Stirnhautlappen war ein Drittheil grösser, als nöthig schien, und die Parallelschnitte an der Seite zur Wundmachung der Stellen, wohin der Stirnlappen verpflanzt werden sollte, waren vorgezeichnet. Nach oben und über die Nasenbeine hinauf wurden die noch vorhandenen Weichtheile gespalten, um Raum für die Einpflanzung der Verbindungsbrücke zu gewinnen; hierauf geschah die Abtragung des zwischen den Parallelschnitten befindlichen Hautstreifens. Nachdem dieses geschehen, wurde nach der Vorzeichnung der Stirnhautlappen umschnitten, bis auf seine Brücke losgetrennt und durch Knopfnähte mit den Wundrändern des Nasendefekts vereinigt. Der Verband der Stirnwunde wurde vermittelst einiger blutiger Hefte, und Heftpflasterstreifen vollzogen, die Nasenlöcher wurden durch eingelegte mit Charpie umwundene Federkiele vor dem Zuwachsen gesichert. Die Nachbehandlung war rein antiphogistisch. Die Vereinigung gelang bis auf eine kleine Stelle am Septum ohne weitere Störung. In der vierten Woche wurde die Brücke exstirpirt, und bald darauf aus dem etwas zu dicken Nasenrücken ein länglich ovales

Hautstück ausgeschnitten. In der siebenten Woche wurde die Kranke aus der Kur entlassen.

Bei der nun allmählig mehr und mehr sich entwickelnden Zusammenschrumpfung der neugebildeten Nase zog das an sich kurze Septum die Oberlippe bemerkbar nach oben, und die Nasenlöcher verengerten sich. Zwei Jahre später hatte sich die Aufwärtsziehung der Oberlippe wieder auffallend vermindert, und die neue Nase behielt von nun an ein gefälliges Ansehn.

Kritik. Ohne dass die hier mitgetheilte Operation der Rhinoplastik auf irgend etwas eigenthümlich Neues Anspruch machen kann, so muss sie dennoch als eine höchst interessante Beobachtung angesehen werden, weil sie den Beweis gegen die ziemlich allgemein angenommene Ansicht liefert, als ob verlegte Hauttheile immer nur der Zusammenschrumpfung unterworfen blieben. Das mit der neu gebildeten Nase gleichzeitig zusammenschrumpfende Septum hatte zwar anfangs durch seine Contraction die Oberlippe stark in die Höhe gezogen, und somit eine nicht unbedeutende Entstellung herbeigeführt, allein diese Aufwärtsziehung der Oberlippe minderte sich bald in dem Grade, als das Septum wieder an Umfang zunahm, wozu der zu dieser Zeit lebendiger eintretende Ernährungsprocess der neuen Nase die Veranlassung gegeben hatte. Diese Beobachtung lehrt uns demnach Vorsicht bei der Vollziehung nachträglicher Operationen an neugebildeten Theilen. Sie dürfen nie zu zeitig unternommen werden.

Rhinoplastik von *Dr.* Burggraeve in Gent (*Annales de la société de médecine de Gand 1841. Mois de mai*). Derselbe verrichtete die Operation bei einem 64jährigen Manne, welcher durch bösartige Ulceration einen bedeutenden Nasendefekt erlitten hatte, auf folgende Art: Er begann, ohne die Heilung der Geschwüre abzuwarten, mit der Anfrischung der Wundränder, wobei er die ganze noch hier und da zurückgebliebene kranke Nasenhaut mit Ausnahme des Nasenspitzentheils und der Nasenflügel entfernte; nahm hierauf das Modell für den Ersatzlappen, und entlehnte denselben nach den Regeln der indischen Methode aus der rechten Seite der Stirn. Hierauf geschah die Vereinigung des Stirnhautlappens mit den blutigen Rändern des Nasendefekts mittelst einer Menge von Nähten. Die Nachbehandlung beschränkte sich auf die Anwendung von Eisumschlägen und leichter Abführmittel. Am zehnten Tage waren alle Nähte entfernt und die Vereinigung liess nichts zu wünschen übrig. Im Laufe der sechsten Woche schritt BURGGRAEVE zur Exstirpation der Hautbrücke an der Nasenwurzel, weil sie einen Wulst bildete, der das gute Aussehen der Nase störte. Als die Heilung dieses geringen operativen Eingriffs beendet war, blieb das Resultat der ganzen Operation ohne weitere Beeinträchtigung ein sehr erfreuliches.

Kritik. Zu einer kritischen Prüfung dieser Operation gehörte vor allen Dingen die genaue Untersuchung und Beantwortung der Frage, ob und in welchen Fällen es dem Operateur erlaubt sein darf, in Organen, welche einem zerstörenden Krankheitsprocesse noch unterworfen sind, plastische Operationen vorzunehmen. Da wir indess auf diese Untersuchung nicht tiefer eingehen können, so verweisen wir auf das weiter unten behandelte Capitel über die Anwendung plastischer Operationen zur Verhütung von Krebsrecidiven, und sprechen uns in Beziehung zu der von BURGGRAEVE verrichteten Rhinoplastik nur dahin aus, dass dieselbe ohne eine genaue Kenntniss des Krankheitscharakters, welcher die Destruction der Nase unterhielt, unternommen worden ist. Waren es syphilitische Geschwüre, so hätte durch die Operation leicht ein grosser Nachtheil herbeigeführt und der Substanzverlust sich bedeutend vergrössern können. Doch der gute Erfolg der Operation hatte in diesem Falle das kühne Unternehmen belohnt. Der Kranke war nicht allein von den Geschwüren befreit, sondern hatte auch wieder eine neue Nase, und ein menschliches Ansehen bekommen. — Was den operativen Technicismus anlangt, welchen BURGGRAEVE bei der Verrichtung dieser Rhinoplastik einschlug, so zeichnet er sich durch Einfachheit und geringen Aufwand von Instrumenten und Verbänden aus. Die Modification der indischen Methode, den Ersatzlappen in schiefer Richtung aus den seitlichen Theilen der Stirnhaut zu nehmen, wie dies von DIEFFENBACH und LISFRANC früher geschehen, verdient jedenfalls fernere Nachahmung, denn es wird dadurch ein grosser Uebelstand, die Drehung des Ersatzlappens um seine eigene Achse, vermieden. Endlich rühmen wir noch bei der BURGGRAEVE'schen Rhinoplastik die Anwendung vieler Suturen. Es ist bei plastischen Operationen eine Hauptregel, den neugebildeten Theil mit den Wundrändern des Defekts durch recht viele Nähte zu vereinigen, damit die *prima intentio* überall so vollkommen als möglich geschehe, und man der Anwendung von Heftpflasterstreifen, wodurch der Lappen den Blicken des Operateurs entzogen werden würde, überhoben sein könne.

Cap. X.

Bildung des Nasenrückens.

Diese Art der partiellen Rhinoplastik trifft diejenigen Nasendefekte, wo Seitenwandungen, Spitze und Septum vorhanden und nur der Rücken fehlt. Wir haben oben die Ursachen und die Entstehungsweise dieses pathologischen Zustandes genauer erörtert (S. 66), und halten uns hier nur an das Technische der Operation. Das Wesentliche derselben besteht in der Ueberpflanzung eines aus der Stirn genommenen Hautstükkes in den zusammengesunkenen der Länge nach gespaltenen Nasenrücken.

Verfahren von Dieffenbach. Das Verfahren bei dieser Operation hat zuerst Dieffenbach beschrieben. Derselbe theilt darüber (vergl. dess. chirurgische Erfahrungen, besonders über die Wiederherstellung zerstörter Theile u. s. w. Bd. II. p. 31.) Folgendes mit: Man sticht die Spitze eines kleinen Scalpells zwischen die Augenbrauen ein, und zieht dasselbe in gerader Linie, die ganze Mitte der platten Nase und selbst ihren vorderen Theil durchschneidend, bis an die Nasenspitze herab. Darauf fasst man den einen Wundrand mit der Hakenpincette, und trennt den Grund dieser Nasenhälfte von ihren natürlichen oder falschen Adhäsionen bis zur Wangenhaut. Das Nämliche geschieht dann auf der anderen Seite. Nach oben zu löst man die Haut auf beiden Seiten bis unter die Augenbrauen ab. Dies Alles geschieht, um Raum für den Lappen zu gewinnen, den man hier einsetzen will. Nach unten zu gegen die Spitze der Nase hin, ist der freie Einblick in's Innere der ausgehöhlten Nase in der Mitte durch das knorpelige Septum unterbrochen. Hierauf schreitet man zur Bildung des Lappens aus der Stirnhaut. Man legt ein ovales Stück Heftpflaster, das Modell des einzusetzenden Sattels, dessen Grösse und Form nach früheren Ausmessungen bestimmt worden, auf den unteren Theil der Stirnhaut, sticht das Messer an seinem oberen Rande ein, zieht es an der rechten Grenze des Modells abwärts, und mündet mit diesem Schnitt in die Längenincision der Nase. Der zweite Schnitt an der linken Seite der Stirn darf nur bis zum Anfang der linken Augenbraue geführt werden, da dies der ernährende Punkt des Lappens ist.

Nachdem nun alle Theile vom Blute gereinigt sind, schlägt man den Lappen seitwärts um, und prüft, ob er in die für ihn bestimmte Lücke hineinpasse. Wo noch Spannung Statt findet, hebt man diese durch Lösen vom Grunde; ist der Lappen noch zu gross, so spaltet man die Nasenspitze noch etwas weiter, um dem Hautstücke die Aufnahme zu erleichtern. Verkleinern darf man ihn unter keinen Umständen; auf jeden Fall ist es gut, wenn das Hautstück fest und keilartig eingezwängt wird, weil dadurch die Seitenwände des Nasenrückens wieder aufgerichtet werden, und später der eingeschrumpfte Lappen das gehörige Verhältniss zu seinem Ganzen gewinnt. Am zweckmässigsten nimmt man darauf zuerst die Heftung der Stirnwunde vor. Hierauf vereinigt man den Nasenlappen mit so vielen umschlungenen Nähten, als zur Erreichung der *prima intentio* nöthig scheinen. Die Nachbehandlung, so wie der Zeitpunkt des Ausziehens der Nadeln richtet sich nach allgemeinen Grundsätzen.

Kritik dieses Verfahrens. In dieser von Dieffenbach beschriebenen Operationsweise für die Wiederherstellung verstümmelter Nasen durch Bildung des Nasenrückens liegt die Norm für alle und jede Nasenrückenbildung. Fast alle Rhinoplasten verrichten dieselbe auf gleiche Weise mit den wenigen, dem jedesmaligen pathologischen Zustande des Uebels entsprechenden Abänderungen. Selbst für diejenigen Fälle, wo die Form der Nase durch einen partiellen Einbug, durch einen sogenannten Kniff entstellt ist, und die Heilung dieser Deformität nur durch eine plastische Operation geschehen kann, passt das eben angegebene Operationsverfahren. Hiernach könnte man wohl auch die organische Wiederbildung des Nasenrückens in eine totale oder partielle eintheilen.

Was den chirurgisch-therapeutischen Werth dieser rhinoplastischen Operation anlangt, so haben uns die Erfahrungen der vorzüglichsten Rhinoplasten, so wie unsere eigenen Beobachtungen gelehrt, dass der Ersatz des Rückens zu den erfolgreichsten Operationen der plastischen Chirurgie gehören, und von der Natur durch günstige Heilungsprocesse fast immer in seinem Gedeihen unterstützt werde.

Wir theilen hier noch folgenden Fall von einer Bildung des Nasenrückens aus der Stirnhaut durch DIEFFENBACH mit (vergl. dess. chirurgische Erfahrungen Bd. II. p. 33.). Eine 38jährige Frau hatte durch *Ozaena syphilitica* eine so starke Einsenkung des oberen Nasenrückens erlitten, dass dieser nicht über die Wangenhaut hervorragte, der vordere Theil der Nase stand dagegen vollkommen aufgerichtet. DIEFFENBACH bildete den in der Mitte 1½ Zoll breiten und 2 Zoll langen Lappen nach den oben angegebenen Regeln, und befestigte ihn in der Spalte des platten Nasenrückens auf jeder Seite mit sechs Nadeln; zur Vereinigung der Stirnwunde wurden deren vier gebraucht. Die Anschwellung und Entzündung des Lappens war bedeutend, mässigte sich aber bei der anhaltenden Anwendung der kalten Umschläge. Am fünften Tage waren alle Nähte entfernt, und sämmtliche Punkte durch erste Vereinigung geheilt. Nur in der Mitte der Stirn und dicht über der Brücke hatte sich eine kleine eiternde Stelle gebildet. Die Stirnwunde wurde durch Heftpflasterstreifen unterstützt, und auf die Nase noch acht Tage lang *Aqua saturnina* mit kleinen Compressen gelegt. Nach vier Wochen schnitt DIEFFENBACH den Rückenknauf mit zwei kleinen ovalen Schnitten heraus, und vereinigte die Ränder durch zwei blutige Nähte. Der Erfolg der Operation war ein sehr glücklicher. Der Nasenrücken hatte sich bedeutend gewölbt; nur an einzelnen Stellen, wo sich der Nasenlappen zu kuglig von seiner Umgebung absonderte, wurden die vertieften Narben excidirt.

Eine ganz ähnliche Operation verrichtete DIEFFENBACH bei einem russischen Arzte aus Charkow, welcher durch scrophulöse Caries eine Verstümmelung der Nase erlitten, wegen der er neun Jahre in tiefer Einsamkeit und Zurückgezogenheit von der Welt gelebt hatte. Es war das knöcherne Nasengerüste zerstört und die Weichtheile, mit Ausnahme der Spitze, tief eingesunken. Nachdem DIEFFENBACH zuvor das Septum von der Spitze abgetrennt hatte, spaltete er die Weichtheile in der Mitte, und heilte einen grossen ovalen Stirnlappen ein. Später exstirpirte er von den Seiten längliche und oberflächliche Schichten, so dass der Lappen in der Mitte die Brücke eines Nasenrückens behielt. Das Resultat dieser partiellen Rhinoplastik war so überraschend, dass DIEFFENBACH diesen Fall zu seinen gelungensten plastischen Operationen rechnet.

Zu den Nasenrückenbildungen gehört auch der von v. AMMON beschriebene Fall. (Vergl. RUST's Magazin Bd. 32.)

Johanna Fischer, 45 Jahr alt, hatte in Folge von Syphilis und Mercurialismus eine vollkommene Einsenkung des Nasenrückens erlitten. VON AMMON stiess ein gerades kleines Scalpell in der Mitte des eingesunkenen Nasenrückens ein, und spaltete denselben bis zur Nasenwurzel, von wo aus er den Schnitt auf die Stirn so fortführte, dass er mit dem Messer das durch schwarze Striche bezeichnete zur Nasenbildung bestimmte Hautstück umging. Hierauf präparirte er dasselbe los, stillte die starke Blutung, und vereinigte die ziemlich breite Stirnwunde. Um auf dem Nasenrücken hinreichend Platz für den Stirnhautlappen zu gewinnen, musste derselbe noch mehr und zwar fast bis zur Nasenspitze gespalten werden. Zugleich ward das Scalpell rechts und links durch den gespaltenen Rükkentheil der Nase unter die Wangentheile geführt, und so die ziemlich stark verwachsene Haut von den Gesichtsknochen getrennt. Dies geschah, um feste Seitenwände zu gewinnen. Nun folgte die Umdrehung, Verlegung und Anheftung des Stirnhautlappens in die klaffende und dehnbare Spalte des Nasenrückens. Die Operation beschloss die Fixirung der Seitentheile der neuen Nase durch zwei kleine Bleiplatten; eine dritte ward über dem neuen Nasenrücken in der Form eines Sattels gelegt. Nach geschehener Vereinigung entfernte v. AMMON die Brücke durch einen ovalen Hautschnitt. Das Resultat der Operation war sehr befriedigend.

Cap. XI.

Bildung der Seitenwand der Nase.

Wenn auch der Substanzmangel der einen oder anderen Seitenwand der Nase bei übrigens unversehrtem Zustande der anderen Weichgebilde derselben nicht gerade zu den am häufigsten vorkommenden Gesichtsdefekten gehört, so bleibt die organische Wiederherstellung solcher Verstümmelungen doch ein sehr wichtiger Gegenstand der plastischen Chirurgie, weil ausser der hässlichen Entstellung, die dieselben bedingen, selbst lebensgefährliche Folgen durch sie herbeigeführt werden können. Am meisten sind bei diesem theilweisen Nasendefekte die Thränenorgane und entblössten Nasenknochen gefährdet; ein Umstand, der die Operation auf das Schleunigste indicirt. Es leuchtet ein, dass nach Verhältniss der Grösse der Nasenseitenwanddefekte die Art der Operationsweise verschieden sein muss; ist der Defekt sehr partiell, so ist die Wiederherstellung desselben leicht und einfach; wo hingegen die ganze Seitenwand verloren gegangen ist, da wird die Operation um deswillen schwierig, weil zugleich die Nasenflügel mitgebildet werden müssen. Man bedarf zur Ausführung solcher totaler Seitenwandbildungen eines Hautlappens, welcher zum grossen Theil auf das knöcherne Nasengerüste zu liegen kommt, und hier sowohl mit seinen Rändern, als mit seiner inneren Fläche den Anheilungsprocess eingehen muss. Der tiefer gelegene Theil dieses Lappens muss die Nasenflügel darstellen und deshalb mit seiner inneren Fläche frei und ohne Adhäsion bleiben.

Was das Operative bei dem plastischen Wiederersatz einer gänzlich fehlenden Nasenseitenwand anlangt, so sind wir in der Hauptsache ganz mit dem einverstanden, was Zeis (vergl. dess. Handbuch der plastischen Chirurgie p. 316.) hierüber mitgetheilt, und Delpech zum grossen Theil schon früher bei seinen plastischen Operationen dieser Art festhielt.

Man beginnt die Operation mit der Bildung des Modells, eines Aktes, welcher hier zuweilen einige Schwierigkeit bietet, indem das für den Hautlappen zu nehmende Maass an der Stelle, wo es dem oberen Theile der Nasenseitenwand entspricht, nicht viel breiter sein darf, als der Defekt breit ist, während es an der entgegengesetzten, für den Ersatz der Nasenflügel bestimmten Stelle nach allen Dimensionen viel reichlicher genommen werden muss, da die Verdoppelung der Haut für die Bildung des Nasenflügelrandes nothwendig ist. Hat man also in dieser Weise das Maass für den Ersatzlappen in Heftpflaster ausgeschnitten, so klebt man es vorläufig so auf die Stirn, dass die Umdrehungstelle in die Gegend der Nasenwurzel zu liegen kommt. Hierauf geht man zur Wundmachung der Ränder des Defektes über, vergleicht nach Beendigung derselben das Modell nochmals mit der Wunde, wobei nicht selten kleinere oder grössere Abänderungen an demselben nothwendig werden, klebt es in der vorher angegebenen Weise wieder auf und schreitet zur Umschneidung und Lostrennung des Stirnhautlappens. Sobald dies hinreichend geschehen, und der Lappen namentlich an seiner Ernährungsbrücke gehörig beweglich gemacht worden, dreht man ihn an der Nasenwurzel um, und passt ihn nach sorgfältig gestillter Blutung in den Defekt hinein. Das untere Ende desselben, welches zur Wiederherstellung der Nasenflügel bestimmt ist, wird nun nach innen umgeschlagen und matratzenartig durchnäht, wodurch dem neuen Nasenflügelrande ein natürliches Ansehen gegeben und seine Zusammenschrumpfung verhindert wird. Die übrigen Hefte zur Befestigung des Lappens werden nach den bekannten Regeln angelegt.

Cap. XII.

Bildung der Nasenflügel.

Als partieller Wiederersatz der Seitenwände der Nase muss hier noch die Wiederherstellung zerstörter Nasenflügel betrachtet werden. Dieselbe kann auf dreifache Weise geschehen.

1) durch Verlegung eines Hautstückes aus der Wange,
2) durch Verlegung eines Hautlappens aus der Stirn,
3) durch Hautverlegung vom Arme.

Dieffenbach war der Erste, welcher hierüber Versuche anstellte. Er suchte anfangs den betreffenden Nasenflügel aus der angrenzenden Wangenhaut zu ersetzen, ward aber nicht mit dem besten Erfolge belohnt, weil der überpflanzte Lappen sehr dick wurde, sich zu sehr abrundete, und durch Andrängen an die Scheidewand die Nasenöffnung verschloss. (Dieffenbach, Bd. II. p. 27.) Diesem letzteren Uebelstande half er später dadurch ab, dass er entweder durch Umschlagen des Randes nach innen, oder durch zwei kleine, nach innen umgekrempte, nach vorn und hinten eingeschlagene Hautläppchen der Verwachsung ein kräftiges Hinderniss in den Weg setzte. Allein trotz dem ist die Wangenhaut, wie schon Dieffenbach behauptete, zur Nasenbildung nicht recht tauglich, indem, abgesehen von der entstellenden Narbe der Wange, die überpflanzte Haut eine überaus grosse Neigung zur Verschrumpfung zeigte. Aus diesem und anderen Gründen ist der Benuzzung der Stirnhaut zum Ersatz eines fehlenden Nasenflügels unbedingt der Vorzug einzuräumen. Auch dieses Verfahren verdankt Dieffenbach seine Entstehung. (Dieffenbach Bd. II. p. 29.) Ausser Dieffenbach bildeten auch Dupuytren, Jobert und Andere den Nasenflügel aus der Stirn. Um diese Operation auszuführen, werden zunächst die Ränder des Stumpfes abgetragen, darauf ein hinreichend grosser Lappen aus der Stirnhaut getrennt, die Seite der Nase gespalten, der Lappen zur Seite umgedreht, herabgeschlagen und mit umwundenen Nähten befestigt. Der Hals des Lappens wird einstweilen in die Spalte von der Seite der Nase eingeheilt, nach vollendeter Verwachsung wieder exstirpirt und die Stirnwunde durch umschlungene Nähte vereinigt. Auf diese Weise verrichtete Dieffenbach den Nasenflügelersatz bei einer 40jährigen Frau mit glücklichem Erfolg.

Von keinem besonders praktischen Werthe, aber geschichtlich wichtig, ist Dzondi's Versuch, einen fehlenden Nasenflügel aus der Haut eines anderen Individuums zu ersetzen; er misslang vollkommen. — Kleinere Defekte am hinteren Theile der Nasenflügel ersetzte Dieffenbach in vielen Fällen durch Verlegen der benachbarten Haut. In anderen Fällen, und besonders bei Defekten an den Rändern der Nasenflügel bediente er sich einer Menge anderer operativer Eingriffe, die wir, weil sie nicht den Charakter einer plastischen Operation haben, hier nicht weitläufiger erklären wollen. (Wir verweisen hierbei auf Zeis Handbuch p. 318 ff.)

Kritik. Wir haben bei der eben mitgetheilten Beschreibung der operativen Wiederherstellung zerstörter Nasenseitenwände und Nasenflügel, namentlich in Bezug auf letztere das *pro* und *contra* über die verschiedenen Operationsweisen bereits auseinandergesetzt, und die Meinung gewonnen, dass diejenige Ersatzweise, nach welcher der Nasenflügellappen aus der Stirn genommen wird, den Vorzug vor den übrigen verdiene. Die Haut der Wange ist, wie die des Armes, bekanntlich mit einem starken Fettpolster versehen, durch welches die *prima intentio* fast immer verhindert wird. Und wenn die erste Vereinigung in solchen Fällen dennoch gelingt, so schrumpft gewöhnlich der Lappen sehr ein. Von Ammon, Dieffenbach, Jobert,

FRICKE und Andere haben dies bereits schon öffentlich ausgesprochen. Hinsichtlich ihres therapeutischen Werthes steht nun freilich trotz der Verbesserungen von DIEFFENBACH die Bildung der Nasenflügel den übrigen rhinoplastischen Operationen nach, eine Behauptung, die jeder Rhinoplast ohne Widerrede zugeben wird. Hierdurch bestätigt sich aber wieder auf's Neue der Satz, dass die Wiederherstellung von organischen Theilen, welche mit Rändern begabt sind, zu den schwierigsten Aufgaben der Kunst gehöre. Viel leichter und in jedem Falle erfolgreichere Resultate versprechend ist daher die Wiederbildung der übrigen Defekte an den Seitenwänden der Nase.

Verfahren von DELPECH. Wiederersatz eines partiellen Seitenwanddefektes der Nase. (Vergl. DELPECH *Chirurgie clinique. Tom. II. p. 22.*) Ein 12jähriger Knabe litt an einer angeborenen (?) Gesichtsentstellung folgender Art. Während die ganze rechte Gesichtshälfte vollkommen wohlgebildet war, fehlte beinahe die ganze linke Seitenwand der Nase, so dass man durch eine breite Spalte in das Innere der Nase blicken konnte. Der ganze Defekt hatte den Anschein, als habe der Knabe in seiner frühesten Kindheit durch irgend eine Gewaltthätigkeit diesen Substanzverlust erlitten, und habe seitdem das Wachsthum keinen Einfluss auf die zerstörte Nasenseite ausgeübt. Die Hälfte des linken unteren Augenlides bildete eine Art von Rinne, welche nach unten verzogen schien, und die Funktion der Thränenpunkte aufgehoben hatte. DELPECH verrichtete die Wiederherstellung dieser Deformität auf folgende Weise. Er begann mit der Fertigung des Modelles, dem er mit einigem Ueberschusse genau die Form und Grösse des Defektes gab. Dasselbe wurde hierauf auf die Stirn gelegt und an seiner Peripherie mit Dinte umzeichnet. Alsdann wurden die Ränder des Nasendefektes nach innen und aussen angefrischt und alle Unebenheiten ausgeglichen. Der Stirnhautlappen ward genau der Vorzeichnung folgend bis auf die Verbindungsbrücke, welche in die Gegend der Nasenwurzel zu liegen kam, losgetrennt, heruntergeklappt und umgedreht, so dass er mit dem auszufüllenden Substanzverlust conform erschien. Die Befestigung geschah durch Knopfnähte, unter welche behufs der besseren und genaueren Vereinigung kleine Compressorien gebracht wurden. Die Wundränder der Stirn wurden einander möglichst genähert und durch Heftpflaster in dieser gegenseitigen Annäherung erhalten. Die Nachbehandlung während der ersten Tage nach der Operation war eine beruhigende und entzündungswidrige. Am 4. Tage, wo sich ein gastrischer Zustand entwickelt hatte, wurde ein Brechmittel verordnet, worauf sich bedeutende Besserung des Allgemeinbefindens ohne jede Verschlimmerung der Beschaffenheit des Lappens einstellte. Am 8. Tage war die Mehrzahl der Nähte geheilt, allein die innere Fläche der neugebildeten Nasenwand sonderte reichlich Eiter ab. Der unterste Rand derselben, welcher absichtlich etwas länger herabreichend gemacht worden war, als der entsprechende andere, bog sich allmählig nach innen um, wodurch der Nasenrand abgerundet wurde. Am 16. Tage wurde die Durchschneidung der Brücke verrichtet; dieselbe geschah in horizontaler Richtung mittelst einer Scheere. Hierauf wurde der obere Theil zwischen die Ränder des untern Winkels der Stirnwunde, der seitliche Theil an das untere Augenlid geheftet, worauf die vollkommene Vereinigung mit Ausnahme einer kleinen eiternden Stelle am inneren Augenwinkel erfolgte. Einige Monate nach beendeter Operation kam selbst die Absorption der Thränen durch die Wiederherstellung dieses Nasendefektes auf's Neue in Gang. (?)

Verfahren von v. Graefe. Bildung eines Nasenflügels nach deutscher Methode. Dr. Nary in Berlin hatte ein 26jähriges Mädchen, welches an einem grossen Krebsgeschwür des rechten Nasenflügels litt, so weit hergestellt, dass nur die Zerstörung des letzteren sammt einem grossen Theile der rechten Seitenwand zurückgeblieben war. Von Graefe verrichtete den Wiederersatz derselben auf folgende Weise: zuerst zeichnete er die Incisionen vor, welche behufs der Verwundung der Ränder der Oeffnung geschehen mussten, wobei zugleich die Exstirpation der vom Nasenwinkel zur Nasenspitze gehenden Hautstreifens beabsichtigt wurde. Hierauf wurde das Maass für das Ersatzstück mit Beachtung der in Folge der Excision eines Hautlappens immer eintretenden Zusammenschrumpfung genommen, auf den rechten Oberarm gezeichnet, und die an dem Rande der Oeffnung sowohl, als am Armhautlappen erforderlichen Stichpunkte sorgsam markirt. Alsdann schritt v. Graefe zur Verwundung der Ränder der Oeffnung und zur Einlegung der Hefte, deren er sieben nothwendig hatte, trennte nachher das Hautstück aus dem Arme und verrichtete die Einigung des Hautlappens, die Befestigung desselben durch Ligaturstäbchen und die Anlegung der gesammten

Verbandapparate auf die oben ausführlich mitgetheilte Weise. Schon am 4. Tage nach der Operation konnten sämmtliche Hefte gelöst werden, und am 7. Tage wurde das Hautstück vom Arme abgetrennt, worauf die hierdurch entstandene Wundfläche des im Gesichte angewachsenen Nasenlappens sogleich mit etwas Brennschwamm bedeckt und nach allgemeinen Vorschriften behandelt ward. Bis auf zwei kleine eiternde Stellen erhielt sich der überpflanzte Lappen vortrefflich; es wurden dieselben auf's Neue wund gemacht und mit Knopfnähten vereinigt. Allein nur die Schliessung der einen gelang vollkommen.

Die Kritik dieses Verfahrens ist in unseren kritischen Bemerkungen über die deutsche Methode im Allgemeinen zu suchen, wobei die obigen Erläuterungen über die vorzugsweise Anwendung der einen oder der andern Ersatzweise der Nasenflügel nach DIEFFENBACH's Vorgange verglichen werden können.

Cap. XIII.

Bildung der Nasenspitze.

Es kann in manchen Fällen nothwendig sein, dass die blosse Nasenspitze ersetzt werden muss, während der übrige Theil der Nase vollkommen gesund ist. Diese Operation hat bei genauerer Betrachtung und Vergleichung der darüber gemachten Erfahrungen nicht unbedeutende Schwierigkeiten, unter denen besonders die folgenden zu erwägen sind:

1) Das Verlegen eines kleinen Hauttheiles aus der von der Nasenspitze ziemlich entfernten Stirnhaut.

2) Die Spaltung des vollkommen wohlgebildeten Nasenrückens und das seitliche Zurückdrängen der durch diese Spaltung gebildeten Wundränder, wodurch der knöcherne Theil des Nasenrückens entblösst wird.

3) Die Schwierigkeit, die neugebildete Spitze hinreichend hervortreten zu lassen.

Wenn auch DIEFFENBACH so glücklich war, in den unten zu erzählenden Fällen die erfolgreichsten Resultate von dieser

Operation zu gewinnen, so spricht dies bei seinen vielen Erfahrungen über plastische Chirurgie und seiner so ausdauernd aufmerksamen Beobachtung organischer Heilungs- und Gestaltungsprocesse wenigstens nicht gegen unsere Meinung über die schwierige Ausführbarkeit der Wiederherstellung einer fehlenden Nasenspitze.

Ueber die Verrichtung der Operation selbst, welche unseres Wissens einzeln nirgends beschrieben worden ist, geben wir folgende kurze Andeutungen. Man beginne mit der Fertigung eines den Ersatzlappen bestimmenden Modelles, lasse sich aber weniger dabei durch ein allzugenaues Abmessen der verschiedenen Längen- und Breitendimensionen des Defektes, als vielmehr durch die auf früheren Beobachtungen beruhende Vorausbestimmung der zu erwartenden Gestaltungsprocesse leiten. Ist hiernach das Modell geschnitten, so legt man es auf die Stirnhaut fest, umgeht dasselbe mit sicheren Messerzügen, und dreht es an seiner inneren Fläche bis zur Umdrehungsstelle an der Nasenwurzel los. Hierauf werden die Ränder des Nasenspitzenverlustes wund gemacht, der Nasenrücken seiner ganzen Länge nach so gespalten, dass dieser Spaltenschnitt eine Fortsetzung der von der Stirn herablaufenden rechten Schnittlinie ist, und die Haut des Nasenrückens einige Linien weit vom Knochen getrennt, um einen freien Raum für die Aufnahme der Ernährungsbrücke zu gewinnen. Sobald dieses geschehen, wird der vorbereitete Stirnlappen an der Nasenwurzel umgedreht und herab in den Nasenspitzenverlust geleitet, wobei die lange Nahrungsbrücke in die Spalte der Nasenrückenhaut zu liegen kommt. Die Befestigung des verlegten Stirnhautlappens geschieht auf die gewöhnliche Weise durch umwundene Nähte. Ist die Anheftung vollkommen gelungen, so bleibt es einer zweiten Operation vorbehalten, die Hautbrücke von der ganzen Länge des Nasenrückens zu exstirpiren und die alten Hautränder wieder aneinander zu heilen. Eine gleiche Exstirpation kann etwas später mit der Stirnhautnarbe vorgenommen werden.

Gelingt es durch dieses Verfahren nicht, die neugebildete Nasenspitze naturgemäss hervortreten zu lassen, so kann man nach Dieffenbach's Vorgange diesem Uebelstande noch in etwas dadurch abhelfen, dass man bei der Exstirpation der auf dem Nasenrücken befindlichen Hautbrücke einen keilförmigen nach unten spitz zulaufenden Hautstreifen wegschneidet, und die Wundränder durch umwundene Nähte heftet. Auf diesem Wege muss es geschehen, dass der ganze Nasenrücken etwas zurücktritt und die Spitze markirter sich hervorhebt.

Fall einer Wiederherstellung der Nasenspitze aus der Stirnhaut von DIEFFENBACH. (Vergl. dessen chirurg. Erfahrung. 3. Abthl. p. 41.) Derselbe operirte ein junges robustes Mädchen, welches durch *Herpes exedens* den knorpeligen Rückentheil und die Spitze der Nase verloren hatte, im Clinicum der Charité in Berlin auf folgende Weise: Nach Abtrennung der rothen Ränder des Stumpfes machte er einen Querschnitt in die Oberlippe zur Aufnahme der Scheidenwand, spaltete darauf den Rücken der Nase, trennte dann die Hautränder vom Knochen, um die Brücke unterzubringen, und schnitt hierauf ein herzförmiges, zwei Zoll breites Hautstück aus der Stirn. Letzteres wurde dann sammt der Brücke vom Grunde losgetrennt, umgedreht, herabgeschlagen und durch die erforderliche Menge umschlungener Nähte vereinigt. Die Stirnwunde, welche hier nicht sehr breit war, wurde zum grössten Theil durch Knopfnähte geschlossen. Bald nach der Operation zeigten sich sowohl in dem verlegten Hautlappen, als auch in der Umgebung die Spuren heftiger Entzündung, der durch die strengste Antiphlogose begegnet werden musste. Am dritten und vierten Tage wurden die Nadeln ausgezogen, und an den Stellen, wo Eiterung eingetreten war, Pflasterstreifen angelegt. Das Septum, welches sich anfangs mit der Oberlippe vereinigt hatte, fing am dritten Tage an blau zu werden, und starb dann zum grossen Theil ab. Nach Verlauf von sechs Wochen, binnen welchen die Stirnwunde geheilt war, wurde die Brücke und der Hautstreifen auf dem Rücken der Nase exstirpirt, und die Wundränder durch umschlungene Nähte vereinigt.

Kritik dieses Verfahrens. Die hier mitgetheilte Ersatzweise der Nasenspitze ist ein sehr wichtiger Theil rhinoplastischer Kunst, weil das gute Aussehen einer Nase hauptsächlich von der Form ihrer Spitze abhängt, und Nasen ohne Spitze fast immer etwas Todtenähnliches an sich tragen. Jeder Sachverständige wird zugeben müssen, dass diese Operation eine der schwierigsten Aufgaben zu lösen hat, und wohl nie zu vollendeten Resultaten gelangen wird. Denn abgesehen von den oben erwähnten Gefahren der Hautverlegung von einem so entlegenen Punkte, wie die Stirn der Nasenspitze gegenüber ist, liegt die grösste Schwierigkeit für das glückliche Gelingen der Operation in der Formbildung. Es ist ja nicht allein der Zweck, die Lücke, welche durch den Verlust der Nasenspitze entstanden, durch ein Hautstück mechanisch auszufüllen, sondern es soll der in die Lücke verlegte Hautersatz auch alle übrigen Eigenschaften einer Nasenspitze besitzen. Er soll weder zu klein, noch zu gross, nach allen Seiten hin gehörig gerundet und hinreichend hervorstehend sein, ohne das Niveau des ganzen Nasenrückens in der Form eines Absatzes zu überschreiten. Da nun hierzu die erforderlichen Ausgleichungsprocesse lediglich der Naturthätigkeit überlassen bleiben müssen, und man bei Bildungen so kleiner Theile, wie die Nasenspitze, die Natur in diesem Processe zu wenig leiten kann, so ergiebt sich die Unsicherheit guter Erfolge der Wiederherstellungen von Nasenspitzen von selbst.

Schliesslich müssen wir noch ein in der neuesten Zeit von Pirogoff bekannt gemachtes Verfahren (vergl. Annalen der chirurgischen Abtheilung des Clinicum der Kaiserlichen Universität Dorpat von *Dr.* Nicolaus Pirogoff, 2. Jahrgang p. 257.) erwähnen, durch welches er die nach einer rhinoplastischen Operation sehr flach gewordene und eingesunkene Nasenspitze stark hervortreten machte. Von der Idee ausgehend, dass die Nasenspitze auf drei Stützen ruhe, nämlich auf dem Septum und zwei Gewölben, bestehend aus den knorpeligen Streifen, welche die Nasenlöcher bilden, suchte er dieses stützende Gewölbe in jenem Falle steiler zu machen. Er bewirkte dies dadurch, dass er kleine Stücke aus den knorpeligen Ringen der Nasenlöcher exstirpirte, und die hierdurch gebildeten Wundränder durch Insektennadeln vereinigte. Auf diese Weise wurden die Nasenlöcher kleiner, der zu breite knorpelige Theil der Nase ward schmäler, und mithin nothwendigerweise die Nasenspitze erhabener.

Cap. XIV.

Bildung der Nasenwurzel.

Unter den Bildungen einzelner Nasentheile ist diese die einfachste und leichteste. Doch nur in seltnen Fällen wird sie allein zu verrichten sein, ein Ausspruch, der darin, dass Beobachtungen über einfache Nasenwurzelbildungen unseres Wissens vor der Hand noch nirgends bekannt gemacht wurden, den practischen Beweis erhält. Was die Indicationen zu dieser partiellen Wiederherstellung anlangt, so verweisen wir auf den pathologischen Theil. Die Technik des Operationsverfahrens selbst würde unserer Meinung nach im Allgemeinen folgende sein: Man bildet sich ein kleines Modell, den Dimensionen des zu ersetzenden Stückes und seinen eigenen Ansichten und Beobachtungen über organische Bildungsverhältnisse entsprechend, versetzt die Ränder, so wie den Grund des Defektes in den Zustand der Adhäsionsfähigkeit, und schreitet dann sogleich zum Wiederersatze des fehlenden Theiles. Behufs dessen wird das Modell oberhalb der fehlenden Nasenwurzel auf die Stirnhaut geklebt, so dass sein unterer Theil der behaarten Kopfhaut, sein oberer aber der Nase zugekehrt ist. Man umschweift das Modell mit kräftigen, tief eindringenden Messerzügen, und mündet auf der einen Seite damit in die Nasenwunde, verschont aber auf der anderen Seite die Ernährungsbrücke, welche eine etwas seitliche Lage dicht über dem Defekte haben wird. Hierauf wird der so umschnittene kleine Stirnhautlappen losgetrennt, an seiner Brücke umgedreht und herab zwischen die Ränder der an der Stelle der Nasenwurzel befindlichen Wundfläche verlegt. Ist dieses Alles geschehen, so erfolgt die Anheftung des Hautlappens an die angrenzenden Wundränder, die man ganz nach den bekannten Regeln verrichtet.

Wenn auf die eben beschriebene Weise der Wiederersatz einer fehlenden Nasenwurzel in Betreff der vollkommenen Einheilung des verlegten Stirnhauttheiles glücklich gelungen ist, so kann gerade hier sehr leicht der Fall eintreten, dass zur besseren Gestaltung der neuen Nasenwurzel eine oder mehrere kleine Nachoperationen nothwendig werden. Wir machen dabei namentlich auf die Wahrscheinlichkeit aufmerksam, dass in der Mehrzahl der Fälle der neugebildete Theil zu flach aufliegen und mit dem Rücken der Nase keine fortlaufende Wölbung bilden wird. Die hierdurch herbeigeführte Entstellung macht die Abhülfe dieses Uebelstandes dringend nothwendig. Man wird deshalb entweder Compressionsschienen anwenden, oder eine nochmalige Aufpflanzung eines Hautlappens vornehmen müssen.

Cap. XV.

Bildung des Septum.

Die Wiederherstellung des Septum narium ist vielleicht die am häufigsten vorkommende unter den rhinoplastischen Operationen, da die zerstörenden Schädlichkeiten, welchen dieser Theil der Nase ausgesetzt ist, unseren pathologischen Erörterungen zufolge ziemlich verbreitet und bösartig sind. Ausserdem hat die Erfahrung gelehrt, dass in Fällen von totaler Rhinoplastik gar nicht selten und bei übrigens gutem Erfolge der Operation das Septum plötzlich abzusterben beginnt, und vor dem Gangränesciren durch die naturgemässeste Behandlung nicht geschützt zu werden vermag. Der Grund hiervon liegt ohne Zweifel in der zu grossen Entfernung dieses neugebildeten Theiles von der ernährenden Brücke. Wie wichtig überhaupt das Septum für die naturgemässe Form der Nase, und wie durchaus nöthig bei seinem Verluste die Wiederbildung desselben sei, dürfte überflüssig sein, weitläuftig zu erklären. Ohne Septum entbehrt die Nasenspitze ihre kräftigste Stütze und sinkt zusammen; eine in sich zusammengefallene Nasenspitze giebt aber der Nase und dem ganzen Gesichte ein so entstellendes Ansehen, dass es Abscheu erregt.

Gehen wir zur näheren Betrachtung des organischen Wiederersatzes zerstörter Nasensepten über, so stellt sich uns die vierfach verschiedene Art und Weise, nach welcher die Operation bisher ausgeführt worden ist, oben an:

1) der Wiederersatz des Septum aus der Substanz der Nase;

2) der Wiederersatz desselben aus der Stirnhaut;
3) der Wiederersatz desselben aus der Oberlippe;
4) der Wiederersatz desselben aus der Haut der Hohlhand.

Wir werden diese vier verschiedenen Operationsweisen einzeln erläutern und prüfen.

1. Wiederersatz des Septum aus der Substanz der Nase.

Es bedarf kaum der Erwähnung, dass von einer Wiederherstellung des Septum aus der Nase selbst nur in denjenigen Fällen die Rede sein kann, wo die letztere so gross ist, dass sie eine gewisse Substanzfülle hat, vermöge deren wir ein zum Ersatz erforderliches Stück davon entnehmen können, ohne hierdurch eine Entstellung herbeizuführen. Man wird aber zu diesem Verfahren immer nur dann erst seine Zuflucht nehmen, wenn es aus triftigen Gründen nicht möglich ist, die Oberlippe zum Ersatzmaterial zu wählen. Hierher gehören alle Krankheiten der Oberlippe, die entweder nicht schnell zu beseitigen sind, oder Recidive drohen; ferner jene Zustände, wo die Oberlippe mit festen, harten Narben bedeckt, oder auch so schmal und niedrig ist, dass daraus ein für das Septum hinreichend grosses Stück nicht entfernt werden kann. Die Möglichkeit der Bildung eines Septum aus der Substanz der Nase hat zuerst Dieffenbach gezeigt. Nach ihm wird diese Operation auf folgende Weise verrichtet (vergl. *Tax, Diss. de septi narium restitutione etc.* und Zeis Handbuch p. 331 ff.).

Verfahren von Dieffenbach. Nachdem an der Oberlippe eine kleine Stelle in Form einer Furche blutig und zur Aufnahme des neuen Septum fähig gemacht worden ist, nimmt man aus der Mitte der Nase einen 4 — 5 Linien breiten und 1 Zoll langen, die ganze Dicke der Nase umfassenden Ersatzlappen. Derselbe muss mit seinem Stiele auf der Nasenspitze aufsitzen, mit seinem oberen Theile dagegen in eine Spitze endigen. Ist dieses dreieckige Ersatzstück bis auf den Stiel vollkommen getrennt und beweglich gemacht, so dreht man es um, und befestigt es an der Oberlippe in der zuvor dazu bestimmten, blutig gemachten Furche. Hierauf vereinigt man die Ränder der dreieckigen Wunde auf der Nase durch umschlungene Nähte. Die Nachbehandlung geschicht nach bekannten Regeln. Ist der organische Zusammenhang des neuen Septum vollkommen eingetreten, so wird nachträglich der durch die Drehung des Lappens auf der Nasenspitze zurückgebliebene kleine Wulst exstirpirt.

Kritik dieses Verfahrens. Streiten wir auch keinesweges über die Möglichkeit der Wiederherstellung einer Nasenscheidewand aus der Substanz der Nase selbst, so können wir doch zum wenigsten den Werth dieser Ersatzweise nicht sehr hoch stellen. Dieselbe trifft hauptsächlich der Nachtheil, dass auf die Nasenspitze ein Wulst zu liegen kommt, welcher durch eine nachträgliche Operation entfernt werden muss. Dieser Umstand macht es mehr als wahrscheinlich, dass in der Mehrzahl der Fälle eine Deformität der Nasenspitze hervorgerufen wird, eines Theiles, dessen Unversehrtheit unendlich viel zum guten Aussehen einer Nase beiträgt. Nichtsdestoweniger ist der Ersatz des Septum aus der Nase selbst in denjenigen Fällen zu verrichten, wenn das Material an passenderen Stellen nicht zu finden ist.

Von diesem Verfahren für den Ersatz der Scheidewand aus der Nase unterscheidet sich ein zweites Verfahren von Dieffenbach, welches darin besteht, dass ein aus dem vorderen Theile der Nase genommener Lappen durch sogenanntes Verdrängen für die Bildung des Septum verwendet wird. Da diese Operationsweise streng genommen keine Plastik ist, so enthalten wir uns einer detaillirten Beschreibung desselben, und verweisen auf Zeis Handbuch p. 332. Wir zweifeln indess an der Möglichkeit, mittelst des Verdrängens eines aus dem Rücken und der Spitze der Nase genommenen Hautlappens an die Stelle des fehlenden Septum grosse Vortheile erringen zu können. Auch räth Dieffenbach dieses Verfahren nur bei den sogenannten Hängenasen oder bei solchen Nasen in Anwendung zu bringen, die aufgestülpt sind und einen sattelförmigen Rücken besitzen.

2. Bildung des Septum aus der Stirnhaut.

Man würde bei der Verrichtung dieser Operation ganz so wie bei der totalen Rhinoplastik verfahren, mit dem Unterschiede, dass, da man keine Seitenwände und Flügel zu bilden hat, das Modell und der Hautlappen mehr die Form eines

Löffelstieles erhalten müsste. Der so geformte Stirnlappen würde bis auf seine in der Gegend der Nasenwurzel zu liegen kommende Brücke losgetrennt und nach geschehener Spaltung der Nase in ihrer ganzen Länge umgedreht und herab in den Wunddefekt verlegt werden müssen. Die Anheftung und Nachbehandlung würde nach den üblichen Regeln geschehen; für die Befestigung des untersten Theiles des Stirnhautlappens, welcher die Nasenscheidewand darstellen soll, müsste zuvor die Oberlippe an der erforderlichen Stelle blutig gemacht worden sein. Als nachträgliche, die Form verbessernde Operation wäre die Exstirpation des auf dem Nasenrücken liegenden Hautstreifens zu betrachten.

Kritik. Dieses Verfahren, das Septum zu bilden, wenn gleichzeitig die übrige Nase gesund und wohl geformt ist, dürfte nur in höchst seltenen Fällen gebilligt und in Anwendung gebracht werden können. Denn womit liesse es sich rechtfertigen, das Ersatzstück für einen so kleinen Substanzverlust aus der beträchtlichen Entfernung, in welcher die Stirn vom Septum liegt, herbeizuholen; wenn es irgend möglich ist, das Material dazu in der Nähe zu finden. Nur wenn die Oberlippe vollkommen untauglich, die Nase selbst an Stoff zu arm, und überhaupt die Unmöglichkeit vorhanden ist, für den fehlenden Theil in der Nähe ein Ergänzungsstück zu gewinnen, kann die Nothwendigkeit eintreten, die Stirnhaut zur Bildung des fehlenden Septum zu benutzen.

3. Bildung des Septum aus der Oberlippe.

Man hält diese Operationsweise bei fehlender Nasenscheidewand gewöhnlich dann erst für angezeigt, wenn die Beschaffenheit der Nase es nicht gestattet, dass der Ersatz aus ihrer Substanz geschieht. Soll die Bildung aus der Oberlippe mit Erfolg verrichtet werden, so ist es eigentlich Hauptbedingung, dass die Nasenspitze gesund und wohl erhalten und ihre aufrechte Stellung nicht beeinträchtigt sei, weil es von grosser Wichtigkeit ist, dass gerade hier für das in die Höhe geschlagene Oberlippenstück eine gute und feste Anlegungsstelle vorhanden sei. Als eine Hauptregel, die, wie bei den meisten plastischen Operationen, besonders auch in diesem Falle zu befolgen ist, stellt Dieffenbach die Nothwendigkeit auf, das Ersatzstück für das Septum viel breiter und länger zu bilden, als es eine strenge Berechnung der Normaldimensionen desselben zu erfordern scheint. Wir müssen hiermit vollkommen übereinstimmen, denn die Erfahrung hat gezeigt, dass das neugebildete Septum eine grosse Neigung besitzt, sich zu verkürzen, und dass die Seitenränder desselben sich oft so stark nach innen umkrempen, dass eine bedeutende Verschmälerung desselben eintritt.

Werfen wir einen Blick auf die verschiedenen Verfahrungsarten, nach welchen man bisher die Nasenscheidewand mit Benutzung der Oberlippe wieder hergestellt hat, so stellt sich zur vorläufigen übersichtlichen Betrachtung folgende Verschiedenheit heraus

Septumbildung aus der Oberlippe

aus der Dicke der Oberlippe, aus der äusseren Haut derselben,

mit Drehung, ohne Drehung des Ersatzlappens.

a. **Septumbildung aus der Dicke der Oberlippe mit Drehung des Lappens.**

Verfahren von Dieffenbach (Dieffenbach's chirurg. Erfahrung. Bd. II. p. 22). Derselbe verrichtet diese Operation auf folgende Weise: Nachdem die ganze untere Fläche der Nasenspitze verwundet worden, schneidet er durch zwei senkrechte, durch die ganze Dicke der Lippe geführte Schnitte einen Streifen von ohngefähr $^3/_4$ Zoll Breite aus, verlängert einen dieser Schnitte bis in die Nasenhöhle hinein, und trennt den Lappen nach oben zu so weit vom Boden ab, dass er nur über dem unverlängerten Schnitte in Verbindung bleibt. Hierauf wird der Lappen, nach geschehener Drehung an seiner Verbindungsstelle mit den Nachbartheilen, in die Höhe geschlagen, und so an die Nasenspitze angelegt, dass das Stückchen rother Lippensubstanz am Ende des Lappens die Wundfläche der Nasenspitze berührt; darauf wird auch diese abgetragen. Entsteht Spannung und Zerrung, so trennt man noch etwas vom Grunde aus. Erst nach völliger Blutstillung geschieht die Zusammenfügung der Lippen durch die umschlungene Naht mit feinen Insektennadeln. Ist dagegen die knorpelige Nasenscheidewand noch vorhanden, so sind die Aussichten für das Gelingen der Operation noch besser. In diesem Falle, sagt

Dieffenbach, würde man ihren unteren Rand abtragen und den Lappen auf ihm durch zwei durch die Knorpelwand geführte Fäden, wie bei der Bildung des Septum beim Wolfsrachen, befestigen. Die Nachbehandlung bezieht sich besonders auf die sorgfältige Anwendung kalter Umschläge. Die gänzliche Abschneidung des Septum von dem Lippenboden geschieht erst dann, wenn nach erfolgter *prima intentio* selbst die innere Fläche des Lappens überhäutet ist. Man thut hierbei wohl, das hintere Ende des Septum in eine durch Excision eines entsprechenden Hautstückes aus der Oberlippe gebildete Vertiefung zu ziehen und daselbst durch Nähte zu befestigen. Auf diese Weise operirte Dieffenbach in mehreren Fällen mit Glück (vergl. Bd. II. p. 26. Bildung eines Septum aus der Oberlippe).

Kritik dieses Verfahrens. Wenn man erwägt, wie das eben beschriebene Operationsverfahren mit anderen plastischen Operationen hinsichtlich seines Technicismus ganz übereinstimmend ist, und hierbei beobachtet hat, dass es sich mit Erfolg ausführen lässt, so sollte man meinen, es sei das einfachste, naturgemässeste und dem Zwecke entsprechendste Verfahren organischer Septumbildung. Wir machen aber auf zwei, dem Gelingen dieser Verfahrungsweise sehr entgegenstehende Nachtheile aufmerksam. Sie bestehen:

1) in der gewaltsamen Drehung des Lappens;

2) in der bedeutenden Verwundung, welche lediglich zum Zwecke der Lappendrehung geschehen muss.

Was die Drehung des hinaufgeschlagenen Ersatzlappens anlangt, so lässt sich schon daraus, dass dieselbe zwei rechte Winkel beträgt, die schwierige Ausführbarkeit dieses Verfahrens *a priori* folgern; mehr noch erweisen eigene damit angestellte Versuche. Wir haben ganz besonders in denjenigen Fällen wesentliche Nachtheile von dieser starken Lappenumdrehung beobachtet, wo die Oberlippe fleischig und sehr dick war, und möchten sie gerade da am wenigsten der Nachahmung empfehlen. Der zweite Vorwurf, der dieser Verfahrungsart gemacht werden muss, und in der starken Verwundung und Lostrennung der Umdrehungsstelle vom Boden besteht, ist nicht minder bemerkenswerth; denn diese Verwundung hat meist eine sehr heftige entzündliche Anschwellung zur Folge, die deshalb so nachtheilig zu werden pflegt, weil gleichzeitig der stark gedrehte Lappen eine grosse Turgescenz erleidet. Soll dessen ungeachtet die Anwendung dieser Methode einen vortheilhaften Erfolg gewähren können, so ist die Nachbehandlung des neugebildeten Septum mit der grössten Vorsicht und Genauigkeit zu leiten. Man lasse sich besonders von dem unförmlichen Ansehen, der bläulich-rothen Farbe des neuen Septum nicht schrecken, und beharre bei strenger ärztlicher Antiphlogose. Es gelingt dann wenigstens noch am besten, nach und nach die Anschwellung zu bekämpfen, und den neugebildeten Theil durch seine verschiedenen Vegetationsprocesse hindurch zu einer möglichst natürlichen Vitalität zu führen.

Verfahren von Fricke. Derselbe verrichtete im Jahre 1833 in Gegenwart v. Graefe's die Bildung eines gänzlich zerstörten Septum in folgendem Falle. Der Kranke war durch Syphilis und verkehrte Behandlung zu einer eigenthümlichen Verstümmelung und Degeneration der Nase gelangt. Dieselbe war vergrössert, dunkelroth gefärbt und mit einer Menge hellrother Knötchen besetzt. Die Nasenflügel waren wohl um das Vierfache verdickt und hingen zu beiden Seiten einen Zoll weit über die Mundwinkel herab. Hob man die Nase etwas in die Höhe, so sah man in eine geräumige Höhle, deren Wände mit einer Menge von Geschwüren bedeckt waren. Vom Septum war keine Spur übrig geblieben. Die Untersuchung mit der Sonde zeigte den Vomer fast ganz zerstört und die Reste desselben cariös.

Fricke machte zuerst an der Nasenspitze einen mehrere Linien langen Einschnitt von innen nach aussen, präparirte darauf von dem oberen Wundwinkel aus auf beiden Seiten der Flügel ein, auf jeder Seite ungefähr 3—4 Linien breites und eben so langes Hautstück los, so dass er eine frische, stumpfspitzige Wunde erhielt. Hierauf trennte er durch zwei parallele Schnitte ein 6 Linien breites Stück aus der ganzen Dicke der Lippe. Die getrennte Oberlippe ward sogleich mit Hasenschartennadeln und der umschlungenen Naht vereinigt. Nachdem der rothe Rand des getrennten Ersatzstückes so zugespitzt worden war, dass es mit der keilförmigen Wunde in der Nasenspitze genau correspondirte, drehte Fricke dasselbe um, so dass die äussere Hautfläche auch wieder nach aussen gerichtet war, und heftete es in die Nasenwunde mit mehreren blutigen Heften fest. Die darauf folgende entzündliche Geschwulst machte am nächsten Tage die Anwendung einiger Blutegel nothwendig. Uebrigens wurden kalte Umschläge gemacht. Als nach einigen Tagen ein das neugebildete Septum bedeckender Schorf weggenommen wurde, zeigte sich starke Eiterung. Nichts desto weniger gelang die Vereinigung vollkommen, so dass der Operirte mit wohlgeformter Nase im October desselben Jahres entlassen wurde.

Kritik. Da die eben beschriebene Operation im Wesentlichen ganz nach der DIEFFENBACH'schen Operationsweise geschah, so verweisen wir auf unsere oben gegebene Beurtheilung dieses Verfahrens, und beschränken uns hier lediglich auf die Bemerkung, dass wir in der von FRICKE gegebenen Beschreibung über das Durchschneiden der Verbindungsbrücke des neuen Septum mit seinem Mutterboden nichts erwähnt finden. Die Abschneidung des zum Ersatze des fehlenden Septum benutzten Lappens vom Lippenboden scheint uns aber so wesentlich zum Gelingen dieser Operation, dass wir das Stillschweigen FRICKE's hierüber für ein zufälliges Uebersehen zu halten gemeint sind.

b. Wiederersatz des Septum aus der Dicke der Oberlippe ohne Lappendrehung.

Nachdem v. AMMON schon vorher in einem Falle von Rhinoplastik, wo ein zweimaliger Wiederersatz des Septum nöthig war, das zweite Mal durch blosses Hinaufklappen des aus der Oberlippe genommenen Stückes die Neubildung der Nasenscheidewand verrichtet hatte, sprach sich FRICKE bei Gelegenheit der Erzählung dieses Falles von Septumbildung (vergl. v. GR. und v. W. Journal. Bd. 22. p. 456.) öffentlich über die Vorzüglichkeit desjenigen Verfahrens aus, welches ohne Drehung des Ersatzlappens verrichtet wird. VON AMMON war nämlich dabei so verfahren, dass er ein 3 — 4 Linien breites Stück aus der ganzen Dicke und Höhe der Oberlippe loslöste und die Wundränder durch die Hasenschartennaht vereinigte, hierauf aber den Oberlippenlappen nicht umdrehete, sondern denselben auf ganz einfache Weise aufwärts bog, so dass seine Schleimhautfläche nach vorn, und die Epidermisseite nach dem Innern der Nase gerichtet war. Der rothe Lippenrand dieses Lappens wurde abgetragen und mit dem angefrischten Ueberreste des alten Septum vereinigt. Die Heilung gelang vollkommen, und das neue Septum wurde einem natürlichen ganz ähnlich. Nach Verlauf eines Jahres aber hatte sich in Folge der Einschnürung, welche die vereinigten Wundränder der Oberlippe auf das Septum übten, letzteres an seinem unteren Ende von der Lippe losgetrennt, und erhielt seine Ernährung nur noch von der Nasenspitze aus. VON AMMON unterliess aber, das Septum auf's Neue an die Oberlippe zu heften, weil es sich trotz jener Lostrennung fortwährend in seiner Lage und Stellung erhielt.

Kritik dieses Verfahrens. Die Möglichkeit der Umwandlung der Schleimhaut in eine der Epidermis sehr ähnliche ist die Grundbedingung dieser Verfahrungsweise. Da nun diese Umwandlung erfahrungsmässig leicht geschieht, so müssen wir auch diesem Verfahren, bei welchem der Ersatzlappen keine gewaltsame Drehung erfährt, vor jenem ersterwähnten im Allgemeinen den Vorzug geben. DIEFFENBACH hält das ohne Umdrehung neugebildete Septum beim männlichen Geschlechte und derber Oberlippe für besonders nützlich, weil letzere das Drehen des Lappens nicht ohne grössere Verwundung der Nachbartheile gestattet. Wir fügen diesem Grunde noch einen zweiten gleich wichtigen hinzu, nämlich, weil bei derben Oberlippen die seitliche Umdrehung, durch welche die Epidermis wieder nach aussen zu liegen kommt, so stark geschehen muss, dass durch sie ein die Ernährung beeinträchtigender Druck auf den Stiel des Lappens erzeugt wird. Der einzige Vorwurf, den man diesem Operationsverfahren machen muss, besteht darin, dass der aufwärts geklappte Lappen durch die Vereinigung der Wundränder an seinem Stiele eine sehr nachtheilige Einschnürung erleiden kann, durch welche die Cirkulation des Blutes gehemmt, oder auch wirkliche Durchschneidung bedingt werden würde. Letzteres beweist der von v. AMMON erzählte Fall, wo die Abtrennung nach einem Jahre noch erfolgt war.

c. Wiederersatz des fehlenden Septum aus der äussern Haut der Oberlippe.

Verfahren von DIEFFENBACH. Als Hauptanzeigen zu dieser Operationsweise sind jene Fälle zu betrachten, wo die Eigenthümlichkeit der Nase den Ersatz aus ihrer Substanz verbietet, und ein zu starkes Gespanntsein der Oberlippe oder ungewöhnliche Kleinheit des Mundes einen Substanzverlust aus ihrer Dicke nicht verträgt. Eine Hauptbedingung für die erfolgreiche Ausführbarkeit dieses Verfahrens ist die, dass die Oberlippe hinreichend hoch genug sei, um die erforderliche Länge des Hautstücks zu bieten. Die Art, wie DIEFFENBACH diese Operation verrichtet, ist nach TAX's Dissert. p. 39. und ZEIS's Handbuch p. 336 folgende: Zuerst wird der innere Rand der Nasenspitze durch quere Abtragung blutig gemacht; hierauf wird das Modell zum Septum quer auf die Oberlippe gelegt, so dass seine Achse mit der Mundspalte ziemlich parallel liegt. Man schneidet nun nach diesem Modell einen ungefähr 1¼ Zoll langen und ½ Zoll breiten Lappen aus der Haut der Oberlippe aus, vereinigt die Lippenwunde, dreht den Lappen um einen rechten Winkel um, und befestigt ihn durch einige Suturen an den wundgemachten Rand der Nasenspitze. Ist die knorpelige Scheidewand, wie es in der Mehrzahl der Fälle Statt findet, noch vorhanden, so kann man zur besseren Befestigung des Septum durch die knorpelige Scheidewand einen oder mehrere Fäden ziehen, und dieselben auf der äusseren Fläche des neugebildeten häutigen Septum knüpfen. Hierdurch wird das häutige Septum an das knorpelige angedrückt erhalten, und die Verwachsung beider sehr begünstigt. Die Nachbehandlung geschieht nach allgemeinen Regeln. Eine nicht wesentliche Verschiedenheit von dieser Verfahrungsweise besteht darin, dass, anstatt das Modell quer über die Oberlippe zu legen, man demselben auch eine horizontale Lage geben kann. Man würde dieses in denjenigen Fällen thun, wo die Oberlippe hinreichend hoch ist, und die horizontale Ausschneidung des Hautstückes gestattet.

Kritik dieses Verfahrens. Wenn wir eine kritische Beurtheilung der eben beschriebenen Operationsweise geben sollen, so können wir dieselbe mit Recht nur dann zur Nachahmung empfehlen, wenn die eigenthümliche Beschaffenheit der übrigen Theile, aus denen man das Septum zu bilden pflegt, auf keine Weise den Wiederersatz dieses Theiles aus ihrer Substanz gestattet. Wo also das fehlende Septum aus der Nase selbst, oder aus der Dicke der Oberlippe wiederersetzt werden kann, denke man nicht an die Wiederherstellung mittelst eines blosen Hautlappens. Denn es ist wohl ganz einleuchtend, dass ein aus blosser Haut gebildetes Septum bei weitem dünner und als Stütze der Nase bedeutend schwächer sein müsse, als dies der Fall ist, wenn dasselbe aus einem fleischigen, viel dickeren Lappen der Oberlippe wiederersetzt wird. Was die oben beschriebene Art und Weise, wie DIEFFENBACH die Bildung des Septum aus der Lippenhaut verrichtete, anlangt, so müssen wir sie als ganz zweckmässig anerkennen; auch sprechen die günstigsten Erfahrungen und Resultate dafür. Dieffenbach ging sogar so weit, das Septum aus grossen, harten, entstellenden Narben der Oberlippe zu ersetzen, und war hierin glücklich. (Vergleiche Dieffenbach's chirurg. Erfahrung. 5. Abthlg. 1838.)

4. Bildung des Septums aus der Haut der Hohlhand.

Da wir in diesen Abschnitten über die Wiederbildung des Septum bei gleichzeitigem Vorhandensein der Nase sprechen, so übergehen wir die Bildung des Septum aus der Armhaut, eine Operation, welche sehr schwierig in ihrer Ausführung, und erfolglos in ihren Resultaten sein würde. Auch ist unseres Wissens kein einziger Fall von einer derartigen Operation zu allgemeiner Kenntniss gekommen. Was den Ersatz des Septum bei gleichzeitigem Mangel der Nase nach italienischer und deutscher Methode betrifft, so haben wir uns oben sehr ausführlich darüber ausgesprochen, und vermeiden jetzt jede Wiederholung des Gesagten. Wir müssen indess schliesslich noch ein Verfahren erwähnen, welches in dem organischen Wiederersatz der Scheidewand aus einem Hautlappen der Hohlhand besteht. Der Erfinder dieser Operationsweise ist Labat, und die Beschreibung, welche er selbst hiervon giebt, folgende: „*Après avoir pris toutes ces dispositions on trace sur l'éminence thénar de la main gauche une figure elliptique longue d'un pouce, large de six ou sept lignes, et disposée de manière à ce que l'une de ces extrémités soit à deux lignes environ du fond de l'échancrure, qui sépare le pouce du doigt indicateur, et l'autre dans une direction oblique en dehors relativement à l'axe du pouce; ensuite on rafraîchit, ou pour mieux dire, on rend saignante la partie postérieure du bout du nez où doit se faire le greffement de l'extrémité antérieure de la nouvelle sous cloison. Cela fait, on dissèque le lambeau, on le rend libre par son extrémité, correspondant à l'échancrure placée entre le pouce et l'indicateur, et l'on a soin, de ne le laisser adhérent à la main, que par l'autre bout, qui doit lui servir de pédicule nutritif, jusqu'au moment, où cette pseudo-sous-cloison aura contracté adhérence avec la partie antérieure de l'ouverture des narines. Afin de rendre le lambeau plus épais, il faut le détacher avec le tissu cellulaire sous-*

cutané, qu'il recouvre. Alors commence la partie la plus difficile de l'opération. L'opéré, assis sur une chaise longue, convenablement disposée, pour qu'il puisse s'y endormir durant le deux ou trois premières nuits, et durant les trois ou quatre subséquentes, ci cela lui est possible, on lui applique l'appareil contentif, que nons avons précédément indiqué." Die Befestigung des Hautlappens geschieht hierauf mittelst dreier bis vier Suturen. Ist die Vereinigung desselben vollkommen geschehen, sind die Nähte sämmtlich entfernt, was gegen den siebenten bis achten Tag zu geschehen pflegt, so wird die Brücke, welche das neue Septum mit der Daumenhaut verbindet, durchschnitten. Die Nachbehandlung unterscheidet sich nicht von der gewöhnlichen.

Kritik dieses Verfahrens. Obgleich wir über das so eben mitgetheilte Verfahrens LABAT's keine eigenen Beobachtungen zur Seite haben, so können wir doch nicht umhin, die erfolgreiche Ausführbarkeit derselben in Zweifel zu ziehen. Die Gründe für diese unsere Meinung sind hauptsächlich folgende:

1) Zur Bildung eines guten Septum reicht ein Hautlappen von der Länge eines Zolles und der Breite von 6 — 7 Linien gewöhnlich nicht aus. Die Erfahrung hat vielmehr gelehrt, dass man ein Septum nicht leicht genug lang und breit bilden kann, indem nach Abnahme der traumatischen Reaction und der sie begleitenden entzündlichen Anschwellung das neugebildete Septum nach und nach bedeutend zusammenschrumpft, sich verkürzt, und die Seitenränder sich nach innen umkrempen. Es ist dieser Erfahrung zufolge gewiss nicht zu empfehlen, wenn man ein kurzes und schmales Hautstück zum Wiederersatze eines fehlenden Septum wählt, wie es nach der Vorschrift LABAT's doch geschehen müsste.

2) Die Haut der Hohlhand ist meistentheils zu hart und runzlicht, als dass sie sich zur Ueberpflanzung vollkommen eigne. Selbst in denjenigen Fällen, wo sie weich und glatt ist, bleibt sie hinsichtlich ihrer Fähigkeit zu organischer Wiederbildung eines zerstörten Gesichtstheiles, weit hinter der Haut des Angesichtes zurück.

3) Durch die Narbe, welche zwischen dem Daumen und Zeigefinger nach Lostrennung des Hautlappens entsteht, wird

die freie Beweglichkeit und Sicherheit des Daumens nicht unbedeutend beeinträchtigt; ein Umstand, der bei manchen Individuen von grosser Wichtigkeit ist, und als hinreichende Gegenanzeige gelten kann.

Versuchen wir diesen drei Punkten nun auch den Vortheil, welchen die Methode Labat's verspricht, gegenüber zu stellen, so sehen wir uns lediglich auf die Bemerkung beschränkt, dass sie den einzigen Vorzug besitzt, das Angesicht vor der Entstellung einer Narbe zu schützen.

Zweiter Abschnitt.

Chiloplastik und Stomatopoësis.

Cap. I.

Geschichte der Chiloplastik.

Der Ursprung der Chiloplastik verliert sich wie die ganze Kunst der wiederersetzenden Chirurgie in dem grauesten Alterthume, und der geschichtlichen Quellen, in denen über diesen Gegenstand einige Aufklärung zu finden wäre, giebt es nur wenige. Man kann sogar mit Gewissheit behaupten, dass der Kunst, verloren gegangene Lippen organisch wieder zu ersetzen, erst andere ähnliche Operationen vorhergegangen sind. Es muss daher die Geschichte der Chiloplastik mit der Geschichte der plastischen Chirurgie im Allgemeinen zusammenfallen, und deshalb auch hier die geschichtliche Uebersicht in dieselben Perioden gereiht werden, in welche wir die Rhinoplastik getheilt haben.

Erste Periode (von X. — 450 vor Chr.). Indem wir bei der Betrachtung dieser Periode auf den entsprechenden Zeitraum der Geschichte der plastischen Chirurgie im Allgemeinen verweisen, erwähnen wir nur nochmals, dass etwas Bestimmtes über Lippenbildung aus jener Zeit nicht bekannt ist. Wir wissen nur, dass zu jener Zeit in Indien plastische Operationen geübt wurden, unter denen Nasenbildungen die Hauptrolle gespielt haben mögen. Von einer Chiloplastik wird aus jener Zeit durchaus nichts berichtet.

Zweite Periode. (20 v. Chr. — 1450 n. Chr.) Auch diese Periode der Geschichte der plastischen Chirurgie gewährt für die in Rede stehende Chiloplastik wenig oder gar kein historisches Resultat. Kaum die Bücher des CELSUS, (p so) weniger noch GALEN's Schriften erwähnen diese Kunst. ALBUKASIS erst sagt an der Stelle, wo er über die Lippen-, Nasen- und Ohrennaht spricht: „*quando acciderit alicui res hujusmodi, aspice, et si sit vulnus recens, labia vulneris adducas*," und giebt dadurch einen Beweis, wie wenig ihm und seinen Zeitgenossen eine Wiederbildung zerstörter Lippen bekannt sein mochte. Von gleich negativem Interesse sind die Ansichten des LANFRANCHI, THEODORUS de CERVIA und CHAULIAC (vergleiche die allgemeine Literatur), die alle von der Chiloplastik schweigen, ja selbst die Meinung aussprechen, dass gänzlich getrennte Nasen oder Lippen auf keine Weise wieder angeheilt werden könnten.

Dritte Periode. (1450 — 1550.) Sie nennt uns den ersten europäischen Chirurgen, der zerstörte Gesichtstheile wieder bildete. Es war der Sicilianer BRANCA. Ob er auch die Lippenbildung kannte, erfahren wir nicht. Eben so wenig sprachen VESAL, ALEXANDER BENEDICTUS, AMBROSIUS PARAEUS, GOURMELIUS und JOHANNES SCHENKIUS in ihren Schriften über die Wiederherstellung zerstörter Lippen durch plastische Operation.

Vierte Periode. (1550 — 1814.) Erst TAGLIACOZZI, jener talentvolle Arzt und Anatom, übte die Chiloplastik im wahren Sinne des Wortes, und war der Erste, der für ihre Ausübung bestimmte Regeln und Gesetze vorschrieb. Wir finden in seinem Werke (vergl. die Literatur) ein besonderes Capitel (lib. II. cap. XIX), in welchem er mit steter Hinweisung auf die Rhinoplastik speciell von der Lippenbildung redet. Höchst bemerkenswerth ist namentlich, was er (l. l. p. 67.) über den Ersatz der Lippen sagt: *Interim chirurgos admonitos esse volumus, nequaquam has postremas operationes rite tractari posse, nisi quae prius (sc. de narium restauratione) dicta sunt, curiosissime quis excusserit, atque adeo in naribus ipsis reficiendis suam operam aliqua ex parte probaret. Multo enim proprior est operationi narium, quam quae in auribus fit, labiorum chirurgia, quae eandem materiam eademque de sede depromtam cum naribus exposcit.*" Es geht nämlich aus dieser Stelle deutlich hervor, wie schon TAGLIACOZZI fühlte, dass es einen gewissen Grundtypus geben müsse, nach welchem alle plastischen Operationen vollzogen werden können.

ü nfte Periode. (1814 – 1841.) Ein Paar Jahrhunderte hindurch hatte die plastische Chirurgie im Dunkel der Vergessenheit gelegen; da ward sie in unsern Tagen endlich auf's Neue bearbeitet, nachdem v. GRAEFE durch die Uebung der Rhinoplastik die plastische Chirurgie wieder zu Ehren gebracht hatte. Für die Kunst der Chiloplastik begann mit dieser Zeit eine neue wichtige Epoche. DELPECH, DIEFFENBACH und WERNECK ersannen eigenthümliche Methoden für sie. Als ganz neue Schöpfung trat ferner in dieser Zeit die Mundbildung hervor. Nachdem RUDTORFFER's und KRUEGER-HANSEN's Bemühungen an der höchst schwierigen Heilung der Mundverengerungen gescheitert waren, gelang es WERNECK und DIEFFENBACH, eine Operationsmethode zu finden, die selbst in den schwierigsten Fällen die glänzendsten Erfolge gewährt. Neben dieser praktischen Förderung blieb auch die wissenschaftliche Bearbeitung der Mund- und Lippenbildung nicht zurück, deren sich v. AMMON, BAUMGARTEN, ROST und VAN ES unterzogen. Eine monographische Arbeit hierüber erschien im Jahr 1837 auf *Dr.* v. AMMON's Veranlassung von *Dr.* BAUMGARTEN.

Cap. II.

Literatur der Chiloplastik und Stomatopoësis.

VON AMMON, über Chiloplastik in der medic. chirurg. Encyclopädie v. BUSCH, GRAEFE, HUFELAND. Bd. VII.

v. AMMON, über Morioplastik, in RUST's Magazin. Bd. XXX.

BAUMGARTEN, F. M. O. *Dissert. de Chiloplastice et Stomatopoësi, adjecta nova illam instituendi methodo. Lips. 1837. 8. (acced. 4 tab.).*

BAUMGARTEN, über Lippen- und Mundbildung, in v. AMMON's Monatsschrift. Bd. I. p. 377.

BERG, Chiloplastik, in der medic. Vereinszeit. 1836. Nr. 49.

BLANDIN, *Autoplastie ou restauration des parties du corps qui ont été détruites à la faveur d'un emprunt fait à d'autres parties, plus ou moins éloignées. Paris 1836. Art. Chiloplastie.*

BLASIUS, Neues Verfahren der Lippenbildung, in BLASIUS klinischer Zeitschrift für Chirurgie und Augenheilk. Bd. I. Hft. 3. p. 387.

CHELIUS, Fälle von Nasen- und Lippenbildung, in d. Heidelb. Annalen. Bd. VI. p. 523 — 532. 1830. in 8. (Hierzu 2 Abbildungen.)

DELPECH, *Chirurgie clinique de Montpellier, p. 584. de l'achyloplastique.*

DIEFFENBACH, Neue Methode der Lippenbildung. RUST's Magazin. Bd. 25. p. 383.

DIEFFENBACH, Erfahrungen u. s. w. Bd. 1. p. 40. „Ueber die Bildung der Lippen bei Verschliessung des Mundes durch Ueberpflanzung der Schleimhaut;" und Bd. III. p. 65. „Von der Verwachsung oder Verschliessung des Mundes."

DUPUYTREN, *Leçons orales de clinique chirurgicale. Tom. I. Paris 1832. p. 25.*

DIDERICUS HUGO VAN ES, *Diss. de chiloplastica observatione illustrata. Trajecti ad Rhenum. 1836. 8.*

VON GRAEFE's und v. WALTHER's Journal. Bd. VI. p. 373. Bd. XII. p. 428.

HOFFACKER, Beobachtung über die Anheilung abgehauener Stücke der Nase und Lippen, in den Heidelb. klin. Annalen. Bd. IV. Heft II. p. 232 — 248.

KRUEGER-HANSEN, Praktische Reminiscenzen, in v. GRAEFE's und v. WALTHER's Journal. Bd. IV. p. 543.

LORENZO DA LUZ, Beobachtungen eines Falles von Chiloplastik, in *Jornal da Sociedade das sciencias med. de Lisboa. Tom. III. I. Sem. 1836.* SCHMIDT's Jahrbücher. Bd. XVII. p. 100.

RIBERI, Fall von Lippenbildung in *Repert. med.-chir. del Piemonte.* Octob. 1834, mitgetheilt v. BELTRAMI.

RIGAUD, *de l'anaplastie des lèvres, des joues et des paupières. Paris 1841 in 8. p. 44.*

ROST, *Diss. de chilo- et stomatoplastice. Berolini 1836.* in 8.

ROUX's Fälle, mitgetheilt in *Revue méd. française. Janvier 1828.*

SERRE's Neues Verfahren der Chiloplastik. *Gazette méd. de Paris. Nr. 15. 1835.*

TALIACOTIUS *l. l. de labiorum restauratione. lib. II. cap. XIX.*

TEXTOR, Ueber Chiloplastik. (Isis v. OKEN. Bd. XXI. Hft. V. u. VI. S. 496.)

THOMAS. Fall von Chiloplastik. (*Journal des connaissances méd.-chir. Tom. III. pag. 269.* — SCHMIDT's Jahrb. Bd. XVI. pag. 60.)

VIGUERIE. (*Journ. hebdom. Nr. 6. Févr. 1834.* — SCHMIDT's Journal Bd. II. p. 339.)

WERNECK. Ueber die künstlichen Mundwinkel und Lippenbildung durch blutige Umschlagung der Mundhaut (in v. GRAEFE's und v. WALTHER's Journal Bd. XIV. Hft. II. pag. 202.).

ZEIS, Handbuch der plastischen Chirurgie. Abtheil. III. Chiloplastik, und Abtheil. IV. Stomatoplastik.

Annales de la Société de Médecine de Gand. Année 1841. Mois de Mai pag. 351.

Cap. III.

Begriffsbestimmung der Chiloplastik und Stomatopoësis.

Man versteht unter Lippenbildung (Chiloplastik, von χεῖλος, die Lippe, und πλάσσειν, formen, bilden) diejenige plastische Operation, vermöge welcher man eine gänzlich oder theilweise zerstörte Ober- oder Unterlippe mittelst Hautverlegung wiederbildet. Man hat diese Kunst der Chiloplastik ziemlich allgemein in eine wahre und falsche einzutheilen versucht, und dadurch zu vielen Missverständnissen und schiefen Ansichten Veranlassung gegeben. Eine derartige Eintheilung der Lippenbildung wäre eben so unwissenschaftlich und grundlos, als die alte, leider noch immer nicht ausgerottete Eintheilung der Hernien, Aneurysmen, Ankylosen u. s. w. in falsche und wahre. Wir nehmen deshalb nach der so eben gegebenen Definition für die Sphäre der plastischen Chirurgie nur eine Art der Lippenbildung an, und betrachten die verschiedenen Methoden und Verfahren, nach denen sie vollzogen wird, gleichsam als Unterarten derselben. Mit gleichem Rechte, wie wir die Lippenbildung „Chiloplastik" nennen, bedienen sich die neueren französischen Schriftsteller der Wörter: *la chelloplastique*, *la cheiloplastie*, *la chiloplastie.* Höchst unrichtige Wortbildungen finden sich dagegen bei BLANDIN und DELPECH; Ersterer nennt die Lippenbildung *la chyloplastie*, oder *l'autoplastie des lèvres.* Letzterer braucht dafür das Wort: *l'achyloplastique.*

Ausserdem ist der Begriff Lippenbildung bisher meist viel zu allgemein, und in mehreren Fällen geradezu für Mundbildung (*Stomatopoësis*) gebraucht worden. Zwischen beiden muss aber durchaus, wie das schon v. AMMON und BAUMGARTEN (siehe dessen Schrift *de chiloplastice et stomatopoësi.* Leipz. 1837. bei Voss) dargethan haben, eine strengere und bestimmtere Grenzlinie gezogen werden, wenn wir zu einer klaren und wissenschaftlichen Beurtheilung derselben gelangen wollen. Unter Mundbildung nämlich versteht man dasjenige Operationsverfahren, vermittelst dessen auf plastischem Wege die verschiedenen Missbildungen des Mundes und seiner Spalte beseitigt werden können. Aus dieser Definition geht zunächst hervor, dass der Zweck der Mundbildung ein ganz anderer als der der Lippenbildung sei; durch die erstere bestrebt man sich, die natürliche Form und Funktion des Mundes, durch die letztere hingegen die Integrität der Lippen wieder herzustellen. Hierbei ist indess zu bemerken, dass bei der Mundbildung sehr oft gleichzeitig die Lippenbildung nöthig wird, so wie auch umgekehrt diese nicht selten jene erfordert.

Cap. IV.

Pathologie der Lippen und des Mundes in Beziehung zur Chiloplastik und Stomatopoësis.

A. Krankheiten der Lippen.

Zu denjenigen Krankheiten der Lippen, welche chiloplastische Operationen erfordern können, sind zunächst alle pathologische Zustände dieser Organe zu zählen, welche mit einem scheinbaren oder wirklichen Substanzverluste verbunden sind, oder welche einen solchen sekundär bewirken müssen, wenn sie durch die Operation entfernt werden sollen. Es sind dieses die verschiedenartigen Entstellungen der Lippen durch Geschwüre, Verbrennungen, Verwundungen, Teleangiectasien, Tumoren und sodann besonders der Lippenkrebs. Ferner leidet die Oberlippe auch nicht selten durch Knochendefekte im Oberkiefer und durch Krankheiten des *Septi narium*, der Nasenflügel u. s. w. Sie zieht sich dann an einzelnen Stellen, vorzüglich in der Mitte eigenthümlich in die Höhe, so dass die Zähne und das Zahnfleisch unbedeckt liegen. Dies sind Lippenentstellungen, die sehr häufig vorkommen.

Zur Classe von Lippenkrankheiten, welche eine Entfernung durch die Operation nothwendig machen und deshalb einen Substanzverlust herbeiführen, welcher chiloplastische Restauration verlangt, gehört vorzugsweise der Lippenkrebs. An den Lippen wird bekanntlich eine Prädisposition zum Krebs erfahrungsmässig wahrgenommen. Die untere Lippe wird indess viel häufiger davon ergriffen als die obere. Verlangt die Krankheit eine Operation, und ist diese mit grösserem Substanzverlust verbunden, muss diese wohl gar wegen Recidiv des Uebels wiederholt werden, so wird eine chiloplastische Operation immer nothwendig. Es entstehen dann Entstellungen der Mundgegend, die sich durch Mangel der Lippensubstanz, durch Unbedecktsein der Zähne, des Zahnfleisches, durch Anwachsen der inneren Fläche der mangelnden Lippensubstanz an den Unterkiefer bemerklich machen. Mehr und mehr stellt sich in der neuesten Zeit die Nothwendigkeit heraus, durch recht frühzeitige Anwendung chiloplastischer Operationen nach der Abtragung eines Lippenkrebses den so häufigen Recidiven möglichst vorzubeugen.

Noma oder Wasserkrebs. Diese besonders nach Masern, Scharlachfieber oder Blattern, bisweilen auch nach dem Typhus, vorzüglich bei Kindern, seltner bei Erwachsenen vorkommende, ganz eigenthümliche Exulceration des Mundes mit schnell darauf folgendem Brande der Lippen und Wangen gehört gleichfalls zu den zerstörenden Krankheiten, durch welche die Chiloplastik indicirt wird. Hat das Uebel aber einen hohen Grad erreicht, so bleibt es selten auf die Mundwinkel und Lippen beschränkt, sondern verbreitet sich mit reissender Schnelle über einen grossen Theil des Gesichtes bis zum Zahnfleische, so dass die Zerstöruug durch die blosse Wiederherstellung der

Lippen nicht mehr ersetzt werden kann, und deshalb mit der Chiloplastik die Meloplastik nothwendig wird.

Geschwüre syphilitischer, mercurieller, scrophulöser, herpetischer Art sind gleichfalls unter die zerstörenden Potenzen zu zählen, wodurch Lippen mehr oder weniger zusammenschrumpfen, oder ganz verloren gehen können. Namentlich sind die syphilitischen und herpetischen Ulcerationen der Lippensubstanz geneigt, einen bösartigen, phagedänischen Charakter anzunehmen; sie entstehen meistens in der Gestalt eines oder mehrerer Knötchen, aus welchen Ulceration entsteht, die sehr bald von der Haut aus sich auf die tiefer gelegenen Theile verbreitet, das ganze Parenchym des Organes durchdringt und verhärtet. Folge hiervon ist zunächst veränderte Gestalt des Mundes; die rothe Lippensubstanz verkleinert sich oder verschwindet allmählig, die Mundränder erscheinen wie angefressen und das Ende ist nicht selten eine vollkommene Formveränderung der ergriffenen Theile.

Die Verbrennungen der Mundgegend, wie sie besonders durch Schiesspulver oder Kohlenfeuer vorkommen, bewirken gewöhnlich sehr schlechte, callöse Narben, selten aber eine Zerstörung der Lippen, so dass wegen einer Verbrennung die Chiloplastik nur in seltneren Fällen zur Anwendung kommen dürfte. Dagegen ist Gestaltumänderung des Mundes, Verziehung der Lippen, namentlich der Unterlippe, eine sehr häufige Erscheinung, wenn die Verbrennung die Gegend des Halses und des Kinnes getroffen hat.

Teleangiectasien der Lippen. Diese ursprünglich auf abnormer Erweiterung der Capillargefässenden beruhenden Geschwülste der Lippen sind keine seltene Erscheinung, und vermögen bedeutende Substanzwucherungen und Degenerationen hervorzubringen. Deshalb wird ihre Entfernung in der Mehrzahl der Fälle nothwendig. Exstirpation, Glüheisen, Unterbindung oder Aetzung sind die Mittel, von denen für den gegebenen Fall eines gewählt zu werden pflegt. Wir geben der Exstirpation im Allgemeinen den Vorzug, da der Substanzverlust gewöhnlich geringer, die Heilung schneller und keine besonders gefährlichen Zufälle zu befürchten sind, und da die unmittelbar auf die Exstirpation folgende chiloplastische Operation den Substanzverlust schnell zu ersetzen und fast alle Entstellung zu beseitigen vermag.

Ausser diesen eben erwähnten Krankheiten der Lippen können auch noch:

Verwundungen eintreten, die die Zerstörung derselben zur Folge haben. So sind Fälle bekannt, wo die Lippen in Folge misslungener Versuche von Selbstmord verloren gingen. In Rust's Magazin Bd. 53. Hft. 1. pag. 6. wird z. B. ein Fall erzählt, wo nach einer bedeutenden Quetschung der Oberlippe die Exstirpation eines grossen dreieckigen Stückes derselben nöthig wurde. In Indien soll das Abschneiden der Lippen, Nasen oder Ohren noch jetzt als Strafe für Kriegsgefangene gelten.

Endlich sind noch die:

Angeborenen Lippenfehler zu nennen, bei denen ein grösserer oder geringerer Lippenmangel obwaltet; es gehören hierher mehrere Arten der Hasenscharte. Eine interessante und praktisch sehr brauchbare bildliche Zusammenstellung angeborener Lippenfehler, welche plastische Operationen nothwendig machen können, finden sich in v. Ammon's Werke: Die angeborenen chirurgischen Krankheiten des Menschen. Berlin in Fol. 1839. Tab. VI. Fig. 1—22. Tab. VII. Fig. 1—15", worauf wir besonders verweisen, weil eine nähere Ausführung des Gegenstandes hier zu weit führen würde.

Jeder ganze oder theilweise Verlust der Lippen ist eine der hässlichsten Entstellungen, die ein menschliches Gesicht treffen kann; es fragt sich, ob selbst der Mangel der Nase ein so grässliches, Entsetzen erregendes Ansehen gewährt. Fortwährendes Ausfliessen des Speichels aus der Mundhöhle, Ausfallen der Zähne, Degeneration des Zahnfleisches und des Periosteums, Unverständlichkeit der Sprache, Ulceration der Zunge und Vorfall derselben, und die grössten Beschwerden beim Essen sind die unausbleiblichen Folgen des totalen Lippenmangels, bei deren Fortdauer zuletzt das Leben selbst unterliegt. Wenn in der Chiloplastik ein Mittel gegeben wird, ein so schreckliches Leiden zu beseitigen, und dem der Lippen ganz oder theilweis beraubten Unglücklichen ein menschliches Ansehen wieder zu geben, so ist es ein hoher Triumph, den die plastische Chirurgie feiert. Sie macht hier aus einem thierähnlichen Gesichte ein menschliches. Die Lippenentstellungen haben nämlich das Eigenthümliche, dass sie der menschlichen Physiognomie einen Thiertypus aufdrücken. Kleinere Defekte der Lippen bedürfen der Chiloplastik nicht, denn die grosse

Dehnbarkeit der Lippensubstanz gestattet fast immer die Heilung solcher Deformitäten durch einfache Vereinigung der Wunränder.

B. Krankheiten der Mundöffnung.

Unter denjenigen pathologischen Erscheinungen am Munde, welche die Stomatopoësis, die Mundbildung, in Anspruch nehmen, muss die Verengerung der Mundöffnung (Stomatostenosis nach v. Ammon) als die wichtigste und die am häufigsten vorkommende betrachtet werden. Dieffenbach hat das Verdienst, auf die verschiedenen Formen dieser Mundverengerungen zuerst aufmerksam gemacht zu haben. Er unterscheidet (vergl. Chirurgische Erfahrungen u. s. w. 3 Abtheilung §. 76.) drei Arten von Verwachsung des Mundes.

1) Verschliessung des Mundes durch Verwachsung der inneren Oberfläche der Wangen und der Lippen mit den Kiefern. Die Lippen sollen dabei unversehrt sein; nach unserer Erfahrung und Untersuchung ist dieses jedoch nur selten der Fall, denn selbst bei scheinbarer Gesundheit dieser Organe fühlt man dieselben hart und dick und schwer dehnbar.

2) Verwachsung des Mundes und Verwandlung der Mundspalte in ein kleines rundes Loch.

3) Zerstörung der äusseren Lippen mit bedeutendem Substanzverlust im weiten Umkreise, so dass die Zähne unbedeckt daliegen und die Kiefer nicht von einander entfernt werden können.

Die erste Form dieser Mundverengerungen entsteht auf die Weise, dass gegenseitig sich berührende Geschwürflächen der einen Seite der Wangen und des Zahnfleisches durch den eintretenden Vernarbungsprocess mit einander auf das Innigste verwachsen. Zu dieser Verwachsung haben die ulcerirenden Stellen der Wangenschleimhaut und des schleimhäutigen Ueberzuges der Kiefer eine solche Neigung, dass man nicht im Stande ist, dieselbe zu verhindern. Sind die Geschwüre dagegen nur auf die Wangenschleimhaut und auf das Zahnfleisch beschränkt, so kann keine gegenseitige Verwachsung derselben entstehen. Die Verwachsung selbst ist mittelbar oder unmittelbar. Im letzteren Falle bilden Zahnfleisch und Wangenhaut eine innig zusammenhängende Masse, die bisweilen sich blos auf kleine Strecken erstreckt, bisweilen aber den grössten

Theil des Zahnfleisches des Ober- und Unterkiefers einnimmt, wodurch dann nicht selten eine förmliche Unbeweglichkeit des Unterkiefers entsteht. Im ersten Falle, wo die Verwachsung der Wange mit dem Zahnfleische eine mittelbare ist, ist diese durch ligamentöse Massen gebildet, die bandartig zwischen beiden liegen und häufig hart wie Knorpel werden. Dieser pathologische Zustand, hat, wie v. Ammon zuerst bemerkte, grosse Aehnlichkeit mit einer Art des Symblepharon. (Vergl. v. Ammon, das Symblepharon und die Heilung dieser Krankheit durch eine neue Operationsmethode. Dresden 1834. in 8. Mit 1 Kupfertafel. 2. Aufl. p. 26.)

Bei der zweiten Form findet man gleichzeitig sehr häufig auch die erste. Sie entsteht durch ein Fortschreiten des im Inneren des Mundes begonnenen Ulcerationsprocesses auf die Lippenränder und Mundwinkel. Diese verwachsen und verkleben mit einander, so dass die Mundöffnung allmählig kleiner und runder wird, bis sie am Ende nur noch ein kleines rundliches Loch bildet.

Die dritte Art der Mundverschliessung ist durch den gleichzeitigen grösseren oder geringeren Verlust der äusseren Lippen bezeichnet und im Allgemeinen seltner als die übrigen. Das Wesen dieses Zustandes beruht auf denselben pathologischen Processen, wie die zwei ersten, nur mit dem Unterschiede, dass hier die Ulceration grössere Verheerungen angerichtet hat; die Narbe um die grössere Oeffnung herum liegt fest auf dem Ober- und Unterkiefer und den Zähnen auf, und verhindert das Entfernen der unteren Zahnreihe von der oberen. Dieffenbach hat sogar einen Fall beobachtet, wo sich die Oeffnung, welche die Stelle des Mundes vertrat, in der Wange befand, während die andere Wange durch den Vernarbungsprocess der Ränder der Oeffnung über die Stelle hinweggezogen war, wo früher der Mund war. (Vergl. Dieffenbach a. a. O. 3. Abthl. p. 67.)

Sämmtliche genannte drei Formen der Stomatostenosis, die sehr verschiedenartiger Modificationen fähig sind, sind in der Mehrzahl der Fälle die traurigen Ausgänge von mercuriellen Geschwüren im Munde, und verdanken ihr Entstehen fast immer der unvorsichtigen Anwendung des Quecksilbers. Man muss sich in letzterer Beziehung wundern, dass diesem Gegenstande bisher so geringe Aufmerksamkeit geschenkt worden ist.

Nächst den Mercurialgeschwüren müssen aber auch kachektische Geschwüre aller Art, vorzüglich die von Noma und Herpes exedens herrührenden, als Ursachen dieser Verunstaltungen genannt werden. Zu den Verbrennungen, die bei den Zerstörungen der Mundöffnung nicht mit Stillschweigen übergangen werden dürfen, rechnen wir auch die zerstörenden Einwirkungen ätzender Stoffe, z. B. der concentrirten Mineralsäuren.

Ausser diesen mannichfaltigen Krankheiten, durch welche die natürliche Form und Function der Mundöffnung mehr oder weniger aufgehoben wird, ist endlich noch das *Microstoma congenitum*, die angeborene Kleinheit des Mundes, zu erwähnen. Dieser Bildungsfehler kommt selten vor; v. Ammon hat ihn bildlich und schriftlich in seinem Werke über „Die angeborenen chirurgischen Krankheiten des Menschen.“ Berlin 1839. in Fol. Tab. IV. Fig. 12 und 13 erörtert.

Cap. V.

Verschiedene Methoden und Operationsverfahren der Chiloplastik und Stomatopoësis.

Da es unsere Absicht ist, eine dem jetzigen Standpunkte der Chiloplastik entsprechende, möglichst zweckmässige Eintheilung zu geben, so scheint es uns zunächst erforderlich, das Eintheilungsprincip von den beiden Hauptmomenten zu entnehmen, die sich bei den verschiedenen Operationsmethoden verschiedenartig verhalten. Diese Hauptmomente bestehen bekanntlich in der Ausschneidung und Verlegung des für den organischen Ersatz bestimmten Hautstückes. Wir betrachten demnach die Chiloplastik aus einem doppelten Gesichtspunkte, nämlich nach Verschiedenheit der Ausschneidungs- und Verlegungsstelle des zur Bildung der Lippen nöthigen organischen Stoffes. Wir haben demnach für die

Chiloplastik

I. in Hinsicht der Ausschneidungsstelle für das Ersatzstück

A) das Ausschneiden eines Hautstückes aus den angrenzenden Theilen (indische Methode und ihre neueren Modifikationen).

B) Das Ausschneiden desselben aus einem entfernten Theile:

a) aus dem Arme

α) Italienische Methode;

β) Deutsche Methode;

b) aus der Gesässgegend (zweite indische Methode),

c) aus dem Schenkel (Buenger).

II. In Hinsicht auf die Verlegungsstelle unterscheiden wir:

A) Die Gegend der Mundwinkel (*Chiloplastice angularis, bilateralis*).

B) Die Gegend der Oberlippe (*Chiloplastice superior*).

C) Die Gegend der Unterlippe (*Chiloplastice inferior*).

Was die Eintheilung der Operationen der Mundbildung betrifft, so zerfällt dieselbe ebenfalls in zwei Hauptklassen. Diese Operationen sind aber nicht alle plastischer Natur, und wenn wir sie dennoch hier mit aufzählen werden, so geschieht es lediglich der Vollständigkeit und übersichtlichen Ordnung wegen.

Die Mundbildung geschieht:

I. Durch Erweiterung der Mundwinkel.

A) Allmählige Erweiterung derselben durch Einlegen von Körpern verschiedener Art.

B) Blutige Erweiterung durch einfaches Einschneiden.

C) Durchbohrung der Wange mit darauf folgender blutiger Erweiterung der Mundspalte (Verfahren von Rudtorffer).

D) Blutige Erweiterung der Mundwinkel mit Ueberpflanzung der inneren Schleimhaut (Methode von Werneck und Dieffenbach).

II. Durch Trennung der Verwachsungen im Inneren des Mundes.

A) Partiell oder total.

B) Im Vorder- oder Hintergrunde der Mundhöhle.

Cap. VI.

Kritik der drei Grundmethoden der Chiloplastik.

Die Hauptmomente der Indischen Lippenbildung sind folgende: Nachdem zuerst auf der Wangen- oder Halshaut ein Hautstück umzeichnet worden ist, wie es die Grösse und Gestalt des Lippendefektes erfordert, wird dasselbe mit einem dazu geeigneten Messer von den darunter liegenden Muskeln oder Fettschichten bis auf ein kleines Segment, welches die ernährende Brücke bilden soll, lospräparirt. Dieses Hautstück wird sorgfältig von allem Blutcoagulum gereinigt, und in die fehlende Stelle der Lippe so verlegt, dass es mit seinen Rändern allenthalben die Ränder des Defektes berührt, welche, wenn der Defekt alt ist, zuvor blutig gemacht werden müssen. Hierauf geschieht die Vereinigung sämmtlicher, sich berührenden Wundränder; diese Vereinigung wird durch die umwundene Naht, zu der man sich der bekannten Insektennadeln bedient, bewerkstelligt. Die Heilung der Hals- oder Wangenwunde wird der Natur überlassen und kommt durch Granulation zu Stande. Endlich wird nach einiger Zeit, sobald die Vereinigung vollkommen geschehen und das verlegte Hautstück mit den Nachbartheilen gehörig verwachsen ist, die zur Ernährung nicht mehr erforderliche Hautbrücke durchschnitten.

Diese in ihren Hauptcharakteren geschilderte Methode, deren Vaterland Indien ist, giebt im Wesentlichen den Grundtypus für alle die verschiedenen Operationsweisen, deren sich in der neueren und neuesten Zeit die besten Wundärzte bei der Lippenbildung bedienten. Wir betrachten dieselben deshalb als Modifikationen, die auf einer und derselben Grundidee beruhen, und finden es höchst unzweckmässig, sie alle Methoden zu nennen. VELPEAU sagt mit Recht von der Chiloplastik: *C'est une opération, qu'il faut modifier presque aussi souvent, qu'on la pratique.*" Die Grundidee für die Indische Lippenbildung liegt in der Wahl des Ersatzstückes aus den Nachbargebilden des Defektes, und findet sich, wie wir später sehen werden, bei allen Modifikationen wieder.

Was die praktischen Vortheile dieser Indischen Methode vor den übrigen betrifft, so bedürfen dieselben bei dem heutigen Standpunkte der Chirurgie keiner besonderen Bestätigung; sie ergeben sich, wie bereits schon a. a. O. angedeutet wurde, aus dem einfachen Satze: dass plastische Operationen einen desto schöneren Erfolg versprechen, je näher dem Defekte man die Ersatzhaut wählt.

Was wir hin und wieder von einer zweiten Indischen Methode berichtet finden (vergl. LANGENBECK's Chirurgie IV. 2. p. 206.; HUFELAND's Journal 1817. p. 116.; BLANDIN, p. 14.), nach welcher das zur Wiederherstellung des fehlenden Gesichtstheiles erforderliche Ersatzstück aus der Gesässgegend genommen worden sein soll, scheint nie auf die Chiloplastik bezogen worden zu sein.

Cap. VII.

Italienische Methode der Lippenbildung.

Der Begründer dieser eigenthümlichen Methode war der oben erwähnte CASPAR TAGLIACOZZI, wenn gleich auch die Geschichte uns Männer nennt, welche vor TAGLIACOZZI's Zeit fehlende Theile des Gesichtes aus dem Arme wiederersetzten. Das Verfahren, welches sie dabei beobachteten, war immer noch höchst unvollkommen, roh und von dem des TAGLIACOZZI ganz verschieden. Er selbst äussert sich hierüber (*lib. I. cap. XIX. p. 51.*) folgendermassen: „*qua de causa miror, quid hisce viris alioquin doctis et eruditis in mentem venerit, ut ex carne musculosa nares resarciri posse crediderint. Quomodo enim haec pars sine vitae periculo contrectari, quo pacto incidi, qua ratione a membranis divelli poterit?*“ TAGLIACOZZI's Vorgänger benutzten also zum Wiederersatz verloren gegangener Theile des Gesichtes das Muskelfleisch, während er sich dazu der Haut des Armes bediente. Die Hauptmomente des Operationsverfahrens, nach welchen er die Chiloplastik vollzogen wissen will, sind folgende: Die Operation wird mit einer recht genauen Abzeichnung des zum Wiederersatz der Lippe erforderlichen Hautstückes begonnen; sie geschieht auf der Beugeseite des einen Oberarmes. Hierauf wird die Armhaut, genau der Zeichnung folgend, in bestimmten Zwischenzeiträumen, während welcher die Vernarbung der inneren Fläche derselben abgewartet wird, von ihrem Mutterboden vorsichtig losgetrennt; nur ein schmaler Theil derselben wird undurchschnitten gelassen, um in ihm eine ernährende Verbindungsbrücke während der Einheilung des Ersatzlappens zu besitzen. Ist die Armhaut auf diese Weise gehörig vorbereitet und beweglich, so wird zur Verlegung derselben in den Lippendefekt geschritten, wobei der Arm hinreichend dem Gesichte genähert und zu dem Ende die Hand durch einen zweckmässigen Verband am Kopfe befestigt werden muss, bis vollkommene Vereinigung und Heilung eingetreten ist. Diese erfolgt nach TAGLIACOZZI's Angabe gewöhnlich nach Verlauf von ohngefähr vierundzwanzig Tagen, worauf der Verbindungstheil des neugebildeten Lippenstückes mit der Armhaut vollends getrennt ward.

Kritik. Die Methode der Lippenbildung von TAGLIACOZZI entspricht den neueren Fortschritten der Chirurgie nicht, und muss von diesem Gesichtspunkte aus betrachtet als veraltet erscheinen. Es ist auch kaum wahrscheinlich, dass TAGLIACOZZI vermittelst dieses Operationsverfahrens je eine gute Ober- oder Unterlippe gebildet habe; die ganz allmählige Lostrennung der Armhaut, die Unmöglichkeit der totalen Aufnahme desselben in die Lippenwunde gesetzt durch das Vorhandensein der Verbindungsbrücke mit dem Mutterboden stellten einem glücklichen Gelingen der Operation unstreitig grosse Hindernisse in den Weg. Gleichwohl behält diese Methode ihren geschichtlichen Werth, und bedurfte nur der Verbesserung, die ihr v. GRAEFE zu Theil werden liess, um unter gewissen Umständen auch in unserer Zeit in gewissen Fällen ihre Anhänger zu finden.

Cap. VIII.

Deutsche Methode der Lippenbildung.

Man versteht unter diesem Namen die von v. GRAEFE abgeänderte Italienische Methode. Das Wesen dieser Veränderung besteht, wie wir bereits öfter erwähnten, hauptsächlich darin, dass der aus der Armhaut genommene Ersatzlappen, ohne die Vernarbung seiner inneren Oberfläche abzuwarten (wie es von TAGLIACOZZI geschah), sogleich und unmittelbar mit den Wundrändern des Lippendefektes in Verbindung gebracht wird. Im Uebrigen gleicht diese Methode ganz der vorigen, weshalb es überflüssig wäre, die einzelnen Operationsakte nochmals zu wiederholen. Nur die Anlegung des Verbandes und die Art der Nachbehandlung musste sich natürlicherweise von den Vorschlägen TAGLIACOZZI's unterscheiden. Nach geschehener Vereinigung wird auch nach v. GRAEFE die bis dahin erhaltene Hautbrücke von dem Arme nach bestimmten Regeln getrennt. Wir verweisen bei der Betrachtung dieser Methode auf einen Aufsatz v. AMMON's in der medicinischen Encyclopädie von BUSCH, v. GRAEFE, HUFELAND Bd. VII. p. 437 ff.

Kritik. Es ist nicht in Abrede zu stellen, dass die eben erwähnte GRAEFE'sche Methode der Lippenbildung eine sehr schätzbare Verbesserung der Italienischen ist. Gleichwohl ist ihr praktischer Werth nur relativ, indem sie in den bei weitem wenigsten Fällen die Indische Methode zu ersetzen vermag. Der Grund dafür liegt in der mehrfach aufgestellten Behauptung, dass das Bilden neuer Theile durch Hautverlegung aus der Entfernung weniger günstige Resultate darbietet. Sie wird also nur in denjenigen Fällen in Anwendung gebracht werden dürfen, wo die angrenzenden Hautpartieen zur Bildung einer Ober- oder Unterlippe selbst nicht tauglich sind. Freilich ist diese Unbrauchbarkeit der an die Lippen grenzenden Haut dann gewöhnlich auch ein Umstand, welcher das Gelingen der Lippenbildung aus der Armhaut sehr erschwert, indem letzterer in dem unfruchtbaren Boden, in welchem sie aufgenommen wird, eine krankhafte Ernährung bevorsteht.

Die Indische, Italienische und Deutsche Methode sind hiernach die drei Normen, auf welche sich alle bisher bekannt gewordenen Fälle von Lippenbildungen zurückführen lassen. Wir halten deshalb eine kurze Schilderung der vorzüglicheren und bekanntesten Lippenbildungen in chronologischer Folge für nothwendig, und beginnen mit der Chiloplastik, welche v. GRAEFE im Jahre 1819 nach der Italienisch-Deutschen Methode verrichtete.

Der Fall war folgender.

F. S., 21 Jahr alt, hatte durch *Gangraena metastatica* die ganze Oberlippe und einen Theil der Wangenhaut in der Gegend der Mundwinkel verloren. Ausserdem waren die Nachbartheile in Folge der vorausgegangenen Entzündung bedeutend verdickt

10

und aufgewulstet. Am 13. December 1819 geschah die Operation. Durch zwei halbmondförmige Incisionen wurde auf der Armhaut ein Ersatzlappen gebildet, und unter denselben eine mit Oel bestrichene Compresse gelegt, worauf sich am 22. December ausser der sogenannten Corpulenz des Lappens auch noch eine nicht geringe Verkleinerung desselben zeigte. Darauf wurde am 6. Januar des folgenden Jahres am obern Theile des durch die zwei halbmondförmigen Incisionen umschnittenen Lappens eine Querincision gemacht, und da am 3. Februar die innere Fläche desselben vollkommen überhäutet war, Tags darauf zur eigentlichen Ueberpflanzung geschritten. Die fast knorpelartige Härte der benachbarten Wangentheile stellte aber diesem Operationsakte grosse Schwierigkeiten in den Weg. Dennoch war am 10. Februar die Vereinigung des eingepflanzten Theiles mit den Rändern des Lippendefektes hinreichend erfolgt, so dass derselbe ganz vom Arme getrennt werden konnte. Allein nach Verlauf von kaum vier Tagen ging die neugebildete Lippe durch Gangrän wieder verloren.

Kritik. Dieser Fall bestätigt aufs Neue die schon oben ausgesprochenen Nachtheile der Italienischen Methode, obgleich der schlechte Erfolg hier weniger in der Operationsweise, als vielmehr in der Unfruchtbarkeit des Bodens, auf dem die Einpflanzung geschehen musste, zu suchen ist. Die Haut zu beiden Seiten der fehlenden Oberlippe war ja von dicken, festen Narben verdrängt, die das Leben des eingelegten Ersatztheiles nicht zu erhalten vermochten. Damit ein neugebildeter Theil mit den Nachbargebilden eine innige Vereinigung bilden könne, müssen seine Ränder mit letzteren adhäsive Entzündung eingehen. Wie aber wird es je möglich sein, dass Narben von fast knorpeliger Festigkeit jene raschen vegetativen Metamorphosen durchlaufen, welche die adhäsive Entzündung bezeichnen? Die Anomalie der Weichgebilde um den Lippendefekt herum konnte also schon vor der Operation den Zustand des Kranken gewissermassen als unheilbar erkennen lassen. Einzelne Fälle, wo Hautverpflanzungen innerhalb der Grenzen eines Narbenbodens dennoch gelungen sind, können nie als Norm dienen.

Die Indische Methode der Lippenbildung fand deshalb von jeher weit mehr Anklang. Unter ihren Verehrern sind besonders Davies (vgl. v. Graefe's und v. Walther's Journal Bd. VI. p. 373.), Lallemand (Hugo van Es, *Diss. de Chiloplastice* p. 17.)

Delpech (l. l. Tom. II. *p. 587.*) und Dupuytren zu nennen; nur ist zu bemerken, dass die meisten ihrer Lippenbildungen nach Indischer Verpflanzungsweise von ungünstigen Resultaten waren. Dagegen war Textor im Jahre 1827 bei der Indischen Chiloplastik sehr glücklich. Die Sache war folgende: Bei einem Manne von 48 Jahren war nach der Exstirpation des Krebses der Unterlippe die *prima intentio* misslungen. Es hatte sich in Folge dessen ein weit ausgedehnter, bis über den linken Mundwinkel hinausgehender Substanzverlust gebildet. Um vor allen Dingen den Mundwinkel wiederherzustellen, unternahm Textor zuerst die Operation der Hasenscharte an der Oberlippe. Hierauf machte er dieselbe Operation zwei Mal an der Unterlippe, ohne jedoch hiervon einen erwünschten Erfolg zu haben. Er sah sich deshalb genöthigt, zur Chiloplastik zu schreiten, und benutzte hierzu aus der Submentalgegend einen schicklichen Hautlappen. Derselbe ward zwischen die Ränder des Unterlippendefektes verlegt und durch Knopfnähte vereinigt. Am siebenten Tage war vollkommene Heilung eingetreten, und nach vier Wochen hatte sich auch die Wunde am Halse geschlossen.

Lallemand's Fall betraf ein 10 jähriges Mädchen, das einen Theil der linken Wange und der Unterlippe in Folge einer *pustula maligna* verloren hatte. Nachdem er durch drei halb elliptische Schnitte die krankhafte Partie umschrieben und entfernt hatte, löste er einen entsprechenden Ersatzlappen aus der Halshaut seitlich vom Larynx los, drehete ihn so um, dass der obere Theil seines vorderen Randes den Wangendefekt deckte, und vereinigte sämmtliche Wundränder durch Knopfnähte. Nach drei Monaten war überall Heilung erfolgt, allein es hatten die restaurirte Stelle eine Menge Zufälle betroffen, die das wohlgefällige Ansehen, welches in Folge einer gelungenen plastischen Operation zurückbleiben muss, vermissen liessen.

Auf ähnliche Weise hat nach Indischer Art Valentine Mott die Chiloplastik geübt.

Dr. Voisin zu Limoges verrichtete im Jahre 1835 eine Unterlippenbildung, die er *mentoplastie* nennt (vergl. *de l'anaplastie des lèvres, des joues et des paupières par* Ph. Rigaud. *Paris 1841. p. 58*). Er entfernte durch einen S-förmigen Ausschnitt die krebsige Unterlippe, und ersetzte letztere durch die Ueberpflanzung eines Hautlappens, den er in der Gegend der *Cartilago thyreoidea* bis auf eine schmale Hautbrücke losgelöst hatte. Chelius beschreibt eine Nasen- und Lippenbildung nach

Indischer Ueberpflanzungsweise, welche er an einem und demselben Individuum vollzog (vergl. v. GRAEFE's und v. WALTHER's Journ. Bd. VI. p. 373). Was indess die hierbei an der Lippe vorgenommene Operation betrifft, so ist sie nur eine Pseudochiloplastik gewesen, denn sie bestand in Anfrischung und einfacher Vereinigung der Wundränder.

Fall einer Chiloplastik von DELPECH (vergl. DELPECH *Chirurg. clin. Tom. II. p. 587*). Ein 45jähriger schwächlicher Mann hatte durch Krebsgeschwüre die ganze Unterlippe bis auf zwei kleine Reste an beiden Commissuren verloren; das Zahnfleisch selbst war mehr oder weniger in den Krankheitsprocess gezogen, der Knochen nur schien unversehrt zu sein. DELPECH nahm den Ersatzlappen aus der Haut unterhalb der Kinnlade, und kam auf den Gedanken, den oberen Theil des Lappens zu verdoppeln, um der neuen Lippe zwei freie Flächen und einen neuen Lippenrand zu geben. Es stand nämlich zu fürchten, dass ein einfacher Lappen, wenn er auch noch so weit in die Höhe ragte, das Bestreben behalten würde, mit dem oberen Rande des Zahnfleisches Verbindung und Adhäsion einzugehen. Nachdem sich DELPECH die Incisionslinie am Halse für die Bildung des Ersatzlappens vorgezeichnet hatte, exstirpirte er die carcinomatöse Degeneration, umschnitt den Lappen und trennte ihn bis zu seiner Hautbrücke los. Hierauf wurde das unterste Dritttheil des Lappens auf das zweite Dritttheil umgeschlagen und mit einigen Heften durchnäht. Endlich geschah die Umdrehung und Aufwärtsschlagung dieses Lappens in den Lippendefekt; die Wundränder wurden durch Nähte vereinigt. Einige Tage nach der Operation ergab es sich, dass die nach innen liegende Platte des verdoppelten Lappens zum Theil abgestorben war, während doch die Anheilung der äusseren Platte auf beiden Seiten erfolgt schien, ein Umstand, der noch Hoffnung auf Erfolg der Operation gewährte. Allein in den nächsten Tagen schritt die Gangrän auch auf die äussere Platte über und zerstörte einen grossen Theil derselben. Der Rest von Haut, welcher noch übrig blieb, schrumpfte ein und legte sich an den Zahnrand an. Die Halswunde heilte glücklich.

Kritik dieses Verfahrens. Die eben mitgetheilte Chiloplastik von DELPECH hat, obgleich sie misslang, vielfältiges Interesse erregt; auch war sie eine der frühesten seit dem Wiederaufleben der plastischen Chirurgie in Europa. Wir halten die Wahl des Halshautlappens für die wahrscheinliche Ursache des Misslingens der Operation, denn, wenn sie auch gesund und beweglich war, und Zerrungen nicht zu fürchten standen, so lag doch in der zu grossen Dünnheit des Halshautlappens die gewichtige Gegenanzeige seiner Benutzung als Material für die dicke Lippensubstanz. Ausserdem bestätigt dieser Fall die von uns häufig gemachte Beobachtung, dass das Aufwärtslegen eines Hautlappens weniger oft gelingt, als das Abwärtslegen desselben.

CHOPART's Chiloplastik. (Französische Methode.) Diese von mehreren französischen Schriftstellern, und in neuerer Zeit wieder von RIGAUD in Strassburg (vergl. dessen *Anaplastie des lèvres, des joues et des paupières. Paris 1841. pag. 60.*) fälschlicher Weise genannte französische Methode, hat als plastische Operation so wenig Werth, dass sie höchstens für ein modificirtes Verfahren des Lippenersatzes, nicht aber als Musteroperation gelten kann. Sie besteht in der einfachen Herbeiziehung der Haut. CHOPART machte nämlich zur Exstirpation des Lippenkrebses der Unterlippe von jedem Mundwinkel aus einen Schnitt senkrecht herab bis in die Nähe des Kinnladenrandes, trennte die krebshaft degenerirten Partien von ihren Adhäsionen mit der Kinnlade, und löste sie durch einen gekrümmten queren Hautschnitt vollends los. Der unterhalb dieses Querschnittes zurückbleibende viereckige Lappen am Kinne wurde nun angespannt nach oben verzogen, und seine Ränder zu beiden Seiten mit den Rändern der Wangen durch Suturen vereinigt.

Wir wagen zu behaupten, dass diese Operationsweise nie ein günstiges Resultat gewähren könne, weil der nach Oben gezogene Kinnhautlappen die Neigung, sich wieder zusammen zu ziehen, beibehalten muss, da er durch nichts gehalten wird, und es einleuchtend ist, dass die seitlichen Nähte nicht bis zur Mitte wirken können.

Durch gleiche Unvollkommenheiten scheinen uns die Operationsweisen von RICHERAND und ROUX de St. Maximin bezeichnet zu sein. Ersterer exstirpirte den Lippenkrebs mit der Scheere, und trennte die Schleimhautfalte, wo die Schleimhaut der Lippe auf die Kinnlade zur Bildung des Zahnfleisches übergeht, um so die Herbeidrängung der Haut durch Binden und Pflaster zu ermöglichen. ROUX de St. Maximin umschnitt die degenerirte Stelle, trennte die Haut vom Maxillarknochen und von dem vorderen Theile des Halses, zog sie über den Defekt herauf, und befestigte sie durch Heftpflasterstreifen (vergl. VELPEAU *nouveaux élémens de médec. opératoire Tom. 2. p. 33.* und ZEIS Handb. p. 414). Dem Beispiele ROUX's folgte ROLLARD in Toulouse (vergl. RIGAUD *Anaplastie des lèvres etc. pag. 66.*), DIEU-LAFOY und CAMBRELIN zu Namur (vergl. RIGAUD *l. l. pag. 69*). — VON MEYER in Brügge verrichtete die Chiloplastik bei einer Zerstörung der Unterlippe, eines Theiles der Oberlippe und eines grossen Theiles der Gesichtshaut dadurch, dass er den Ersatzlappen für den Defekt der Oberlippe aus der Wangenhaut, und das übrige Material, mit dem die Unterlippe, das Kinn und die Gesichtshaut der linken Seite wieder gebildet werden musste, aus der Haut des Halses entlehnte. Es ist zu bedauern, dass in der mehrfach erwähnten Schrift von RIGAUD, der wir die Mittheilung der v. MEYER'schen Operation verdanken, nichts über deren Erfolg gesagt ist.

Einen der interessansten Fälle der Lippenbildung theilt uns *Dr.* BERG (vergl. medicinische Zeitung für Heilkunde in Preussen 1836. Nr. 49.) aus seiner Praxis mit. M. Raysch, ein kräftiges Individuum von 24 Jahren, hatte nicht nur die ganze Unterlippe, sondern auch einen grossen Theil der Oberlippe verloren. Ausserdem war durch die Gegenwart vieler callöser Narben auf den Wangen die Bewegung des Unterkiefers fast gänzlich aufgehoben. Am 19. September 1834 stellte *Dr.* BERG den Substanzverlust der Unterlippe aus den Weichgebilden des Kinnes, und diese aus der Submentalhaut wieder her. Nach vier Wochen unternahm er auch die Bildung der Oberlippe, indem er einen Hautlappen aus dem rechten Arme überpflanzte. Allein bald kam Gangrän hinzu, und der eingepflanzte Theil der Armhaut ging bis auf ein bohnengrosses Stück verloren. Hierauf benutzte er die zur Seite der Nase gelegene Wangenhaut zu einer abermaligen Wiederherstellung der Oberlippe, die einen so günstigen Erfolg hatte, dass Patient Anfangs December mit zwei neugebildeten Lippen versehen entlassen werden konnte.

Kritik. Dieser Fall giebt eine neue Bestätigung des von uns mehrmals ausgesprochenen Urtheils über den Ersatz verloren gegangener Theile nach Italienischer Weise. Der Mangel an vergleichenden Beobachtungen hindert uns, eine bestimmte Meinung über den möglichen Vorzug der Bildung der oberen vor der Bildung der unteren Lippe mittelst der Armhaut auszusprechen. Wir möchten indess glauben, dass es leichter möglich sei, eine Oberlippe als eine Unterlippe aus dem Arme partiell zu ersetzen, obwohl BERG's Fall gerade das Gegentheil zu beweisen scheint. Unendlich schwer, ja fast unmöglich wird es aber sein, den Rand des eingepflanzten Lippenstücks in das Totalniveau der Lippe zu bringen.

Die Fälle, welche von ROSSI bekannt geworden, so wie die Operation, welche Prof. RIBER am 13. Aug. 1834 mit Glück vollzogen haben soll, sind keine Neubildungen, und ermangeln ebenfalls des Charakters organischer Ueberpflanzung. Man vergleiche hierüber: *Repertorio med. chirurg. del Piemonte. Octbr. 1834*, und SCHMIDT's Jahrbücher. Bd. IX. p. 204.

CHARLES VIGUERIE (*Chirurgien en chef de l'hôtel-Dieu à Toulouse*) hatte am 28. September 1833 einen grossen Krebs der Unterlippe durch drei halbmondförmige Schnitte exstirpirt (vergl. SCHMIDT's Jahrbücher 1834. Bd. II. p. 339.), und machte die Chiloplastik, indem er aus der Halshaut einen Lappen ausschnitt und ihn mit dem besten Erfolg in den Lippendefekt überlegte. Die Operation geschah nach Indischer Weise.

Ein neues Verfahren der Lippenbildung ersann Prof. BLASIUS und übte es bei einem ziemlich bejahrten Manne mit glücklichem Erfolge. Er beschreibt dieses Verfahren (vergl. BLASIUS klinische Zeitschrift für Chirurgie und Augenheilkunde. Bd. 1. Hft. 3. p. 387.) mit folgenden Worten: „Mehrere Gründe bestimmten mich, ein neues Verfahren der Lippenbildung in einem Falle zu versuchen, wo ich bei einem 56 Jahr alten Manne wegen eines grossen Lippenkrebses die ganze Unterlippe bis über die Mundwinkel hinaus und die weichen Theile des Kinns exstirpiren musste. Ich hatte zu letzterem Zwecke auf der rechten Seite den Schnitt etwas über dem Mundwinkel in der Oberlippe begonnen, und um die Degeneration in einem grossen Bogen bis ½ Zoll unter das Kinn und etwa eben so viel jenseits der Mittellinie geführt, dann einen gleichen Schnitt auf der linken Seite gemacht, der jedoch weniger gebogen war und mit dem ersteren unter dem Kinne und an der linken Seite desselben in einem Winkel zusammenstiess, darauf die umschnittenen degenerirten Theile vom Kiefer getrennt, worauf dieser an ein Paar Stellen ganz blosgelegt und an einer, wo er etwas missfarbig aussah, abgeschabt wurde. Die ansehnliche Blutung bei dieser Exstirpation und im ferneren Verlaufe der

Operation stillte ich, so weit sie aus spritzenden Arterien kam, durch Torsion, um in der Wunde keine Ligaturfäden zu haben, welche die schnelle Vereinigung beeinträchtigt haben würden. Nunmehr führte ich von dem rechtseitigen Wundrande, etwa $1/2$ Zoll über dem Kieferrande beginnend, eine neue Incision, die von jenem unter einem Rechtwinkel einen guten Daumen breit abwärts ging, dann in einem Bogen zum Kieferrande wieder aufstieg und längs diesem bis auf den Masseter verlief. Den so umschnittenen zungenförmigen Lappen aus der Wange löste ich vom Unterkiefer ab und verfuhr dann eben so auf der linken Seite, wo ich jedoch den Schnitt entfernter vom Kieferrande anfing, den Lappen also kürzer machte. Diese beiden Lappen wurden mit ihren schmalen Enden durch umwundene Nähte vereinigt und stellten die eigentliche Unterlippe dar; ihre Vereinigungslinie fiel links von der Mittellinie des Kiefers. Zur Ergänzung des nun noch vorhandenen Defektes wurden die beiden Ecken, welche die Weichgebilde jetzt zu den Seiten des Kinnes bildeten, abpräparirt, auch in der ferneren Ausdehnung die unteren Mundwinkel sowohl nach den Kieferwinkeln hin, als besonders unterm Kinn, wo ich von dem Mundwinkel aus einen Schnitt etwa 1 Zoll breit herabführte, gelöst und endlich jene Ecken so herauf- und gegen einander gezogen, dass sie sich an der Vereinigungslinie der neuen Unterlippe berührten, und der untere Rand der letzteren mit der heraufgezogenen Haut überall in Berührung kam. In dieser Lage wurden die Wundränder bei abwärts geneigtem Kopfe sorgfältig theils durch umwundene, theils durch Knopfnähte vereinigt.

Verfahren von DIEFFENBACH. Dasselbe ist vorzugsweise für den plastischen Ersatz der in ihrer Totalität zerstörten oder degenerirten Unterlippe bestimmt, und besteht in Folgendem: Nachdem man die Unterlippe durch zwei von den Mundwinkeln aus nach unten geführte Incisionen, welche sich unter dem Kinn in einem spitzen Winkel treffen, entfernt hat, erweitert man die Mundspalte zu jeder Seite durch einen horizontalen nach aussen laufenden Schnitt, wobei aber die Wangenschleimhaut etwas weiter nach oben durchschnitten werden muss, um zur Umsäumung der neuen Lippe gebraucht werden zu können, führt dann von dem äusseren Ende jedes Schnittes eine Incision nach unten, und trennt die beiden so gebildeten Lappen, so weit es nöthig, von dem Zahnfleische und Unterkiefer los. Ist dieses geschehen, so zieht man sie in den Lippendefekt herüber, vereinigt die Wundränder in der Mittellinie durch umwundene Nähte, an den Mundwinkeln durch Knopfnähte und übersäumt die Lippen durch die fortlaufende Naht mit der dazu bestimmten Wangenschleimhaut. (Vergl. v. AMMON's Monatsschrift für Medicin, Augenheilkunde. Bd. I. p. 376. und BAUMGARTEN's *Diss. de Chiloplastice et Stomatopoësi. (Lipsiae 1837. in 8.)*

Kritik. Wir kennen kein Operationsverfahren, welches für die Bildung der Unterlippe ein besseres Resultat gewährt, als das so eben beschriebene von DIEFFENBACH. Als solches hat es auch die Anerkennung der Zeitgenossen gefunden. Die Hauptvortheile desselben bestehen:

1) in der grossen Einfachheit des Technicismus, bei welchem eine blosse Verschiebung der Ersatztheile ohne alle Drehung zur Neubildung hinreicht.

2) In der Möglichkeit, selbst weiter ausgedehnte Substanzverluste, als die Unterlippe beträgt, mittelst desselben wiederherzustellen.

3) In der Wiederbildung des Lippenrandes und der sogenannten rothen Lippensubstanz vermöge der Uebersäumung der Wangenschleimhaut.

Verfahren von v. AMMON bei der Bildung der Oberlippe. Die Veranlassung zu dessen Erfindung gab der erste von den zwei höchst schwierigen Fällen von Gesichtsdefekten, deren Wiederherstellung von AMMON in den Jahren 1834 und 1835 mit dem glücklichsten Erfolge unternahm, und welche wir weiter unten beschreiben werden. Im Allgemeinen sind es folgende pathologische Zustände, für die das v. AMMON'sche Verfahren Heilung verspricht. Es sind weniger die Folgen krebsartiger Zerstörungen, als vielmehr Ausgänge von syphilitischen Geschwüren und schlecht geleiteten Mercurialkuren, nämlich:

1) Hartnäckige Verwachsung der Schleimhaut der Oberlippe mit dem Zahnfleische.

2) Verkleinerung und abnorme Spannung der Oberlippe durch Substanzverlust verschiedener Art, z. B. in Folge eines mehrmaligen Entlehnens des Septum aus der Oberlippe. Hier giebt die v. AMMON'sche Operationsweise organischen Ersatz

und hebt die Spannung und die Adhäsionen der Lippe an die Maxille.

Das v. Ammon'sche Verfahren besteht in Folgendem: Der Operateur fasst mit zwei Fingern der linken Hand die Oberlippe an der Stelle, wo er die Ueberpflanzung zuerst vornehmen will, und führt mit der bewaffneten anderen Hand, vom Lippenrande ausgehend, einen ohngefähr 1½ Zoll langen Schnitt nach oben. Hierauf entsteht durch das Klaffen der Wundränder ein dreieckiger Raum, dessen beide Schenkel gleich lang sind und sich in eine Spitze nach oben vereinigen. Der Operateur misst nun die Länge der Schenkel und der Basis dieses Dreiecks auf der Waugenhaut, welches eine horizontale Lage haben und mit dem oberen Ende des einen Schenkels in die Spitze des dreieckigen Lippendefektes fallen muss. Der andere Schenkel darf dagegen diese Spitze nicht berühren, sondern muss einen Zwischenraum von ein Paar Linien lassen, damit der neue Ableger eine ernährende Verbindungsbrücke habe.

Nachdem nun dieser für den Ersatz bestimmte dreieckige Wangenhautlappen bis zu dem Punkte, wo seine Schenkel am meisten convergiren, von dem darunterliegenden Zell- und Fettgewebe losgetrennt ist, so wird er behufs der Einpflanzung behutsam in dem Lippendefekt herabgezogen und in denselben genau eingepasst.

Der letzte Akt der Operation besteht in der Vereinigung der Wundränder mittelst Insektennadeln. Hierbei wird von der Basis des dreieckigen Hautdefektes auf der Wange aus noch ein kleineres trianguläres Hautstück entfernt, um an dieser Stelle eine spitzige Wundfläche zu erhalten.

Dieses so eben beschriebene Verfahren wird auf gleiche Weise später auch auf der anderen Seite der Oberlippe vollzogen, und dann erst die Operation als geendet betrachtet. Eine sehr mangelhafte Beschreibung dieser Art der Lippenbildung giebt Rigaud in seiner Anaplastie des lèvres p. 103. (vergl. die Literatur); auch erwähnt er die Baumgarten'sche Dissertation nur ihrem Titel nach.

Es würde zu weit führen, alle Vortheile dieses neuen Verfahrens der Lippenbildung hier ausführlicher auseinander zu setzen. Die zwei Fälle, in denen v. Ammon diese Methode mit dem besten Erfolge angewendet hat, beweisen hinreichend ihren Werth.

Erster Fall.

Fall von Nasen- und Lippenbildung. Am 20. December 1834 kam der Arbeitsmann Richter mit einer bedeutenden Zerstörung der Nase und abschreckenden Mundverunstaltung Hülfe suchend zu v. Ammon. Nicht nur die Weichgebilde der Nase, sondern auch das knöcherne Gebäude derselben war so zerstört, dass nur wenige Ueberreste davon noch vorhanden waren, und somit dem Auge sich der Anblick einer grossen länglich-runden Oeffnung darbot, welche den ganzen Raum der verlorenen Nase einnahm. Dieses in der That schreckliche Ansehen ward dadurch um etwas gebessert, dass ein kleines zurückgebliebenes Hautstück wie eine Brücke mitten über jene Oeffnung hinlief. Ausserdem war die Oberlippe dick, aufgewulstet und mit dem darunter liegenden Zahnfleische auf's Innigste verwachsen. Breite, callöse Narben bedeckten beide Mundwinkel. Dagegen zeigte wider Erwarten die Unterlippe keine krankhafte Veränderung und war auch nirgends mit dem Zahnfleische verwachsen. Dafür adhärirten aber die zur Seite des Mundes gelegenen Wangentheile fest mit dem Ober- und Unterkiefer, weshalb der unglückliche Mensch den Mund nicht zu öffnen vermochte. Das Kauen war ihm ganz unmöglich, und nur mit Mühe konnten die Nahrungsmittel in kleinen Stückchen von der Grösse einer Haselnuss in den Mund eingebracht werden. Das Athemholen fand allein durch die grosse Nasenöffnung statt, indem der Luftzutritt durch den Mund fast ganz verschlossen war. Einzelne unartikulirte Töne, die der Kranke bisweilen durch die Nase hervorstiess, glichen eher dem Gebell eines Hundes als der Sprache eines Menschen, und ein abscheulicher Geruch, der fortwährend der engen Mundöffnung entströmte, machte einen längeren Aufenthalt in der Nähe des Kranken unerträglich.

Die Geschichte dieses traurigen Zustandes war kürzlich folgende: Patient, ein robustes Individuum von 37 Jahren, hatte sich durch Vernachlässigung einer syphilitischen Ansteckung die *Syphilis secundaria* zugezogen, welche hauptsächlich mit bösartigen Nasen- und Rachengeschwüren auftrat. In diesem Zustande wollte er zwar die Hülfe mehrerer Aerzte in Anspruch genommen haben, allein es schien wenigstens keiner von ihnen den wahren Charakter des Uebels erkannt zu haben, und der Zerstörungsprocess griff von Tag zu Tag mehr um sich. Erst nachdem Patient sich auf Anrathen des Wundarztes Collin in Dresden einer zweimaligen Inunctionskur unterworfen hatte, kamen die Geschwüre zur Heilung. Es hatten sich aber durch die starke Salivation die oben erwähnten sehnigen Verwachsungen zwischen der Wangenschleimhaut und dem Zahnfleische gebildet. Um diese Zeit sah v. Ammon den Kranken und fasste, auf den Wunsch des Kranken, den Entschluss, ihn zu operiren. Es war in diesem Falle nicht blos mit der Bildung der Nase abgethan, sondern es musste hier auch die Mundhöhle erweitert und die Mundöffnung in ihre natürliche Grösse gebracht werden. Diese Operation musste natürlicherweise der Rhinoplastik vorausgeschickt werden, weil im umgekehrten Falle das Athemholen nicht möglich gewesen wäre.

Am 30. December 1834 unternahm v. Ammon die Erweiterung der Mundöffnung und die Abtrennung der an das Zahnfleisch gewachsenen Wangenhaut. Er bewerkstelligte dieses dadurch, dass er die Oberlippe durchschnitt, und nun von diesem Schnitte aus sich rechts und links den Weg zu den Verwachsungen der Wangenhaut mit dem Zahnfleische, so wie zu den tiefer gelegenen Verwachsungen in der Mundhöhle bahnte. Diese Lostrennung war für den Kranken mit grossen Schmerzen verbunden; die Verwachsungen waren so fest und zähe, dass bei der Trennung der einzelnen Balken, welche sich gebildet hatten, jedes Mal ein knirschendes Geräusch entstand. Die Zahl der Stränge war sehr gross; sie erstreckten sich nicht blos auf die zwischen dem äusseren Theil der Kinnlade und der inneren Wangenhaut gelegene Gegend, sondern gingen selbst nach dem Isthmus faucium hin, so dass die ganze Mundhöhle dadurch verkleinert war (*Stomatostenosis.*) Die Blutung war bei diesen Trennungen sehr gross, doch stillte der Gebrauch kalten Wassers dieselbe sehr bald. Richter konnte jetzt, nachdem sich zugleich mit dem Blute eine grosse Menge dicker Massen von den Zähnen losgetrennt hatte, den Mund öffnen, und that dieses mit dem grössten Wohlbehagen, so dass er sich an dem Geräusche, das die Bewegung der Kinnladen verursachte, wirklich ergötzte. An eine Ueberpflanzung einer gesunden Schleimhaut auf die losgetrennte war nicht zu denken, weil auf der ganzen inneren Fläche der Wangenhaut und des Zahnfleisches kein Stückchen einer gesunden Schleimhaut zu finden war. Um daher der nun mit Gewissheit zu erwartenden Entzündung und plastischen Aussonderung in den wunden Stellen doch möglichst vorzubeugen, liess v. AMMON, nachdem er die Mundwinkel rechts und links um einen Zoll erweitert und durch Ueberbiegung und Anheftung der Schleimhaut die neuen Lippenpartieen übersäumt hatte, was mit feinen seidenen Fäden geschah, die Wunde, welche die Oberlippe getrennt hatte, klaffen, trotz des schrecklichen Anblickes, den diese klaffende Lippenwunde, die mit der gähnenden Nasenöffnung zusammenhin, gewährte.

Am 29. Januar 1835 sah v. AMMON sich abermals genöthigt, die im Inneren des Mundes neu entstandenen Verwachsungen zu trennen. Zugleich nahm er an diesem Tage die Vereinigung der gespaltenen Oberlippe vor, wobei er von der rechten Hälfte derselben ein ohngefähr drei Linien breites Segment, welches mit dem darunterliegenden Zahnfleische fest verwachsen war, bis zur Nasenöffnung hin lostrennte und hinaufschlug, um es später zur Bildung des Septum zu benutzen. Die Zusammenheilung der Oberlippe geschah vollkommen, allein das für die Septumbildung bestimmte Lippenstück gangränescirte und stiess sich nach einigen Tagen ab.

Am 4. März schritt v. AMMON zur Rhinoplastik. Die tiefe Zerstörung der Nase und die mit vielen breiten und festen Narben besetzte Umgebung der grossen Nasenöffnung boten allerdings wenig zur Operation aufmunternde Umstände dar. Indess gewährte die gelungene Heilung der Oberlippe, die gesunde Beschaffenheit der Stirnhaut, aus welcher der Ersatz genommen werden sollte, und endlich das gänzliche Getilgtsein der Syphilis immer noch eine ziemlich günstige Aussicht auf das Gelingen der Transplantation. Die Operation wurde mit den zur Aufnahme des neugebildeten Lappens nöthigen Hauteinschnitten im Umkreise der Nase, die hier freilich durch die Narben hindurch geführt werden mussten, begonnen, weil diese zu breit waren, als dass sie hätten nach aussen umgangen und von dem neuen Nasenlappen bedeckt werden können. Hierauf legte v. AMMON das für die Nase und Septum gebildete Modell auf die Stirn, setzte das Messer zur Seite an und umging es mit raschen kräftigen Zügen, stieg dann auf der rechten Seite so weit herab, dass er mit dem Messer in die zur Einpflanzung bestimmte Schnittwunde einmündete, während er auf der linken Seite weniger tief herabging, um hier eine ziemlich breite Verbindung des Nasenlappens mit seinem Mutterboden zu lassen. Diese Hautbrücke musste nämlich eine um so reichlichere Ernährung bezwecken, je weniger der schlechte Narbenboden, auf den die Ueberpflanzung geschah, dazu geeignet war. Nachdem v. AMMON den Stirnlappen hinreichend losgetrennt und die Blutung sorgfältig gestillt hatte, drehete er ihn an der Brücke um, und schritt zu seiner Vereinigung mittelst umwundener Insektennadeln. Dieser Act hatte in diesem Falle die grössten Schwierigkeiten, da sich die Karlsbader Nadeln, wenn sie durch die feste Narbenhaut dringen sollten, so häufig an ihrer Spitze umbogen, dass manchmal 3 bis 4 Nadeln wieder entfernt werden mussten, ehe eine hindurch ging. Ausserdem erschwerte noch ein Umstand dieses ohnehin sehr mühsame Geschäft. Der Kranke klagte bei geschlossenen Augen über eine so starke und ihm unerträgliche Lichtempfindung, dass v. AMMON sich genöthigt sah, die Anheftung fast im Halbdunkel zu verrichten, weil er das Gesicht des Kranken nach dem Hintergrunde des Zimmers wenden lassen musste. Vierzehn umschlungene und sechs Knopfnähte waren ausreichend, um eine genaue Verbindung des Nasenlappens sammt dem Septum mit den angrenzenden Theilen zu bewerkstelligen. Die Stirnwunde ward so viel als möglich durch Heftpflaster vereinigt, und um die Ränder derselben einander mehr zu nähern, wurde ein Seitenschnitt gemacht. An der Stelle, wo das Septum entlehnt worden war, wurden drei Knopfnähte angelegt. Der Nasenlappen behielt nach geschehener Anheftung seine natürliche Farbe und fühlte sich nur um Weniges kühler an, als die übrige Hautoberfläche. (Vergl p. 35.)

Es wurden äusserlich kalte Umschläge verordnet, wobei Alles nach Wunsch ging. Der Kranke fieberte am Abende des Operationstages sehr wenig, klagte aber sehr über Mangel an Luft, die er durch die eingelegten Federkiele jetzt freilich nicht mehr in der Menge einathmen konnte, als es früher durch die ungeheuere Nasenöffnung geschah. Er musste deshalb beständig den Mund offen erhalten. Am 3., 4. und 5. Tage nach der Operation wurden nach und nach bis auf die im Septum liegenden Nähte alle übrigen entfernt, und die Anheilung war überall vollkommen gelungen. Die neue Nase war natürlich geröthet und besass die gehörige Wärme; auf dem Septum, das aus dem behaarten Theile des Kopfes genommen worden war, zeigten sich schon kleine Haare. Dabei war das Allgemeinbefinden des Operirten ein vollkommen erwünschtes. Die Sprache, welche bisher ganz unverständlich gewesen war, hatte sich auffallend verbessert, selbst der Geruch — eine höchst merkwürdige Erscheinung — war wiedergekehrt.

Am 6. Tage löste v. AMMON die Ligaturen, durch die das Septum an die Oberlippe angeheftet worden war. Leider war aber hier keine Vereinigung eingetreten, und in den folgenden Tagen stiess sich ein grosses Stück durch Gangrän ab. Die Stirnwunde granulirte fortwährend gut und eilte in der Heilung rasch vorwärts. — Eine bemerkenswerthe und von Anderen häufig beobachtete Erscheinung bot sich auch in diesem Falle dar. Patient hatte nämlich, wenn man die Nase berührte, die Empfindung jedes Mal an der Stelle der Stirn, woraus der Nasenlappen genommen worden war. Der Versuch, den noch übrig gebliebenen Theil des Septum mittelst eines Pflasterverbandes und des Gebrauchs der *Tinctura Cantharidum concentrata* anzuheilen, misslang gänzlich.

Schon am 8. April musste v. AMMON wieder die von Neuem im Munde entstandenen Adhäsionen trennen. Er verband zugleich mit dieser Operation die Bildung eines neuen Septum aus der Oberlippe. Zu dem Ende spaltete er letztere zwei Mal, schlug das 3 bis 4‴ breite Mittelstück ohne Umdrehung in die Höhe und vereinigte die Wundränder der Oberlippe, wie es bei der Operation der Hasenscharte zu geschehen pflegt. Das hinaufgeschlagene Oberlippenstück spaltete er hierauf nochmals bis zur Tiefe von 4‴, und heftete in diese Spalte das übrig gebliebene und vorher wundgemachte Stück des alten Septum ein. (Vergl. p. 123.) Um das Wiederverwachsen der inneren Lippen- und Wangenhaut mit dem Zahnfleische noch besser zu verhüten, wurden die beiden Augenzähne der oberen Kinnlade herausgenommen und somit die Spannung der Oberlippe vermindert. Zugleich wurde eine Zeit lang die Schleimhaut der Backen täglich mit *Argentum nitricum* betupft. Endlich wurden die Mundwinkel, wie es früher schon ein Mal geschehen war, noch mehr erweitert und mit der Mundschleimhaut die äussere Haut umsäumt. Sowohl hier, als an der Oberlippe und am Septum gelang die Heilung in einigen Tagen vollkommen.

Erst am 21. April wurde die Wulst, welche durch die Umdrehung des Nasenlappens entstanden war, entfernt, was auf die gewöhnliche Weise durch zwei halbmondförmige Schnitte geschah. Die Wunde wurde durch umschlungene Nähte vereinigt. Die Nase war nun so gut gerathen, dass der Kranke hätte entlassen werden können. Allein die wiederholte Erweiterung des Mundes, die zweimalige Bildung des Septum aus der Oberlippe hatte die Form des Mundes sehr nachtheilig verändert und einen grossen Theil der Oberlippe gekostet. Der Kranke konnte in diesem Zustande die Lippen nicht ganz schliessen, sondern es blieb am rechten und linken Mundwinkel eine runde Oeffnung, die das Ansehen sehr entstellte und überdies das luftdichte Verschliessen des Mundes, also auch das Tabakrauchen, worauf sich Patient so sehr gefreut hatte, unmöglich machte.

Der somit immer noch höchst unglückliche Zustand des Kranken, und die gewisse Ueberzeugung, durch keine der bekannten Methoden demselben gänzlich abhelfen zu können, veranlasste v. Ammon, auf das oben erwähnte neue Verfahren zu denken, wodurch die Entstellung der Oberlippe, so wie die Mundverkleinerung gehoben werden sollte (*Chiloplastice angularis*).

Von Ammon schritt zu dieser Operation am 11. Mai 1835. Nachdem er die Oberlippe von dem Zahnfleische losgetrennt und durch diesen vorbereitenden Akt eine Verschiebung der Lippe von ihrem Platze erzielt hatte, machte er auf der rechten Seite derselben eine 1½ Zoll lange Incision und trennte von hier aus die abermals vorhandenen Verwachsungen, bezeichnete hierauf auf der Wange derselben Seite einen triangulären Hautlappen, der dem durch die Spaltung der Lippe entstandenen dreieckigen Defekte gleich war, aber eine solche horizontale Lage hatte, dass er mit seiner Basis nach aussen und unten gerichtet war und mit dem einen Schenkel in die Spitze des durch die Lippe geführten Schnittes fiel. Dieser Hautlappen wurde nun bis zur grössten Convergenz seiner Schenkel von der darunter liegenden Fettschicht losgetrennt und in den dreieckigen Lippendefekt hineingezogen. Die Basis des Lappens kam hierdurch in gleiche Linie mit dem Rande der Oberlippe, und es wurde auf diese Weise der Defekt vollkommen ausgefüllt. Von Ammon vereinigte nun sämmtliche Wundränder durch umschlungene Nähte. Unmittelbar nach der Operation hatte das Ansehen des Kranken schon eine wesentliche Verbesserung erlitten. Die bisherige Spannung der Oberlippe und ihr Angedrücktsein an den Oberkiefer war gänzlich gehoben, und damit zugleich grosse Hoffnung gegeben, dass sich keine neuen Verwachsungen im Munde mehr bilden würden. Tags darauf stellte sich zwar eine heftige Entzündung und in Folge dieser eine bedeutende Gesichtsgeschwulst ein, welche leicht den Ausgang in Abscessbildung nehmen konnte, allein es gelang, diese Gefahr abzuwenden, und die erste Vereinigung glücklich zu Stande zu bringen.

Am 25. Mai wurde ganz dieselbe Operation auf der linken Seite der Oberlippe gemacht, die in so fern weniger Schwierigkeiten darbot, als diesmal keine Adhäsionen im Innern des Mundes zugegen waren. Doch nahm der Lappen schon am Abende dieses Tages eine bläuliche Farbe an, blieb aber dabei warm und schrumpfte nicht zusammen. Von Ammon entfernte deshalb an der Verbindungsstelle des überpflanzten Hautstücks mit der übrigen Wangenhaut einige Suturen, um jeden nachtheiligen Druck an diesem Punkte zu vermeiden. Da aber dennoch der Rückfluss des Blutes aus dem transplantirten Theile wegen der um die Verbindungsstelle herum befindlichen Narben gehindert blieb, so wurden einige Blutegel angesetzt. Gleichwohl war am nächsten Tage schon deutlich vorauszusehen, dass eine oberflächliche Schicht dieses neuen Lippentheiles gangränesciren werde. Von Ammon entfernte nun alle Nähte bis auf die beiden untersten, welche am Lippenrande lagen, da ohnehin an eine erste Vereinigung nicht mehr zu denken war. Nach einigen Tagen musste wirklich eine oberflächliche Schicht des transplantirten Stückes, welches gangränescirt war, entfernt werden; indess blieb glücklicherweise der übrige Theil desselben unversehrt und war nach beendigter Eiterung gänzlich mit der Lippe verwachsen, so dass auch aus dieser Operation ein sehr wesentlicher Vortheil erwuchs.

Der Erfolg dieser Operation überstieg trotz aller ihr entgegentretenden Schwierigkeiten alle Erwartung. Der über sein wieder menschlich gewordenes Gesicht höchst beglückte Mann kehrte bald in seine Heimath zurück, wo er sich fortdauernd der besten Gesundheit erfreut.

Zweiter Fall.

Eine 31 jährige Frau, Namens Gebhardtin, hatte sich durch Vernachlässigung einer syphilitischen Ansteckung ein secundäres Allgemeinleiden des Organismus zugezogen, welches besonders als *Ozaena syphilitica* auftrat, und einen sehr bösartigen Charakter zeigte. Nachdem sie sich längere Zeit von dem Arzte ihres Wohnortes hatte behandeln lassen, wobei das Uebel aber hartnäckig vorwärts schritt, begab sie sich im Jahre 1834 nach Dresden, wo sie in eine chirurgische Heilanstalt aufgenommen wurde. Nach Verlauf von 6 Monaten, innerhalb welcher sie nicht allein Mercurialeinreibungen, sondern auch innerlich Sublimat gebraucht hatte, kehrte sie, noch nicht gänzlich hergestellt, in ihre Heimath zurück. Was hierbei vorauszusehen war, geschah. Das alte Uebel brach mit erneuerter Heftigkeit wieder hervor und zerstörte nicht allein die knorpeligen Gebilde der Nase, sondern drohete auch schon dem harten Gaumen Gefahr. Die Oberlippe war verkürzt und zusammengeschrumpft, der Oberkiefer entblösst und das Zahnfleisch heftig angeschwollen, Respiration, Sprache und Bewegung des Unterkiefers bedeutend gestört. Da die Kranke ausserdem einige Zähne verloren hatte, so floss fortwährend der Speichel durch die Lücken derselben hervor und gewährte einen hässlichen Anblick. Die übrigen Zähne waren schmutzig braun, angefressen und verbreiteten einen abscheulichen Geruch. In diesem traurigen Zustande, von Freunden und Angehörigen verabscheut, trieb sie die Hoffnung auf eine mögliche Hülfe im Jahre 1835 nach Dresden. von Ammon stellte sie von dem syphilitischen Uebel her. Allein die Mundöffnung war jetzt so klein geworden, dass nicht einmal ein kleiner Theelöffel hineingeführt werden konnte. Die flüssigen Nahrungsmittel, welche ihr gereicht wurden, quollen augenblicklich aus der Nasenöffnung wieder hervor. Mithin war nur durch die Operation noch Hülfe zu schaffen. von Ammon unternahm im Monat Februar die Bildung der Oberlippe nach dem bereits mitgetheilten neuen Verfahren, nachdem er vorher die Verwachsungen des Zahnfleisches mit den Wangen und der Mundschleimhaut getrennt hatte. Diese *Chiloplastice angularis* ward in zwei verschiedenen Zeiträumen auf beiden Seiten vollzogen. Auf beide Operationen erfolgte eine erysipelatöse Entzündung des Gesichtes, die aber in kurzer Zeit glücklich beseitigt wurde und der ersten Vereinigung kein Hinderniss in den Weg stellte. Der Erfolg war demnach ein sehr ausgezeichneter zu nennen. Anfangs blieben zwar die Ränder der eingepflanzten Theile eine Zeit lang etwas aufgewulstet (eine Erscheinung, die bei dergleichen Operationen selten fehlt), wodurch eine entfernte Aehnlichkeit mit der herabhängenden Oberlefze eines Jagdhundes entstehen konnte, indess verschwand diese Aufwulstung sehr bald wieder und die Ränder flachten sich vollkommen ab. Auch erhielten die Mundwinkel ihr normales Ansehen; der Mund selbst konnte vollkommen wieder geöffnet werden. Das ganze Gesicht hatte ein gutes Aeussere, und die Funktionen der Lippen gingen wieder von Statten. So ward die aus der menschlichen Gesellschaft Verbannte ihr wieder zurückgegeben.

Verfahren von BARONI. (Vergl. PAULI BARONI *historiae de gena, labio et palpebra varie mutilis atque deformibus per cutis insitionem instauratis.* Enthalten in: *Novi commentarii Academiae Bononiensis. Tom. III. p. 435 sqq.*) Im Jahre 1831 operirte BARONI eine Kranke mit einem sehr ausgedehnten Krebse der Unterlippe; letzterer war so weit vorgeschritten, dass er beinahe die ganze Unterlippe und einen Theil des Unterkiefers einnahm, und die Kranke weder sprechen noch essen konnte. Deshalb trat grosse Abmagerung und Fieber ein, und es blieb als letztes Rettungsmittel nur noch die Exstirpation übrig. Dieselbe ward im Juli 1831 vollzogen. — Nachdem zuerst der rechte äussere Schneidezahn entfernt worden, wurde mit einem convexen Scalpell vom rechten Mundwinkel aus perpendikulär herab ein Schnitt geführt. Als das Messer in dieser Richtung einige Linien über den untern Rand des Kiefers vorgedrungen war, wurde es so gewendet, dass es am untern Rande des Kinnes vorübergeführt werden konnte, worauf es in perpendikulärer Richtung über die linke Wange, ½ Zoll vom Mundwinkel entfernt, bis zur Oberlippe wieder aufwärts stieg. Durch diesen dreiseitigen Schnitt wurde die krebshafte Degeneration vom Gesunden isolirt; alles Krankhafte ward hierauf gänzlich entfernt, selbst das kranke Knochenstück des Unterkiefers wurde mittelst einer kleinen, nicht gebogenen Säge resecirt. Um nun die Unterlippe, die jetzt gänzlich mangelte, wieder neu zu ersetzen, bildete BARONI aus dem Halse ein viereckiges Hautstück, durchschnitt in der Richtung des Mundes die Wange und trennte dieselbe an ihrer inneren Fläche ein Stück weit los, verlegte hierauf das Ersatzstück in den Lippendefekt und wendete zur Vereinigung der Wundränder die umwundene Naht an. Die Vereinigung gelang bis auf eine kleine, durch

Gangrän verlorengegangene Stelle vollkommen. Diese Stelle bildete eine Oeffnung, welche in die Mundhöhle mündete, und selbst durch versuchtes Aetzen mit Höllenstein nicht geschlossen werden konnte. — Nach einiger Zeit erschien der Krebs in der Nase wieder, und die Kranke starb in kurzer Zeit.

Wiederherstellung der Unterlippe, des unteren Wangentheils, und eines Theiles der Halshaut von *Dr.* Burggraeve in Gent (vergl. *Annales de la Société de Médecine de Gand. Année 1841. Mois de Mai pag. 351 ect.*). Ein sechsjähriges Mädchen hatte in Folge einer bedeutenden Verbrennung eine Verwachsung des Unterkiefers und Halses mit dem oberen Theile der Brusthaut erlitten. Die Unterlippe war nach unten umgeschlagen und durch starke Narbenstränge mit der Brust verwachsen. Die Wangen so wie der ganze Unterkiefer schienen mit dem Rumpfe eine ebene Continuität zu bilden. Ausser der hierdurch veranlassten sehr hässlichen Gesichtsentstellung, waren gleichzeitig die Nachtheile, welche die aufgehobene Function der Lippen für die Gesundheit fürchten liess, so gross, dass eine plastische Operation dringend indicirt schien. Das Kinn und der untere Wangentheil mussten neugebildet werden, wozu wegen der Verbrennungsnarbe rings umher weder die Halshaut, noch die Haut der Brust verwendet werden konnte, sondern nur aus den Schultern die Ersatzhaut zu nehmen war. *Dr.* Burggraeve verfuhr nach folgendem Operationsplane:

1) löste er den Kopf und die Unterlippe von ihren abnormen Verbindungen mit der Brust,

2) nahm er aus jeder Schulter einen vierseitigen Hautlappen, um damit den untern Wangentheil, die Unterlippe, das Kinn und den Hals bedecken zu können.

Der Erfolg der Operation war vollkommen befriedigend, obgleich theils durch partielle Gangrän, theils durch excessive Entzündung an einigen Theilen nicht die *prima intentio*, sondern die Vereinigung durch Suppuration geschah.

Cap. IX.

Methoden der Mundbildung.

Es bleibt uns noch übrig, über die Methoden der Stomatoplastik (vergl. BAUMGARTEN's Dissertation p. 56) zu handeln. Wir dürfen uns hierbei um so kürzer fassen, da ausser der Methode von WERNECK und DIEFFENBACH die übrigen Arten der Mundbildung entweder schon ganz veraltet, oder den Hasenschartenoperationen beizuzählen sind. (Vergl. p. 50.) In wiefern bei der Mundbildung in den meisten Fällen auch die Bildung der Lippen in Betracht kommen müsse, bedarf wohl keiner besonderen Erwähnung. Gleichwohl sind beide streng von einander zu unterscheiden. Die Kunst der Mundbildung ist eine Erfindung unserer Tage; denn wenn man auch in den ältesten Zeiten Mundverwachsungen und Verengerungen des Mundes auf operativem Wege zu beseitigen suchte, so kannte man doch noch kein Verfahren, wodurch die nach Erweiterung des Mundes wiederkehrende Verwachsung verhindert werden könnte. RUDTORFFER (vergl. RUDTORFFER's Abhandlung. Bd. I. p. 478.) war der Erste, der für diese Operation ein besseres Verfahren ersann. Er rieth nämlich, an den Stellen, wo die Mundwinkel sich befinden sollen, die Wange zu durchstechen, dann einen Bleidraht durch den auf jeder Seite gebildeten kleinen Kanal hindurchzuführen und so lange darin liegen zu lassen, bis die Wände des Kanales ausgeheilt seien. Hierauf solle von beiden Kanälen bis zur vorhandenen kleinen Mundöffnung eine Incision geführt und so der Mund erweitert werden. KRUEGER-HANSEN wendete diese Methode zuerst an, und sah einen ziemlich glücklichen Erfolg davon. Allein auch dieses Verfahren hat immer noch so manchen Uebelstand, unter denen der schlimmste der ist, dass die Form und Gestalt der Lippen sehr dabei vernachlässigt wird. Dem Allem suchten nun WERNECK und DIEFFENBACH abzuhelfen. WERNECK hatte schon 1817 bei einer Munderweiterung und künstlichen Mundwinkelbildung das Wiederverwachsen der getrennten Theile dadurch abzuwenden gesucht, dass er die innere Schleimhaut mit dem äusseren Lippenrande in Verbindung brachte. Allein er machte dieses Verfahren erst im Jahr 1830 bekannt. Inzwischen brachte DIEFFENBACH eine ganz ähnliche Operationsmethode in Vorschlag. Dieselbe bestand in Erweiterung des verkleinerten Mundlochs zu beiden Seiten desselben mit Schonung und nachheriger Ueberpflanzung der inneren Schleimhaut. Zu dem Ende führte DIEFFENBACH das eine spitze Blatt einer sehr scharfen Scheere in den einen oberen Winkel des Mundlochs und trennte nach der einen Seite hin die Integumente von der Schleimhaut bis zu dem Punkte los, wo der neue Mundwinkel dieser Seite seinen Platz haben sollte. Eine ganz gleiche und der ersteren parallele Incision führte er von dem unteren Winkel des Mundlochs auf derselben Seite ebenfalls nach aussen. Hierauf vereinigte er beide Incisionen an ihrem äusseren Ende durch einen kleinen kreisförmigen Schnitt, und trennte die zwischen ihnen gelegene Haut nebst Zellgewebe von der darunter liegenden Schleimhaut ab. Dieselbe Operation machte er sodann auf der anderen Seite des Mundlochs. Nachdem er dann durch Herabziehen des Unterkiefers die zu beiden Seiten des Mundlochs entblösste Schleimhaut angespannt hatte, spaltete er sie in der Mitte durch bis in die Nähe der Mundwinkel und überpflanzte sie auf sämmtliche Wundränder mittelst der fortlaufenden Naht. Dieses ist die Methode, welche DIEFFENBACH besonders für die Operation der zweiten Art von Mundverengerung anempfiehlt. (Vergl. p. 133.) Bei der ersten Art ist, wie oben schon erwähnt wurde, die innere Oberfläche der Wangen und Lippen mit dem Kiefer verwachsen, der Mund durch diese falschen Adhäsionen verengt, die äussere Lippensubstanz dagegen meist vollkommen gesund. Dieser Zustand erfordert die Trennung der vorhandenen Verwachsungen im Innern des Mundes, wozu man sich am besten des von DIEFFENBACH hierzu angegebenen Messers, oder wenn die Adhäsionen weit nach hinten gehen, einer Scheere bedient. Der dritte Grad der Mundverschliessung, wo die äusseren Lippen zerstört sind, die Zähne unbedeckt da liegen, und die Kiefer nicht von einander entfernt werden können, ist die seltenste. Bisweilen findet sich dabei eine vicarirende Mundöffnung in der Wange, während die andere Wange durch den Vernarbungsprocess über den Punkt hinweggezogen ist, an welchem sich früher der Mund befand. DIEFFENBACH beschreibt einen solchen Fall in seiner Schrift über die Wiederherstellung zerstörter Theile u. s. w. 3. Abtheilung p. 110. und giebt eine sehr geistreiche Methode an, wodurch er diesen traurigen Zustand ein Mal ziemlich beseitigt hat.

Die Dieffenbach'sche Methode der Mund- und Lippenbildung, welche sich durch die Uebersäumung der Lippenränder mittelst der Mundschleimhaut von den übrigen Methoden so vortheilhaft auszeichnet, ist seit ihrer Erfindung vielfach geübt worden. An kleineren Modificationen konnte es natürlich dabei nicht fehlen, wiewohl die Grundidee immer dieselbe bleiben wird. (Vergl. die Fälle von Campbell in der *Gazette médic. de Paris 1833. p. 153*, von Mutter in Philadelphia, Velpeau in Rigaud's *Anaplastie des lèvres u. s. w. p. 102*. Kuh. Ein Beitrag zur operativen Plastik. Medicinische Zeitung vom Verein für Heilkunde in Preussen. Zehnter Jahrgang 1841. Nr. 1.)

Dritter Abschnitt.

Blepharoplastik.

Cap. I.

Geschichte der Blepharoplastik.

Die Geschichte der plastischen Chirurgie zeigt bestimmt, dass die Kunst, fehlende oder degenerirte Augenlider durch Hautverlegung zu ersetzen, ihren Jahren nach zwar noch in der Kindheit liegt, rücksichtlich ihrer Ausbildung aber mit der viel älteren Kunst der Nasenbildung nicht blos rühmlich wetteifert, sondern sie bereits weit übertroffen hat. Ihre Existenz beginnt erst mit dem zweiten Jahrzehend des neunzehnten Jahrhunderts. Der Name „Blepharoplastik" ist unleugbar älter als die wirkliche Ausführung derselben, denn man findet in den Annalen der Chirurgie mit demselben Operationen bezeichnet, welche nichts weniger als Augenbildungen zu nennen sind, z. B. die Operationen des *Coloboma palpebrae*, des Ectropium, der Trichiasis, des Lagophthalmos. Diese Operationen haben vielleicht allmählig die Erfindung der Blepharoplastik vorbereitet, weshalb wohl ohne Zweifel die Zeit, wo sie geübt wurden, die vorbereitende Periode der Blepharoplastik genannt werden darf. Als der eigentliche Erfinder der Blepharoplastik ist unstreitig v. Graefe zu nennen, denn Tagliacozzi's Werke enthalten kein Wort über dieselbe, und in den späteren Schriften über die plastische Chirurgie nach Tagliacozzi bis zu v. Graefe's Werk über Rhinoplastik wird die in Rede stehende Operation nicht erwähnt. Wir lesen in dieser Schrift Folgendes: „Häufiger als die Herstellung der Lippen und Wangen dürfte die der Augenlider durch Ueberpflanzung nothwendig werden. Vorzüglich möchte ich dies auf den Mangel des unteren Augenlides beziehen. Einen hierher gehörigen Fall bot mir meine eigene Erfahrung vor mehreren Jahren dar; das untere Augenlid war in Folge rosenartiger Blepharophthalmitis durch Brand aufgezehrt. Der Augapfel schwebte, nach Heilung der ursprünglichen Krankheit, aus den bereits angeführten Gründen, in höchster Gefahr, und ich unternahm die Restitution des fehlenden Theiles durch Aufwärtsklappen des zunächst gelegenen Wangenhautstückes, wenn gleich zaghaft, weil es mir an einem Vorbilde fehlte, aber doch mit dem lohnendsten Erfolge.“ Hieraus geht hervor, dass v. GRAEFE, ohne einen Vorgänger zu dieser Operation gehabt zu haben, aus der Wange zum Ersatze des fehlenden Augenlides ein Stück Haut gebrauchte oder, wie er es nennt, aufklappte. EDUARD GRAEFE (der Bruder) bemerkt, dass diese blepharoplastische Operation im Jahre 1809 vollzogen worden sei. Sehr zu bedauern ist es indess, dass v. GRAEFE diesen Fall nicht genauer beschrieb und durch Abbildungen erläuterte; er würde sich damit ein grosser Verdienst erworben, die Prüfung seines Operationsvorschlages am Krankenbette durch Andere erlebt, und zur Nachahmung aufgemuntert haben.

Nach v. GRAEFE übte zuerst DZONDI (1817) die Blepharoplastik; er beschreibt einen Fall, wo das untere Augenlid zerstört und hierdurch eine bedeutende, dem Bulbus Gefahr drohende Entstellung hervorgebracht worden war. Das neue Augenlid wurde von ihm aus der Wange gebildet, nachdem zuvor die Substanzwucherungen im inneren Augenwinkel entfernt worden waren, und dem natürlichen ausserordentlich ähnlich gemacht. Leider geht aber aus der Beschreibung, die DZONDI von seiner Operation gegeben hat, nicht deutlich hervor, ob diese Blepharoplastik mit Umdrehung des Ersatzstückes, oder ohne dieselbe durch einfache Hautverlegung geschah, und man vermisst mit Bedauern, wie in dem v. GRAEFE'schen Falle, eine genaue Beschreibung des Operationsaktes und erläuternde Abbildungen.

Im Jahre 1827 machte EDUARD GRAEFE nach BECK'S Erzählung bei einem jungen Manne, der durch Verbrennung bei einer Feuersbrunst die Augenlider verloren hatte, die Blepharoplastik. Das dabei eingeschlagene Verfahren, so wie der Erfolg dieser Operation sind aber leider nicht zur öffentlichen

Kenntniss gekommen, und werden ebenfalls mehr geschichtlich, als genau operativ erwähnt.

FRICKE war der Erste (1829), welcher die Blepharoplastik monographisch bearbeitete, und ihre Anwendbarkeit nach praktischer Prüfung an Lebenden genau und gründlich bestimmte. Zugleich ist derselbe der Erfinder eines eigenthümlichen Verfahrens, das im Verlaufe dieser Abhandlung ausführlich beschrieben werden wird. Er operirte nach dieser Methode einen 63jährigen Mann, welcher sich in Folge einer bedeutenden Verbrennung ein Ectropium des linken oberen Augenlides zugezogen hatte; dasselbe war so stark entwickelt, dass die Cilien die Augenbrauen berührten. Der Erfolg dieser Operation war ein günstiger.

Kurze Zeit darauf schlug JUENGKEN (1829) ein dem FRICKE'schen ganz ähnliches Verfahren für die Operation des Lagophthalmos vor.

Nach ihm prüfte DREYER (1831) in einer umfassenden literarischen Bearbeitung die Blepharoplastik. Er gab zuerst eine historisch-kritische Uebersicht aller von HIPPOKRATES an bis auf FRICKE befolgten Methoden, das Ectropium zu heilen, und ging dann zur Beschreibung einer neuen, von JAEGER in Wien angegebenen Operationsmethode über, welche er, aber wie wir später auseinander setzen werden, nur fälschlicherweise, Blepharoplastik nennt, da sie nichts mehr als eine operative Restauration des Lides ist. Hierauf erschien die Schrift von STAUB (1835), welche bei vielen Vorzügen doch der Tadel traf, dass sie fast alle an den Augenlidern vorkommende Operationen zur Blepharoplastik rechnet.

Seit FRICKE's Erfindung wurde nun die Operation der Augenbildung in die Praxis nach und nach eingeführt. Viele Wundärzte unserer Zeit nahmen Gelegenheit, dieselbe zu üben, und theilten die dadurch gewonnenen Resultate mit. So vollzog JOBERT die Blepharoplastik wegen Carcinoms des unteren Augenlides, indem er aus der Wangenhaut ein dreieckiges Hautstück entnahm, dieses umdrehte, anheftete und nach geschehener Heilung die Hautbrücke durchschnitt.

Inzwischen gab es doch auch Gegner der Blepharoplastik, zu denen namentlich die älteren Wundärzte zu zählen waren, und die Operation gehörte noch immer zu denen, welchen Viele einen Glauben schenken wollten. Noch im Jahre 1834 äusserte *Dr.* Sichel in einer Sitzung der *Société médicale d'émulation* zu Paris: dass er die Blepharoplastik aus der Armhaut zu bilden vorziehe, und Velpeau theilte seine Zweifel in derselben Sitzung über die Möglichkeit der Augenlidbildung aus der Schläfenhaut mit. Da trat Dieffenbach, merkwürdiger Weise grade in Paris, 1835 mit einer neuen Methode auf, über deren Vorzüglichkeit bald nur e i n e Stimme herrschend ward; v. Ammon und Fricke waren die Ersten, welche dieselbe einer genaueren Prüfung durch eigene Beobachtung unterwarfen, und nach ihr mit dem glänzendsten Erfolge operirten. Ihnen folgten viele Chirurgen des In- und Auslandes, und in den Annalen der Chirurgie finden sich jetzt reichhaltige Mittheilungen von glücklich gelungenen Augenlidbildungen durch Blandin, Baroni, Beck, Blasius, Burow, Cunier, Chelius, Koeler, Eckstroem, Jobert, Sanson. Als eine sehr gediegene, auf v. Ammon's Veranlassung erschienene Arbeit der neuesten Zeit ist die Dissertation von *Dr.* Peters (s. d. Literatur) zu betrachten, welche alle bis zu ihrem Erscheinen bekannt gewordenen Fälle von Augenlidbildungen, und einige bisher wenig beobachtete, wichtige Verbesserungen und Modificationen der Fricke'schen und Dieffenbach'schen Blepharoplastik durch v. Ammon enthält.

Eine ähnliche Revision des Gegenstandes mit eigener klinischer Prüfung gab im Jahre 1837 Beck in Freiburg. Er fügte seiner Arbeit mehrere beachtungswerthe Vorschläge über die Blepharoplastik bei. Nähere Nachweisung über diese Arbeiten, wie über die zur Geschichte der Blepharoplastik gehörige gesammte Literatur giebt das nächste Capitel.

Cap. II.

Literatur der Blepharoplastik.

Von ammon, Dr. Dieffenbach's neue Methode der Blepharoplastik. Ein Sendschreiben an Dr. Fricke, in v. Ammon's Zeitschrift für die Ophthalmologie. Bd. 4. p. 428.

Derselbe, Bildung eines oberen Augenlides aus der Schläfenhaut mit gleichzeitiger Restauration des unteren, in von Ammon's Zeitschrift für die Ophthalmol. Bd. 5. p. 312.

Annales de la société de Médecine de Gand. 1838. p. 497.

Baroni, *Historiae de gena, labio et palpebra varie mutilis atque deformibus Bononiae annis 1831 et sequ. per cutis insitionem instauratis*; enthalten in: *Novi commentarii academiae scientiarum instituti Bononiensis. Tom. III. p. 435 sqq.*

Beck, über Blepharoplastik. In v. Ammon's Monatsschrift für Medicin, Augenheilkunde und Chirurgie. Leipzig 1838. Bd. I. p. 24.

Blandin, *Autoplastie, ou restauration des parties du corps, qui ont été détruites ect. Paris 1836. 8. p. 268.*

Boinet, Ueber ein starkes Ectropium durch Combustion: Behandlung nach Adams; unvollständige Heilung; Blepharoplastik, Verfahren Blandin's; Genesung. *Gazette médicale de Paris. Juillet. Nov. 1836. Nr. 48.*

Burow. Zur Blepharoplastik, in v. Ammon's Monatsschrift für Medicin, Augenheilkunde und Chirurgie u. s. w. 1838. Bd. 1. Hft. 1. p. 57.

Carron du Villards. *Restauration des paupières. Gazette des hôpitaux. Nr. 2. 5. Janvier;* und *Guide pratique pour l'étude et le traitement des maladies des yeux. p. 365. ect.*

Cunier Florent. *Fragmens de Médecine, de Chirurgie et d'Ophthalmologie,* in: *Annales et Bulletin de la société de Médecine de Gand. Année 1839. 5me Volume. 8me livraison. Mois d'Août. §. XIV. Blepharoplastie.*

Chelius, Handbuch der Augenheilkunde. Stuttgart 1839. Bd. 2. p. 168.

Dieffenbach, Fall von Blepharoplastik, in v. Ammon's Zeitschrift für Ophthalmol. Bd. 4. p. 468, wo der Fall abgedruckt ist aus Casper's Wochenschrift für die gesammte Heilkunde. 1835. 8. Nr. 1. Berlin.

Dreyer, Joh. Aug. *Nova blepharoplastices methodus. Vindob. 1831. 8. c. II tab.*

Dzondi, Bildung eines neuen unteren Augenlides aus der Wange. Hufeland's Journal. 1818. Novemberheft. p. 99.

Dzondi, C. H. Beiträge zur Vervollkommnung der Heilkunde. 1. Theil. Halle 1816. p. 166. Methode, Verunstaltungen und Mängel der Augenlider, welche durch schlechte Vernarbungen entstanden sind, zu beseitigen.

Eckstroem, Blepharoplastik nach Dieffenbach, in Schmidt's Jahrbüchern. 1835. Band VIII. p. 384.

Fricke, J. C. G. Die Bildung neuer Augenlider nach Zerstörungen und dadurch hervorgebrachten Auswärtswendungen derselben. Mit 4 Steindrucktafeln. Hamburg 1829. 8. S. 40.

Von Graefe, Rhinoplastik, oder die Kunst, den Verlust der Nase organisch zu ersetzen. Berlin 1818. 4. mit Kupfern. p. 15.

v. Graefe, in v. Graefe's und v. Walther's Journal. Bd. 2. p. 8.

Graefe, Eduard. Artikel: „Blepharoplastik" in Busch's, Graefe's u. s. w. encyclopädischem Wörterbuche der medicinischen Wissenschaften. Berlin 1830. 8. Bd. 5. p. 578.

Jobert. Drei Fälle von Blepharoplastik. *Gazette médicale de Paris. Nr. 26. 1835.* S. Schmidt's Jahrb. Bd. XIII.

Juengken, J. L. Die Lehre von den Augenoperationen. Berlin 1829. 8. p. 267.

Labat, *de la Rhinoplastie. Paris 1834. 8. avec planches. p. 329. Mémoires de l'Académie de chirurgie, tome I. pag. 440.* (in 4°.)

Peters, El. Otto. *Dissert. de Blepharoplastice c. tabula lithographica. Lips. 1836. 4.* Deutsch bearbeitet in den auserlesenen Abhandlungen der Augenheilk. Berlin 1838. in 8.

Ponfik. Fall einer Blepharoplastik, in v. Ammon's Monatsschr. 1838. Bd. 1. p. 59.

Radius. Artikel: „Blepharoplastik" in Rust's Handbuch der Chirurgie. Bd. 3. Berlin 1830. p. 97.

Rigaud De *l'anaplastie des lèvres, des joues et des paupières. Paris 1841. in 8. p. 128 — 185.*

Sanson. *Journal univ. et hebdom. Nr. 162* und *164.* Nov. 1833.

Sichel. Vergl. Schmidt's Jahrb. Band VI. p. 122.

Staub, Joan. *Dissert. de Blepharoplastice. Berol. 1835. 8.*

Zeis, Handbuch der plastischen Chirurgie. Berlin 1838. in 8. Mit 5 Kpf. p. 348.

Ausserdem enthalten die bekannten Handbücher über Chirurgie und Akiurgie von Blasius, Chelius, Grossheim, Langenbeck, Velpeau, Malgaigne, Troschel, und die deutschen, französischen und englischen medicinisch-chirurgischen Encyclopädien Abhandlungen über die Blepharoplastik, die jedoch insgesammt nach den bekannten, hier angeführten Quellen bearbeitet sind.

Cap. III.

Begriffsbestimmung der Blepharoplastik.

Man versteht unter Blepharoplastik dasjenige operative Verfahren, durch welches ein entweder ganz oder theilweise fehlendes unteres oder oberes Augenlid mittelst Verlegung eines aus der Orbitalgegend genommenen und von seinem Mutterboden losgetrennten Hautstückes wieder ersetzt wird. Diese im strengen Sinne des Wortes gegebene Begriffsbestimmung schliesst, wie es uns nothwendig erscheint, alle übrigen, an den Augenlidern vorkommenden, die Form und Richtung derselben restaurirenden Operationen von der Blepharoplastik aus. Zugleich geht aus dieser Definition deutlich hervor, dass durch die Blepharoplastik dem neugebildeten Augenlide die ganz natürliche Funktion nicht wieder gegeben werden kann. Wimpern, Meibomsche Drüsen, Thränenröhrchen u. s. w. sind Organe, die nicht gebildet werden können, weshalb mit ihrer Zerstörung ihre Funktionen auf immer schweigen.

Man hat die Blepharoplastik in eine vollständige oder totale, und in eine unvollständige oder partielle eingetheilt, wobei man unter ersterer den Ersatz des in allen Theilen, unter letzterer hingegen des nur partiell zerstörten Augenlides versteht. Sodann hat man noch die Bildung des oberen von der des unteren Augenlides streng zu unterscheiden gesucht, weil, wenn auch beide auf denselben Grundprincipien und Methoden beruhen, dennoch im Operationstechnicismus besondere Regeln und Cautelen bei jeder einzelnen zu beobachten, und weil überhaupt bei grosser Aehnlichkeit der oberen und unteren Blepharoplastik doch beide in ihrem Erfolge verschieden sind. Eine Betrachtung der pathologischen Zustände, welche blepharoplastische Operationen erfordern, wird uns am zweckmässigsten zum näheren Verständniss des Gegenstandes führen.

Cap. IV.

Pathologie der Augenlider in Beziehung zur Indication der Blepharoplastik.

Die häufige Verwechselung der eigentlichen Blepharoplastik mit anderen an den Augenlidern vorkommenden Operationen macht eine Aufzählung der verschiedenen Krankheitsformen nothwendig, welche die eine oder andere jener Operationen erfordern. Die hierher gehörigen pathologischen Erscheinungen scheiden sich in zwei verschiedene Hauptklassen, deren eine die Abweichungen von der normalen Form und Richtung, die andere den wirklichen Substanzverlust der Augenlider zum Eintheilungsprincip hat. Zu der einen Klasse gehören Ectropium, Lagophthalmos, Symblepharon, zu der andern vorhandener Substanzverlust durch Wunden, Verschwärung, oder zu bewirkender Substanzverlust wegen nothwendiger Exstirpation vorhandener Ulcerationen, Geschwülste u. s. w. Gegen beide Krankheitsformen kann unter gewissen Verhältnissen die Blepharoplastik alleiniges Hülfsmittel werden, während sie unter anderen Verhältnissen den restaurirenden Methoden nachstehen. Die nähere Bestimmung ihrer Indicationen wird und kann sich nur aus der Individualität jedes einzelnen Falles ergeben.

Ectropium.

Man nennt Ectropium die Auswärtswendung der inneren Fläche eines Augenlides, und unterscheidet das vollständige, totale, von dem unvollständigen oder partiellen Ectropium. Um die verschiedenartigen Heilmethoden desselben gehörig würdigen zu können, müssen wir zunächst die verschiedenen Gestalten und Grade, in welchen dieses Uebel zu erscheinen pflegt, so wie seine Entstehungsweise richtig ins Auge fassen. (Vergl. v. Ammon's Klinische Darstellungen der Krankheiten und Bildungsfehler des menschlichen Auges. Bd. II. Berlin.

1838. in Fol. Tab. V. und die dahin gehörige Erklärung.) Es sind zwei Hauptursachen, welche in der Mehrzahl der Fälle das Ectropium zu Stande bringen:

1) die krankhafte Erschlaffung und Verlängerung des gesammten Augenlides;

2) die Verkürzung der äusseren Haut des Augenlides.

Die erste Art des Ectropiums, welches am unteren Augenlide, das keinen Tarsus hat, vorzüglich leicht entsteht, ist so oft Folge des höheren Alters, oder chronischer Entzündungen, die bald von der *Conjunctiva palpebrae*, oder *bulbi*, bald von der *Plica inferior conjunctivae*, wenn diese degenerirt ist, auszugehen pflegen. — Die zweite Art des Ectropiums, die an beiden Augenlidern, dem oberen und unteren, gleich häufig vorkommt, ja wohl auch bisweilen auf beide zugleich sich erstreckt, wird durch Verkürzung der äusseren Hautbedeckungen bewirkt, nämlich durch tiefere scrophulöse oder syphilitische Geschwüre, Abscesse, tief gehende Verbrennungen, zusammenfliessende Pocken, durch Wunden, und sehr häufig durch *Caries marginis orbitalis*. In diesen Fällen ist der Kreismuskel und die Haut mehr oder weniger zerstört, entweder mit der Wangenhaut, oder der oberen Supraorbitalgegend selbst fest verwachsen.

Es ist einleuchtend, dass die Auswärtsbeugung eines Augenlides einen nicht unbedeutenden schädlichen Einfluss auf das Auge haben muss. Daran Leidende sind bei hohem Grade des Uebels nicht im Stande, die Augenlidspalte zu schliessen, und laufen zuletzt Gefahr zu erblinden. Abgesehen von der abschreckenden Entstellung, welche die Umstülpung der Bindehaut bewirkt, stellt sich namentlich beim Ectropium des unteren Augenlides sehr bald Thränenträufeln, Trockenheit des Bulbus, und, weil dieser der steten Einwirkung der Luft und des Lichtreizes ausgesetzt ist, bald auch entzündliche Reizung der *Conjunctiva corneae* ein, worauf die Hornhaut Glanz und Durchsichtigkeit verliert und Erblindung eintritt. Aus diesen Gründen waren die Aerzte von jeher auf Heilmittel und Operationsmethoden zur Wiederherstellung der Normalrichtung der Augenlider bedacht. Die meisten derselben entsprechen jedoch den Indicationen nicht, welche die verschiedenartige Natur und der verschiedenartige Ausbildungsgrad dieses Uebels erfordert. Dies beweisen am überzeugendsten folgende Andeutungen der hauptsächlichsten, gegen das Ectropium im Verlaufe von Jahrhunderten bekannt gewordenen Verfahrungsweisen:

Die mechanische Ausdehnung der Lider mittelst Heftpflasterstreifen (FABRICIUS *ab Aquapendente*, BERNSTEIN), so wie die Erweichung und Ausdehnung der das Ectropium veranlassenden Narben (RICHTER, BEER, SCARPA, S. COOPER). Diese Mittel sind stets erfolglos.

2) Die Anwendung des *Cauterium potentiale* (ST. YVES, RHAZES, AVICENNA) und des *Cauterium actuale* (HIPPOKRATES, CELSUS, GUY DE CHAULIAC, PERCY, BEER, v. GRAEFE) auf die aufgelockerte, das Ectropium bewirkende Bindehaut. Sie verursachen nur Schmerz und verschlimmern das Uebel.

3) Scarificationen der Augenlidbindehaut (S. COOPER, SCARPA, G. QUADRI, welcher Letztere nach geschehener Scarification Quecksilber einrieb). Sie sind nur in den Fällen von palliativer Hülfe, wo das Ectropium Folge von grosser Auflockerung der Conjunctiva ist.

4) Ausschneidung eines Theiles der Bindehaut (ANTHYLLUS, PAUL von Aegina, SEVERIN, LE DRAN, PELLIER, ROUX, TEXTOR). Sie empfiehlt sich da, wo das Ectropium durch die aufgelockerte Bindehaut secundär entsteht; dieses geschieht vorzüglich leicht nach heftigen Erschütterungen des Auges, durch Verwundungen, durch Pulverexplosionen, wo die Conjunctiva sich so auflockert und so sich infiltrirt und ausdehnt, dass sie sich in die *Rima palpebrarum* legt, und vorzüglich am unteren Lide leicht ein Ectropium bildet.

5) Incisionen der äusseren Haut der Augenlider, mit nachheriger Dilatation der Wundränder (CELSUS, PAUL von Aegina, PARÉ, GUILLEMEAU, THEVENIN, HEISTER, DZONDI), vielfach versucht und geprüft, aber selten von Erfolg und nie von bleibendem Nutzen.

6) Durchschneidung des ganzen Augenlides, Reposition der Auswärtswendung und Erweiterung der Wundränder durch Heftpflasterstreifen (BERNSTEIN, WELLER) ist ebenfalls nur ausnahmsweise anzuwenden und eine nutzlose Operation.

7) Tarsoraphie, vorgeschlagen von v. WALTHER, und vorzugsweise für das *Ectropium anguli oculi externi* bestimmt, durch Versuche am Krankenbette, namentlich von v. AMMON mit Erfolg geprüpft. (Vergl. dessen Zeitschrift für die Ophthalmologie. Bd. V. p. 264.)

8) Ausschneiden eines V förmigen Stücks aus dem Augenlide und Vereinigung der Wundränder nach REIL (*Memorabilia*

clinica, Fasc. IV.) und nach Adams (*Practical observations on Ectropium, or Eversion of the Eyelids ect. Lond. 1812. p. 84*). Es ist dieses ein erfahrungsmässig geprüftes und anerkannt zweckmässiges Verfahren, und leistet namentlich beim Ectropium mit theilweisem Hautverlust vorzügliche Dienste. Jedoch ist zu bemerken, dass diese Methode fast immer nach der Operation ein geringeres oder grösseres Colobom, oder selbst Lagophthalmos zurücklässt, ein Umstand, der theilweise auf der grossen Neigung der Vernarbungslinien, sich zu verkürzen, beruht, weshalb Dieffenbach dieses Verfahren dahin abänderte, dass er anstatt eines V einen ⋎ Ausschnitt vorschlug, durch den eine längere Vernarbungslinie erzielt werden soll.

9) Von Ammon's Methode der Ausschneidung eines Hautstückes im äusseren Augenwinkel. Von Ammon ging in der Veränderung dieses Verfahrens noch weiter. Er schlug vor, anstatt in der Mitte des kranken Augenlides, am äusseren Ende desselben, also am äusseren Augenwinkel, ein längliches dreieckiges Stück zu entfernen, und die Wunde mittelst Insektennadeln zu vereinigen. Dieses Verfahren gewährt den grossen Vortheil, dass man die immer sichtbare Narbe in der Mitte des Augenlides und sonach im Tarsus umgeht, und ein recht genaues Anschliessen des Lides an den Bulbus bewirkt. (Vergl. darüber v. Ammon's Zeitschrift für die Ophthalmologie. Bd. I. p. 531.) Chelius trat dieser Operationsweise in der neuesten Zeit bei. (Handbuch der Augenheilkunde. Bd. 2. 1839. in 8. p. 153.)

10) Das sogenannte Verdrängen des Augenlides von Dieffenbach. Um nämlich einen festen Stützpunkt für das auswärts gewendete untere Augenlid zu gewinnen, umschneidet man ein dreieckiges keilförmiges Hautstück, dessen Basis der Augenlidrand ist. Nachdem dieses trianguläre Hautstück von seiner Spitze bis gegen die Basis hin von dem darunter liegenden Fett- und Zellgewebe losgetrennt worden ist, vereinigt man die Wundränder von der Spitze aus mit 1—2 Nadeln bis gegen die Mitte, und heftet dann den losgetrennten Hautlappen in den nicht vereinigten oberen Theil des Defektes hinein.

11) Das Dieffenbach'sche Verfahren zur Reposition des Ectropiums mittelst Hervorziehens und Einheilens der *Conjunctiva palpebrae inversae* in eine transverselle gegen das Auge etwas gekrümmt gerichtete äussere Hautwunde (Rust's Maga-

zin Bd. 30. p. 438. — DIEFFENBACH's chirurgische Erfahrungen u. s. w. Berlin 1830. Abthlg. II. p. 126. und v. AMMON's kritische Prüfung dieser Methoden in seiner Zeitschrift für die Ophthalmologie. Bd. I. p. 463.).

12) DIEFFENBACH's Methode, das Ectropium mittelst Verziehung des Augenlides zu heilen. Der Zweck dieser Operation ist derselbe wie bei der sub 9 dargestellten Ausschneidung am äusseren Augenwinkel. Die Art des Schnittes ist eine andere. DIEFFENBACH schneidet beim Ectropium des unteren Augenlides am äusseren Augenwinkel ein dreieckiges, 3—4 Linien breites Hautstück aus, welches eine nach unten gekehrte Pyramide ▽ bildet, spaltet dann die äussere Commissur der Augenlidspalte so, dass der Schnitt in die breite Basis der Pyramide fällt (▽), löst dann das Lid ein Stück von seiner unteren Fläche los, damit es verschiebbar wird, und trägt den Tarsalrand mit den Cilien so weit ab, als die Basis der Pyramide beträgt. Hierauf zieht er den seines Tarsalrandes beraubten Theil des Augenlides in den triangulären Defekt hinein und heftet ihn durch umschlungene Nähte an. Auf diese Weise wird das Augenlid ganz ausgespannt und das Ectropium vollständig gehoben. Ganz auf dieselbe Art geschieht die Operation am oberen Augenlide, mit dem einzigen Unterschiede, dass hier die Pyramide nach oben gerichtet sein muss. Diese Methode gewährt glückliche Resultate und verdient den Vorzug vor vielen. Ein sehr grosser Vortheil derselben besteht darin, dass, wenn selbst die *prima intentio* nicht erfolgen sollte, die Heilung dennoch durch den Vernarbungsprocess zu Stande kommen muss.

13) Methode von JAEGER. Dieses Operationsverfahren scheint ursprünglich für die höheren Grade des Ectropiums und für den Lagophthalmos bestimmt. JAEGER fand, dass bei beiden Uebeln Verminderung des perpendikulären, aber Vergrösserung des horizontalen Durchmessers vorhanden sei, und stellte sich die Aufgabe, die Höhe des Augenlides zu vergrössern, seine Breite dagegen zu vermindern. Die erste Indication erfüllte er durch Anziehen und Anheften der benachbarten Haut, die zweite durch Ausschneiden eines Stücks aus dem Palpebralrande. Das Verfahren war im Ganzen folgendes: Er schnitt die Narbe, wenn am oberen Augenlide operirt wurde, durch, und bildete somit eine Querspalte, in welcher der obere Theil

des Bulbus sichtbar ward. Hierauf entfernte er von der Mitte des Palpebralrandes aus durch zwei parallele mit der Scheere gemachte Schnitte so viel, als die Länge dieses Randes in Vergleichung zu dem entsprechenden Rande des gesunden Augenlides der anderen Seite betrug. Dann löste er vom oberen Wundrande der Querspalte ausgehend, die Haut so weit, als es zur Vereinigung nothwendig war. Zuerst wurde die senkrechte Spalte des Augenlidrandes, sodann die Querspalte mittelst der Knopfnaht zusammengeheftet und somit das Normalverhältniss beider Durchmesser wiederhergestellt.

Geschieht die Operation am unteren Augenlide, so wird das überschüssige Stück des Augenlides und seines Randes durch einen dreieckigen Schnitt entfernt, dessen Basis aber die Basis eines zweiten gegen den Augapfel über die Conjunctiva hin, aber nicht bis zur Spitze auslaufenden V ist. Die Wundränder werden, nachdem sie gehörig von den darunter liegenden Theilen abgetrennt worden, wiederum durch Knopfnähte vereinigt.

Dies sind übersichtlich die hauptsächlichsten Methoden, durch welche man auf nicht plastischem Wege von den ältesten bis auf unsere Zeiten die Auswärtswendung der Augenlider zu heilen sich bestrebt hat. Bei einer sorgsamen Prüfung ihres Heilwerthes am Krankenbette kann es nicht entgehen, dass nur wenige derselben eine vollkommene Herstellung bewirken, denn eine aufmerksame Beobachtung der Ectropien lehrt, dass jedes durch Ectropium veränderte Augenlid, wenn man es gegen den Bulbus hin aufrichtet, denselben nie dicht umschliesst, sondern dass immer zwischen diesem und dem Augenrande ein mehr oder minder grosser Abstand wegen der Relaxation desselben bleibt. Aus diesem Grunde können diejenigen Methoden, welche eine blosse Reposition der Auswärtswendung beabsichtigen, und demnach nur die Höhe, aber nicht die Breite des Augenlides in den Normalzustand zurückbringen, den Zweck der vollkommenen Heilung nie ganz erreichen. Leider gehören hierher die meisten der eben angeführten Operationsweisen. Selbst in den unter 10 und 11 erwähnten Verfahrungsarten ist auf die grössere Ausdehnung des Augenlidrandes keine Rücksicht genommen, weshalb auch ihre Anwendung nur in den seltensten Fällen von Nutzen sind. (Von Ammon, Zeitschrift für Ophthalmologie. Bd. I. pag. 529.) Dagegen ist das Adams'sche Verfahren, durch Dieffenbach und v. Ammon modificirt, eins der zweckmässigsten und besten. Nächst ihm gewährt die von DIEFFENBACH erfundene und unter Nr. 11 beschriebene Operationsweise in denjenigen Fällen, wo die äussere Haut des Augenlides wenig verkürzt, die Erschlaffung aber gross, und die Conjunctiva nicht degenerirt ist, die grössten Vortheile.

Es kommen nun aber nicht selten Fälle vor, wo selbst die den Höhen- und Breitendurchmesser des invertirten und erschlafften Augenlides verbessernden Operationsmethoden unzureichend sind, und zur Heilung des Ectropiums ein wenigstens theilweiser Ersatz von Haut aus den angrenzenden Hauttheilen nothwendig wird. Es sind dies sonach Ectropien, welche die Blepharoplastik im wahren Sinne des Wortes erfordern. Diese Fälle einzeln zu bestimmen, liegt bei der Mannigfaltigkeit des in Rede stehenden Leidens ausser dem Bereiche der Möglichkeit. Ueberhaupt kann man es nicht oft genug sagen, dass jede plastische Operation bei der Befolgung allgemeiner Regeln immer nach einem neuen Plane gemacht werden muss. Nur im Allgemeinen lässt sich annehmen, dass bei allen denjenigen Ectropien, wo die äussere Haut bedeutend verkürzt oder zerstört ist, wo der Augenlidrand weit vom Bulbus absteht und in einem grossen Bogen ausgedehnt ist, wo zugleich auch der Tarsus krankhaft verändert erscheint, die Blepharoplastik allen übrigen Operationsarten vorzuziehen sei. Dasselbe gilt von jenen Ectropien, bei welchen in den Lidern bedeutende Excrescenzen oder Geschwülste vorhanden sind, die nothwendigerweise entfernt werden müssen, durch deren Exstirpation aber ein grosser Substanzverlust in den äusseren Bedeckungen entsteht. In den meisten dieser Fälle kann die Blepharoplastik so vollzogen werden, dass der Augenlidrand erhalten wird; ein Umstand, der, wie wir später sehen werden, für den Erfolg der Operation von dem entschiedensten Nuzzen ist.

Fasst man nun das, was in Bezug auf die chirurgische Behandlung des Ectropiums der Erfahrung gemäss bestimmt ist, zusammen, so ist Folgendes zu erinnern.

1) Alle Methoden, das Ectropium zu operiren, bei denen kein Ersatz durch Hautverlegung geschieht, kann man nicht zur Blepharoplastik rechnen.

2) In den bei weitem wenigsten Fällen ist zur Heilung des Ectropiums die Blepharoplastik nothwendig.

3) Wenn beim Ectropium die Blepharoplastik angezeigt ist, beschränkt sie sich meistens auf einen partiellen Ersatz mittelst Hautverlegung aus den angrenzenden Theilen.

Lagophthalmos.

Man hat bisher unter dieser Benennung gewöhnlich nichts Anderes verstanden, als einen sehr hohen Grad des Ectropiums, bei welchem die Integumente bedeutend verkürzt sind. Wir halten dagegen zum Unterschiede vom Ectropium, dessen Wesen in Verkürzung der äusseren Haut besteht, folgende der Natur des Uebels entsprechende Erklärung fest: Lagophthalmos ist diejenige krankhafte Stellung eines oberen Augenlides, bei der nicht allein die äussere Haut, sondern auch der Tarsus und die übrigen Gebilde gleichmässig verkürzt sind, so dass der Bulbus darunter theilweise unbedeckt liegt, ohne dass jedoch das Augenlid eine Umdrehung seiner inneren Fläche nach aussen erlitten hat. Was die ursächlichen Bedingungen betrifft, unter welchen Lagophthalmos zu entstehen pflegt, so sind es meist schlecht vernarbte und mit Substanzverlust der äusseren Haut verbundene Wunden und Geschwüre der Orbitalgegend, oder noch entfernter liegender Hauttheile. Vor allen sind Knochenkrankheiten der Orbita am häufigsten Ursache der Verkürzung der Augenlider, wie wir aus vielfacher Erfahrung kennen gelernt haben. Von Ammon (Zeitschrift für Ophthalmologie Bd. I. pag. 36, und in seinen klinischen Darstellungen der Krankheiten und Bildungsfehler des menschlichen Auges. Bd. II. Berlin 1838. in Fol. Tab. V. nebst Erklärung) beschreibt ausführlich, wie durch Caries des Orbitalrandes Lagophthalmos entstehen kann. Findet nämlich eine chronische Periostitis und Uebergang derselben in Eiterung und Caries Statt, so werden die benachbarten Gebilde der Augenlider ergriffen, und zum Theil zerstört, worauf bei der nachfolgenden Entzündung und Vernarbung eine Adhäsion an den Orbitalrand, und hierdurch leicht Lagophthalmos erfolgt.

Was die chirurgische Behandlung betrifft, so ist die Absicht, mittelst breiter Cicatrisation das Mangelnde zu ersetzen (Dzondi), fast immer vergeblich und wird besonders durch den Umstand vereitelt, dass solche Vernarbungen die stete Neigung behalten, sich zu contrahiren, wodurch fortwährend Gelegenheit zu Rückfällen gegeben werden muss. Wir nehmen selbst Beck's Verfahren nicht aus. Derselbe hat für Ectropien durch Deckenverkürzung und Lagophthalmos ein Verfahren angegeben, welches im Durchschneiden der abnorm verwachsenen Stelle des Augenlides und in Abtragung der Conjunctiva besteht. Das Augenlid wird alsdann mittelst einer durchgeführten Fadenschlinge in der Normalstellung erhalten, damit eine Vernarbung erfolgt, welche für das Verlorene Ersatz leistet.. Er räth sogar zu wiederholten Malen das Durchführen der Fadenschlinge durch das Augenlid, bis man seinen Zweck erreicht hat. Andere Methoden, wie sie z. B. v. Ammon und Jaeger angegeben haben, beruhen auf dem Herbeiziehen losgetrennter benachbarter Hauttheile. Die Methode von Jaeger haben wir beim Ectropium beschrieben, und gesehen, dass sie mit Unrecht zur Blepharoplastik gezählt worden ist; sie ist bei einigen Arten des Lagophthalmos anwendbar. Das Verfahren v. Ammon's scheint nur bei partiellem Lagophthalmos nützlich, bei grösserem dagegen nicht anwendbar. Deshalb sind wir der Ansicht, dass bei Lagophthalmos höheren Grades die Blepharoplastik das alleinige Mittel sei, sichere Heilung zu erreichen. Da hier natürlich immer nur ein partieller Augenlidersatz Statt finden könnte, so würde ein dem Fricke'schen ähnliches Verfahren den besten Erfolg versprechen; so auch das Verfahren von Juengken, welches von dem Fricke'schen nur darin abweicht, dass das transplantirte Hautstück eine schmalere Brücke hat. Aber auch nur dann wird diese Operationsweise Erfolg haben können, wenn das überpflanzte Hautstück in einen guten Boden kommt, ein Umstand, der grade beim Lagophthalmos nur selten Statt findet, weil die allgemeine Hautbedeckung da, wo sie verkürzt ist und abgetrennt werden muss, um Raum für das zu überpflanzende Hautstück zu geben, fast immer degenerirt, oder so verdünnt ist, dass sie wenige plastische Thätigkeit entwickeln kann, oder weil der Boden für die Brücke des transplantirten Theiles wegen vorangegangener Krankheit des Periosteums, oder des Knochens auch nicht die besten Aussichten gewährt.

Geschwülste der Augenlider.

Gar nicht selten kommen an den Augenlidern Geschwülste und Excrescenzen von verschiedenartiger Natur vor, welche theils ihrer Grösse und Schwere, theils ihres entstellenden Ansehens und der Neigung wegen, weitere Veränderungen einzugehen, auf operative Weise entfernt werden müssen. Hierher sind vorzüglich (vergl. v. Ammon's klinische Darstellungen der Krankheiten und Bildungsfehler des menschlichen Auges. Bd. II. Tab. III. und Bd. III. Tab. VI.) die bösartigen Warzen, fungöse Excrescenzen und Krebsgeschwülste zu zählen. Diese Afterbildungen penetriren auf der Stelle, welche sie einnehmen, gewöhnlich alle Theile des Lides, und machen die totale Exstirpation des ergriffenen Augenlidstückes nöthig. Es hängt nun von der Grösse einer solchen Geschwulst und von dem Umfange des auf die Exstirpation derselben erfolgten Substanzverlustes ab, ob die Blepharoplastik nothwendig sei, oder nicht. Wenn die unmittelbare Vereinigung der Wundränder nach einer solchen Exstirpation nicht möglich ist, so ist es erfahrungsmässig angezeigt, den durch die Exstirpation verloren gegangenen Theil des Augenlides durch Verlegen eines angrenzenden Hautstückes zu ersetzen, wo dann die Dieffenbach'sche Methode den vorhandenen Indicationen in der Mehrzahl der Fälle am meisten entsprechen wird.

Naevus und Teleangiectasie der Augenlider.

Man versteht bekanntlich unter Teleangiectasie eine örtlich beschränkte abnorme Ausdehnung der Capillargefässe, die bald mehr in ihrem arteriellen, bald mehr in ihrem venösen Theile erkrankt sein können. Diese regelwidrige Gefässausdehnung bildet gewöhnlich eine elastische, weiche Geschwulst, die ursprünglich in der Haut ihren Sitz hat und meist als bläulichrother, wenig über die Haut erhabener Fleck als Naevus beginnt, dann aber über kurz oder lang auf die Gefässe des Zellgewebes und anderer Gebilde übergeht. Nach dieser Metamorphose entsteht endlich eine grössere Geschwulst, in welcher gewöhnlich deutliche Pulsation fühlbar wird. Wiewohl nun solche Teleangiectasien an allen Theilen des Körpers vorkommen können, so sind sie doch am häufigsten am Kopfe, an den Wangen, den Augenlidern und Lippen beobachtet worden. Diese subcutanen, vielfältig verschlungenen und durch lockeres Zellgewebe mit einander verbundenen Gefässerweiterungen bleiben selten auf ihrer Entwickelungsstufe stehen, sondern verbreiten und erheben sich an einzelnen Stellen, worauf die darüber liegende Haut nach und nach dünner wird, aufbricht, und eine mehr oder weniger bedeutende Blutung entsteht; wiederholt sich dieser Process öfters, oder werden solche Gefässerweiterungen mit Aetzmitteln behandelt, so entstehen sehr leicht schwammige Degenerationen; bisweilen gehen aber die Teleangiectasien auch in erectile Geschwülste über. Teleangiectasien der Augenlider sind deshalb höchst bedenkliche Erscheinungen und fordern sehr oft die Exstirpation, da von den übrigen Heilmitteln, als der Compression, der Unterbindung, dem Glüheisen u. s. w., wenig oder gar nichts zu erwarten steht. Mehr als bei jeder andern Exstirpation gilt hier die Regel, dass die Schnitte in gehöriger Entfernung von der Geschwulst geführt werden müssen, weil im entgegengesetzten Falle entweder eine heftige Blutung, oder Recidive zu fürchten sind. Der entstandene Substanzverlust wird dann auch hier lehren, ob einfache Vereinigung der Wundränder möglich, oder die Blepharoplastik in grösserer oder geringerer Ausdehnung nothwendig wird. Ausser diesen bedeutenderen Teleangiectasien können aber auch oberflächlich auf die Haut und das Zellgewebe beschränkte Naevi, wenn sie nämlich weit verbreitet sind, die Exstirpation der Haut erheischen, wodurch ein grosser Substanzverlust entsteht. In solchen Fällen ist durch Hautüberpflanzung eine superficielle Blepharoplastik indicirt. (Vergl. v. Ammon's klinische Darstellungen der Krankheiten und Bildungsfehler des menschlichen Auges. Bd. III. Tab. VII. Berlin 1841. in Fol.)

Carcinom der Augenlider.

Eine der häufigsten die Blepharoplastik indicirenden Krankheiten ist das sogenannte Krebsgeschwür des Augenlides (*Carcinoma palpebrae*). Es kommt vorzüglich bei älteren Leuten vor und beginnt meistens in der Gestalt von Knoten oder Warzen; werden diese durch reizende Mittel behandelt, so entsteht zunächst Reizung und Entzündung. Die anfangs meist unschmerzhafte Verhärtung wird jetzt der Sitz brennender oder reissender Schmerzen, bekommt Risse und fängt an zu nässen, bis sich endlich grössere oder kleinere, eigenthümlich roth oder gelb gefärbte Vertiefungen mit aufgeworfenen Rändern, leicht blutenden, pilzartig wucherndem Grunde und übelriechender, dünner Jauche bilden. Diese Vertiefungen fliessen später in einander und gestalten sich zu breiten, langsamen oder schnell um sich greifenden Geschwüren, welche gewöhnlich allen Mitteln trotzend das Augenlid nach und nach zerstören. (Vergl. v. AMMON's klinische Darstellungen der Krankheiten und Bildungsfehler des menschlichen Auges. Bd. II. Tab. VII. und die Erklärung.)

Da nun das Wesen des Krebses Zerstörung ist, und er fast immer allen äusseren und inneren Mitteln zum Trotz mit Hartnäckigkeit um sich greift, wodurch die Nachbargebilde allmählig in seinen Zerstörungskreis gezogen werden, so muss der Arzt energisch eingreifen, und die Erfahrung hat gelehrt, dass die Ausrottung durch das Messer das zweckmässigste und fast alleinige Mittel sei, einer weiteren, dem Bulbus selbst Gefahr drohenden Zerstörung, wenn auch nicht für immer Grenzen zu setzen. Dieses Verfahren, das bisher freilich nur als Palliativmittel galt, hat in der neuesten Zeit um so grösseres Vertrauen erworben, je grösser die Fortschritte der plastischen Chirurgie sind, und je mehr man die von MARTINET DE LA CREUSE gemachten, in der *Gazette médicale de Paris 1834. Nr. 42.* mitgetheilten Beobachtungen von Hautüberlegung bei der operativen Behandlung des Augenlidkrebses bestätigt gefunden hat. Hierbei ist zu bemerken, dass die partielle Exstirpation des Krebses nie hinreiche, das Uebel zu hemmen, sondern dass seine totale Ausrottung einzig und allein von Erfolg sein könne. Bei der Ausübung einer solchen Exstirpation, die oft sehr grosse Hautstücke entfernt, hat man immer gleichzeitig an den durch die Blepharoplastik vorzunehmenden Ersatz zu denken, und muss deshalb die Bildung der Wunde nach der Operationsmethode einrichten, die man auszuführen denkt. Am zweckmässigsten ist es, sogleich nach der Exstirpation den plastischen Wiederersatz vorzunehmen und nicht *à deux temps* zu operiren. Gleich streng ist die Regel zu beobachten, dass man nicht zu spät, und vielleicht erst dann operirt, wenn die Zerstörung schon überhand genommen hat, dass man durch die Exstirpation einen grösseren Defekt erhält, als es für die Blepharoplastik wünschenswerth ist. Die Nichtbeachtung dieser Regel hat nicht selten Veranlassung gegeben, dass die Blepharoplastik einen ungünstigen Erfolg hatte. Unter den Methoden wählt man nach totaler Exstirpation des Lides am zweckmässigsten und gewöhnlichsten die neueste Methode der Blepharoplastik von DIEFFENBACH (siehe Capitel V. über die Methoden der Blepharoplastik).

Verwundungen der Augenlider.

Verwundungen der Augenlider sind häufig vorkommende pathologische Erscheinungen. Sie haben von jeher die Aufmerksamkeit der Aerzte auf sich gezogen, weil sie nicht nur Form und Funktion der Lider stören, sondern durch das Zurücklassen von Nachkrankheiten dem Augapfel selbst gefährlich werden können und das Gesicht des Kranken entstellen. (Vergl. v. AMMON's klinische Darstellungen der Krankheiten und Bildungsfehler des menschlichen Auges. Bd. II. Tab. II. Tab. VI. u. s. w. und die dahin gehörigen Erklärungen.)

Die pathologische Bedeutung der Augenlidwunden ist nach der Art ihrer verschiedenen Veranlassungen sehr verschieden. Die häufigsten sind die durch schneidende Instrumente verursachten Wunden, sodann Schusswunden und Verbrennungen.

Was die Verwundungen der Augenlider durch schneidende Instrumente betrifft, so bestehen dieselben entweder in einfachen Trennungen, eines oder beider Lider mit und ohne Verletzung des Bulbus, oder in Verwundungen der Augenlider mit Substanzverlust. Sollen sich als Folgen solcher Verwundungen nicht grössere oder geringere Ectropien, oder Lagophthalmos, oder Symblepharon einstellen, so muss der Wundarzt, wenn er den Verwundeten sieht, sogleich darauf bedacht sein, dem Augenlide seine normale Lage und Richtung wieder zu geben, und es durch die nöthigen Suturen in derselben zu erhalten. Ingleichen muss er dafür Sorge tragen, dass keine Verwachsung des Lides mit dem Augapfel entstehe. Die Natur der Verwundung muss hierbei den Arzt leiten, das Rechte zu wählen und den angegebenen Heilzweck zu erreichen. Er muss darauf Rücksicht nehmen, dass alle die bösen Folgen, welche ausserdem durch Entzündung, oder durch Eiterung so leicht eintreten, und die namentlich in Verkürzung der Augenlidsubstanz, oder in hypertrophischen Erscheinungen desselben bestehen, und die normale Stellung und Bewegung so häufig stören, durch eine passende Behandlung möglichst verhindert werden. Gelingt dieses nicht, und entstehen Nachkrankheiten, welche blepharoplastische Operationen indiciren, so sind dieselben nach ihrer Indication zu vollziehen.

Augenlidwunden, oder solche Verwundungen der Wangen- und Orbitalgegend, welche durch schneidende Instrumente verursacht wurden, und mit grossem Substanzverluste der Augenliderhaut, oder der Haut der Orbitalgegend verbunden sind, können zum grossen Vortheile des Kranken sogleich eine chirurgische Behandlung durch Hautüberpflanzung aus der Umgegend erfordern. Wie dieses zu bewerkstelligen ist, darüber können allein die Regeln Belehrung gewähren, nach denen die partielle Blepharoplastik, die hier gewöhnlich indicirt sein dürfte, überhaupt zu vollziehen ist.

Verwundungen der Augenlider und Augenlidgegend durch Schiessgewehr, es führe dieses Kugeln oder Schrot, verbieten, selbst wenn sie mit grossem Substanzverlust verbunden sind, gewöhnlich deshalb jedes operative Eingreifen, weil in Folge dieser Verletzungen fast immer grössere oder geringere Entzündung eintritt, deren Verlauf erst abgelaufen sein muss, ehe man an eine Restauration der Form dieser Organe denken kann. Wollte man diese Vorsichtsmassregel nicht befolgen, so würde man Gefahr laufen, dass in Folge jener traumatischen, oft schleichenden Entzündungen der Erfolg der angewendeten restaurirenden Operationen vereitelt würde. Ein Abwarten des Verlaufes der Entzündung ist ferner nothwendig, weil bisweilen in der Wunde sitzende Schrotkörner nicht gleich entfernt werden können, und ihre Entfernung durch Eiterung, oder ihre Einkapselung durch plastische Ausschwitzung erst abgewartet werden muss, bevor der Arzt zu operativen Eingriffen sich entschliessen kann. So marternd ein solches Warten für den Kranken ist, so grosse Vortheile gewährt es zum Gelingen der Operation, die für das Lebensglück des Verwundeten immer von dem entschiedensten Erfolge bleibt.

Zu den fürchterlichsten Verwundungen der Augenlider und der Orbitalgegend gehören die Verbrennungen. Sie werden entweder durch Pulverexplosionen, die die Augenlidgegend mit grosser Gewalt treffen, oder durch Explosionen von chemischen Mischungen verursacht. Sodann ereignet es sich gar nicht selten, dass Individuen, die von Ohnmachten, oder mit Bewusstlosigkeit verbundenen Krämpfen schnell befallen worden, in ein nahes Feuer fallen, an dem sie gerade allein beschäftigt sind, und furchtbare Gesichtszerstörungen erleiden. Die Folgen solcher Verbrennungen sind sehr zerstörend, weil, abgesehen von der Gewalt der Explosion oder des Feuers, durch die auf sie folgende tief gehende Entzündung, des Gewebes der Lider und der benachbarten Gesichtshaut, vorzüglich leicht das Ectropium in den allerverschiedensten Abstufungen und Gestalten eintritt. Auch hier vermag der Arzt nichts Anderes zu thun, als, so viel es nur immer geschehen kann, die Entzündung möglichst schnell zu beseitigen, und ihre entstellenden Folgen zu verhindern; erst später kann er an eine Heilung durch operatives Eingreifen denken. Die Operation ist erst dann vorzunehmen, wenn die durch Verbrennung veränderte Vitalität der deformen Augenlider, oder Augenlidgegend so gehoben ist, dass sie operative Eingriffe zu erleiden vermag.

Symblepharon.

Zur Pathologie derjenigen Krankheiten der Lider, welche die partielle Blepharoplastik indiciren, gehört in gewisser Beziehung auch das Symblepharon. Von Ammon hat in seiner Schrift (Das Symblepharon und die Heilung dieser Krankheit durch eine neue Operationsmethode. 2. Aufl. Dresden 1834. in 8. mit 1 Kupfertafel. Vergl. auch dessen klinische Darstellungen der Krankheiten und Bildungsfehler des menschlichen Auges. Bd. II. Tab. VI. und die Erklärung dazu) diesen Zustand in pathologisch-anatomischer und operativer Hinsicht nach neuen Ansichten beschrieben, und das *Symblepharon posterius* von dem *Symblepharon anterius* unterschieden. Nur von letzterem kann hier die Rede sein, denn das gegen das erstere anwendbare operative Verfahren hat nichts mit einer plastischen Operation gemein. Unter *Symblepharon anterius* ist nämlich nach v. Ammon diejenige Verwachsung der Lider mit dem Bulbus zu verstehen, welche sich durch Ulcerationen oder Excrescenzen der inneren Fläche der *Conjunctiva palpebrae et oculi* bildet. Eine solche Verwachsung ist meistentheils sehr fest, und zeigt bei der Untersuchung ein zelliges, gefässreiches Gewebe, das mit dem Bulbus einerseits und mit dem Augenlide andererseits verschmilzt.

Das von v. Ammon für die Heilung des *Symblepharon anterius partiale* angegebene Operationsverfahren besteht in Folgendem: Man durchschneidet mit einem feinen Bistouri oder mit der Scheere, das zuvor zweckmässig fixirte Augenlid in Form eines Triangels, so dass der an dem Bulbus angewachsene Theil auf demselben sitzen bleibt, und vereinigt dann über diesem Mittelstücke das gespaltene Augenlid mittelst umschlungener Nähte. Ist die Vereinigung und Vernarbung geschehen, so trägt man das auf dem Bulbus sitzen gebliebene Stück des Palpebralrandes vorsichtig ab. Die hieraus entstehende Mundfläche berührt jetzt die gesunde Schleimhant des Augenlides und kann mit dieser nicht mehr verwachsen. Dieses ursprünglich nicht der plastischen Chirurgie zugehörige Verfahren wird zu einem solchen, wenn ein grosses Stück aus dem Augenlide ausfallen muss, und die einfache Vereinigung des klaffenden Augenlides wegen zu grosser Spannung nicht möglich ist. Man ist nämlich in diesem Falle genöthigt, das Augenlid mit einem feinen schmalen Bistouri nach dem Orbitalrande hin ein Stück weit loszutrennen und es verschiebbar zu machen. Reicht auch dieses noch nicht hin, die Spannung zu heben, so schreitet man zu seitlichen Incisionen und erreicht mit diesen seinen Zweck bestimmt. In diesem Verschieben und Verziehen liegt das Plastische dieser Operation, und es wird sonach bei den Fällen von *Symblepharon partiale anterius*, welche eine grössere Ausdehnung haben, die Operation desselben zu einer partiellen Blepharoplastik, so dass Peters in seiner Schrift wohl nicht mit Unrecht die Bemerkung macht, in ihr liege gewissermassen die Idee der Dieffenbach'schen Methode der Blepharoplastik (Peters *Blepharoplastice p. 30.*).

Cap. V.

Die verschiedenen Methoden und Verfahren zur Blepharoplastik.

Alle bisher für die Augenlidbildung bekannt gewordenen Operationen lassen sich am zweckmässigsten aus zwei verschiedenen Gesichtspunkten betrachten, je nachdem der Zweck derselben Ersatz des ganzen Augenlides, oder nur eines Theiles desselben ist. Wir unterscheiden in dieser Beziehung die partielle Blepharoplastik von der totalen, die erstere setzt immer voraus, dass noch ein Theil des Lides vorhanden und zur Wiederherstellung der Integrität desselben seinerseits brauchbar sei. Hierbei ist nur zu bemerken, dass für den partiellen Augenlidersatz das Wort „Blepharoplastik“ streng genommen zu viel bedeutend ist, weshalb es vielleicht logischer wäre, dafür „blepharoplastische Operation“ zu sagen, da ja kein Augenlid, sondern nur ein Theil eines solchen auf plastischem Wege gebildet wird. Eben dasselbe gilt auch vom partiellen Wiederersatz anderer Theile des menschlichen Körpers. Wir werden indess den einmal aufgenommenen Ausdruck beibehalten, und zunächst die Methoden und Operationsweisen der partiellen, dann die der totalen Blepharoplastik ausführlicher abhandeln. Diesen Eintheilungen der Blepharoplastik reihen wir aber noch eine dritte an. Oberflächliche, nur die Cutis treffende Degenerationen und Defekte bieten nämlich im Allgemeinen für die Blepharoplastik die günstigste Prognose dar. Hierher gehören z. B. mehrere Formen weit greifender Naevi, nicht in die Tiefe dringende Ulcerationen, in der Cutis haftende Geschwülste u. s. w. Der gegebene Substanzverlust bei der Entfernung dieser Affectionen trifft hier nur die äussere Haut, oder die oberflächliche Muskelschicht des *M. orbicularis*, und gewährt die bestimmteste Sicherheit, dass nach vollzogener Wiederherstellung der Form durch oberflächliche Hautverlegung, auch die Function des neugebildeten Augenlides in ihrer ganzen Integrität erhalten werde. Im Gegensatze zu den übrigen nennen wir diese Art der Restauration eines Augenlides die superficielle Blepharoplastik. Folgendes Schema giebt eine schnelle Uebersicht der verschiedenen Methoden und Verfahren zur Vollziehung der in Rede stehenden Operation.

Blepharoplastik.

Partielle. Totale.

des oberen, des unteren Augenlides. des oberen, des unteren Augenlides.

mit Drehung ohne Drehung des Lappens.

1) Methode v. GRAEFF.	1) Mthd. v. DIEFFENBACH.	1) Methode v. DIEFFENBACH.
2) Verfahren v. DZONDI.	2) Verfahren v. FRICKE.	2) Verfahren v. AMMON's.
3) - v. JUENGKEN.	3) - - v. AMMON.	3) - - v. JOBERT.
4) - v. JOBERT.		4) - - v. CHELIUS.
5) - v. BLANDIN.		

Superficielle Blepharoplastik.

Verfahren v. AMMON's.

Cap. VI.

Fälle von partieller, totaler und superficieller Blepharoplastik.

1) Methode von v. GRAEFE. Wir haben schon oben gesehen, das v. GRAEFE als der Erfinder der partiellen Blepharoplastik zu betrachten sei. Ohne dass irgend ein Vorschlag zu dieser Operation vorlag, betrat v. GRAEFE im Jahre 1809, durch Analogie geleitet, zuerst den Weg, aus der angrenzenden Wangenhaut ein zerstörtes unteres Augenlid wieder zu ersetzen, und sah diese Operation von dem glänzendsten Erfolg gekrönt. Aus der leider sehr kurzen Beschreibung seiner Operation scheint nämlich hervorzugehen, dass er aus der Wange ein Hautstück bis auf einen Stiel losgetrennt, gedreht, in den Augenliddefekt verlegt und hier an die Wundränder angeheftet habe.

Die weiteren Details dieser historisch wichtigen Operation kennen wir nicht. Selbst BLASIUS scheint in seinen akiurgischen Tafeln, keine richtige Abbildung gegeben zu haben. Wie dem auch sei, so hatte v. GRAEFE mit der Ausführung dieser Hautüberpflanzung einen Grundtypus aufgestellt, der die bis dahin nicht gekannte Möglichkeit, zerstörte Augenlider durch eine plastische Operation theilweise wieder zu ergänzen, an's Licht stellte, und verdient deshalb im wahren Sinne des Wortes als der Erfinder einer Methode der partiellen Blepharoplastik genannt zu werden.

2) Verfahren der Augenlidbildung von DZONDI. Das in der Geschichte des klinischen Institutes für Chirurgie und Augenheilkunde, Halle 1818. S. 136., und in HUFELAND's Journal 1818. Novemberheft, p. 99. beschriebene Verfahren, nach welchem DZONDI ein zum grössten Theil verloren gegangenes unteres Augenlid durch Hautverlegung wieder herstellte, bestand in Folgendem: Ein Baron v. L. hatte durch Verwundung und darauf folgende starke Entzündung und Eiterung den grössten Theil des unteren linken Augenlides sammt dem Tarsus, den ein Chirurg abgeschnitten hatte, verloren, so dass der kleine Rest desselben 2 — 3 Linien breit dergestalt herabhing, dass die innere Bindehaut wie beim Ectropium nach aussen gekehrt war. Auf der Stelle, wo das Augenlid gesessen hatte, war eine 6 — 7 Linien breite, vom inneren Augenwinkel bis an den erwähnten Rest des Tarsus gehende, von der Haut entblösste rothe Stelle, welche aus Zellgewebe mit einer Fortsetzung der Bindehaut überzogen bestand, und mit dieser vom Augapfel an zur Wange herab ein *Planum inclinatum* bildete. Im inneren Augenwinkel befanden sich starke Substanzwucherungen der Conjunctiva, die vorläufig theils mit der Scheere, theils mit dem Bistouri entfernt wurden. Die Blepharoplastik selbst geschah auf folgende Weise: Mit einem Bauchbistouri wurde vom inneren Augenwinkel aus in der Richtung nach unten und aussen, und in einer Entfernung von 6 — 7 Linien vom äussersten Rande einer entblössten rothen Stelle, mit welcher der Defekt begann, und parallel mit demselben ein bis an das am äusseren Augenwinkel noch befindliche Stück des Augenlides gehender tiefer elliptischer Schnitt geführt. Durch diesen und noch einen anderen perpendikulär und im rechten Winkel auf das äussere Ende dieses Schnittes zulaufenden geraden, eben so tiefen Einschnitt war ein Hautlappen von ohngefähr 1½ Zoll Länge und 6 — 7 Linien Breite auf zwei Seiten aus seiner Verbindung mit der Wange getrennt worden, so dass er nur noch im inneren Winkel des Auges vermittelst der Membran der rothen Stelle zusammenhing. Da er aber noch nicht beweglich genug war, um dem Augapfel

hinreichend genug genähert werden zu können, wurde er noch 4 Linien breit von seiner Basis losgetrennt. Nun erst konnte die rothe entblösste Stelle mit ihm bedeckt werden. Nachdem dieses geschehen, wurde der kleine Rest des Augenlides am äusseren Augenwinkel wund gemacht und der vorhandene Hautlappen durch Knopfnähte mit ihm vereinigt. Die Wangenwunde wurde mit trockner Charpie bedeckt. Als am 5. Tage der Verband erneuert ward, fand es sich, dass die Vereinigung des Hautlappens mit dem Reste des Augenlides nur zum Theil und zwar etwa 3 Linien breit von unten her Statt gefunden hatte, oben aber noch ein Colobom von ein Paar Linien geblieben war. Dieses liess Dzondi vor der Hand unberücksichtigt und sorgte nur für die Ausfüllung der Wunde durch Granulation, die auch in einigen Wochen auf's Beste gelang. Der Zustand des Auges war jetzt folgender: das neugebildete Augenlid bedeckte die erwähnte rothe Stelle bis auf die Breite einer Linie, wenn es mit dem Reste des alten zusammengehalten wurde, ausserdem sank es noch 1 — 2 Linien tiefer herab und war noch um ein wenig zu lang. Dzondi schnitt deshalb noch ein kleines triangulüres Stück aus und vereinigte die Wundränder mittelst einer blutigen Naht und den nöthigen trocknen Heften; aber auch dieses Mal blieb ein kleines Colobom zurück. Eine nochmals wiederholte Vereinigung hatte endlich den erwünschten Erfolg. Nun war aber das neue Augenlid immer noch nicht hoch und breit genug, um die rothe Stelle vollkommen zu decken und den Augapfel selbst zu berühren, obgleich es die Thränen schon zu halten vermochte. Dzondi wendete desshalb seine Granulationsmethode an, und machte, um dem Lide eine grössere Breite zu geben, einen mit der Narbe parallel laufenden Schnitt, den er 4 Wochen hindurch granuliren liess. Auf diese Weise gelangte er zum Ziele.

Ein anderer Uebelstand war aber endlich noch der, dass das neue Augenlid nicht genau am Auge anlag, ein Zustand, der nicht vom Hautlappen, sondern von der aufgewulsteten Conjunctiva herrührte, welche das Augenlid wegdrückte. Nach manchen vergeblichen Versuchen hatte zuletzt das *Cauterium potentiale*, welches nach sorgfältiger Schützung der Nachbargebilde auf die Conjunctiva gebracht wurde, den erwünschten Erfolg. Zuletzt machte Dzondi noch Versuche mit Einpflanzung von Augenwimpern, die aber zu keinem glänzenden Resultate geführt zu haben scheinen. Das neugebildete Augenlid soll damals dem anderen so ähnlich gesehen haben, dass der Unterschied von Laien kaum zu bemerken gewesen sei. Namentlich soll der Rand des Augenlides durch das Anliegen an den Bulbus eine dem gesunden ganz ähnliche scharfe Kante gehabt haben.

Kritik. Aus dieser sehr ausführlichen Beschreibung des DZONDI'schen Verfahrens ergiebt sich, dass dasselbe sehr viele und wesentliche Mängel an sich trägt. Wir machen besonders darauf aufmerksam, dass es ohne allen Plan unternommen und ohne alle genaue Berechnung ausgeführt wurde. Wenn auch DZONDI selbst berichtet, dass das Endresultat seiner Operation ein sehr glänzendes gewesen sei, so können wir dennoch nicht umhin zu glauben, dass jene oft wiederholten Incisionen und die häufigen Aetzungsversuche Spuren hinterlassen haben müssen, die dem Ansehen des neugebildeten Augenlides sehr nachtheilig sein mussten. Uebrigens trifft die von DZONDI gegebene Beschreibung seines Verfahrens der Tadel, dass man bei aller Ausführlichkeit derselben nicht einmal erfährt, ob er durch seitliches Verlegen oder Drehung der Haut den Wiederersatz vollzogen habe. Merkwürdig bleibt es endlich, dass DZONDI, trotz des angeblich trefflichen Erfolgs, diese Operationsweise später nicht wieder geübt zu haben scheint.

2) Verfahren von FRICKE (mitgetheilt in seiner Schrift über die Bildung neuer Augenlider u. s. w. Hamburg 1829. in 8. mit Abbildung. S. 3 ff.). FRICKE theilt sein Verfahren in vier einzeln auf einander folgende Operationsacte ein:

1) Durch- und Ausschneidung der das Ectropium veranlassenden Narben. Die Narben müssen nach FRICKE durch zwei bis zur Conjunctiva dringende Incisionen getrennt und ausgeschnitten werden, um dadurch die abnorme Stellung und Verbindung des Lides aufzuheben. Nur bei leichten und noch weichen Narben soll es hinreichen, eine einzige mit dem Palpebralrande parallel laufende tiefe Incision zu machen, und die Wundränder auseinander zu ziehen. Sobald aber die Narben fest und höckerig sind, müssen sie stets auf die zuerst genannte Weise entfernt werden. Tarsus und Conjunctiva sind dabei jedesmal zu verschonen.

2) Bildung des neuen Augenlides. Sobald man die Grösse der durch die Narbenexcision entstandenen Augenlid-

wunde ihrer Länge und Breite nach gemessen und für beide Dimensionen etwa eine Linie zugegeben hat, wird darauf für das obere Augenlid einige Linien oberhalb des oberen Orbitalrandes, für das untere unterhalb desselben ein zungenförmiges Hautstück bezeichnet, dessen Basis für das obere Augenlid nach unten, für das untere nach oben steht. Dieses Hautstück wird dann bis zu seiner Basis von den darunter liegenden Muskeln losgelöst und die zwischen seinem inneren Rande und dem im Augenlide befindlichen Substanzverluste zurückgebliebene schmale Hautbrücke so durchschnitten, dass das Ersatzstück ohne Drehung des Stieles in die Lücke verlegt und daselbst angeheftet werden kann.

3) Stillung der Blutung. Sie erfolgt nach den gewöhnlichen allgemeinen Regeln.

4) Anheftung des neuen Augenlides. Nach sorgfältiger Blutstillung wird der verlegte Hautlappen durch die Knopfnaht mit den Wundrändern der Lider vereinigt.

Kritik. Dieses ursprünglich für die bedeutenderen, durch Zerstörung der Integumente entstandenen, Ectropien bestimmte Verfahren der partiellen Blepharoplastik hat unstreitig manche grosse Vortheile und zeichnet sich in vieler Beziehung vor der v. Graefe'schen Erfindung aus. Denn nicht allein, dass durch das Nichtgedrehtwerden des Ersatzstückes eine lebhaftere Ernährung in demselben bewirkt wird, und eine zweite Operation, die Durchschneidung der Brücke wegbleibt, so schadet auch die Narbe, da sie an der äusseren Seite des Auges sich befindet, dem neugebildeten Augenlide nicht in der Art, als wenn nach Anderen der Hautersatz aus der Supra- oder Infraorbitalgegend herbeigeholt und damit auf's Neue ein Ectropium veranlasst wird. Wenn hiernach nicht zu läugnen ist, dass durch das Fricke'sche Verfahren die Blepharoplastik einen wesentlichen Gewinn erhalten hat, so müssen wir doch folgende, nicht unwichtige Punkte, die eine Abänderung desselben erfordern, zur Sprache bringen. Einmal nämlich ist dasselbe in praktischer Beziehung sehr beschränkt, und eigentlich nur da anwendbar, wo die Narbe, oder die zu ersetzende Lücke auf der äusseren Seite des Augenlides liegt, z. B. beim Ectropium *a carie marginis orbitalis*; wo dagegen dieselbe am inneren Augenwinkel sich befindet, lässt sich von diesem Verfahren kein Gebrauch machen. Ein anderer Uebelstand ist ferner der, dass zwischen dem Ersatzstücke eine Hautbrücke zurückgelassen wird, die, wenn sie auch noch so zweckmässig durchschnitten wird, doch immer dem Verlegen des Ersatzlappens in die Wunde grosse Hindernisse in den Weg stellen, ja dasselbe zuweilen fast unmöglich machen muss. Endlich ist es auch nicht selten der Fall, dass das verlegte Hautstück nach der Heilung hügelartig aufgewulstet bleibt. VON AMMON hat deshalb auf folgende Weise das FRICKE'sche Verfahren abzuändern versucht.

FRICKE's Verfahren durch v. AMMON modificirt. Bei seinen ersten Versuchen mit dem FRICKE'schen Verfahren glaubte v. AMMON, dass, um günstigere Resultate damit zu gewinnen, nothwendigerweise bei der Operation dem einen Uebelstande, welcher in dem Vorhandensein einer Hautbrücke zwischen der Augenlidwunde und dem inneren Rande des zur äusseren Seite des Auges gebildeten Ersatzlappens lag, abgeholfen werden müsse. Wer jemals das FRICKE'sche Verfahren in Anwendung brachte, oder am Leichname übte, wird wissen, das jener interstitielle Hautstreif selbst nach seiner Durchschneidung die Verlegung des Hautersatzes sehr erschweren kann. VON AMMON kam daher auf die Idee, dem Ersatzlappen durch unmittelbare Fortführung der Schnitte, vom Mutterboden des Hautmaterials hinüber in den Substanzdefekt eine solche Lage zu geben, dass der innere Schenkel desselben den äusseren Winkel der im Augenlide befindlichen Wunde berühren konnte, wodurch der Uebelstand einen Zwischenraum zwischen beiden zu besitzen wegfallen musste. Im Uebrigen verfuhr v. AMMON mit Ausnahme nicht wesentlicher Abänderungen ganz wie FRICKE.

Kritik. Das v. AMMON'sche Verfahren scheint die Vortheile des FRICKE'schen alle in noch höherem Grade zu besitzen, ohne dessen Nachtheile zu haben, und giebt gleichzeitig schon eine Andeutung der bisher noch nicht übertroffenen Methode von DIEFFENBACH. Diese Andeutung liegt unseres Erachtens darin, dass unmittelbar neben dem Substanzdefekte der zum Ersatz erforderliche Hautlappen gebildet wird, und zwischen beiden keine Hautbrücke zurückbleibt. Die allereinfachste seitliche Verlegung, ohne Drehung und Zerrung, reicht dann hin, den Defekt auszufüllen. Hierzu kommt, das dieser Typus auf Operationen am oberen und unteren Augenlide gleich anwendbar ist. Diese bereits vor Jahren bekannt gewordene

Modification (PETERS *Diss. de Blepharoplastice. Lipsie 1836.* in 4. *c. tab.* Fig. XI — XIV.) verdient jedenfalls mehr Prüfung und Nachahmung, als bisher geschehen.

Verfahren von JUENGKEN (Lehre von den Augenoperationen. Berlin 1828. mit Kpf. in 8. p. 267 und in der Vorrede). Derselbe schlug ein dem FRICKE'schen sehr ähnliches Verfahren der partiellen Blepharoplastik vor, das er besonders für die Heilung des Lagophthalmos bestimmte. Folgendes sind seine eigenen Worte über dieses Verfahren: „Ich werde die Narbe mit dem Scalpell umschneiden, sie exstirpiren, und überhaupt der Wunde eine solche Grösse geben, als nothwendig ist, damit das Augenlid hinreichend lang wird und in seine natürliche Lage kommt. Nach der Grösse der dadurch entstandenen Wunde, welche man der grösseren Sicherheit wegen auf dem Papier aufzeichnen und ausschneiden kann, werde ich sodann, findet die Krankheit am unteren Augenlide Statt, seitlich an der Wange, befindet sie sich am oberen Augenlide, an der Stirn ein Hautstück umschneiden, welches genau die Gestalt der Wunde hat, und welches noch durch eine schmale Hautbrücke mit der übrigen Haut in Verbindung bleibt. Dieses Hautstück werde ich sodann von seinem Grunde abpräpariren, und dabei möglichst viel Zellgewebe daran sitzen lassen. Die Hautbrücke muss so lang werden, dass man das getrennte Hautstück nach der Wunde umschlagen und in dieselbe einlegen kann, ohne dass man nöthig hat, es ausser aller Verbindung mit seiner früheren Umgebung zu setzen. Hierauf werde ich die Blutung auf das allersorgfältigste durch Aufträufeln von kaltem Wasser stillen, alles geronnene Blut entfernen, und nun das Hautstück durch Umdrehung der Hautbrücke so an die Stelle der Narbe in die Wunde legen, dass sich die Ränder und Wundflächen unter einander genau berühren und die äussere Haut nach aussen gekehrt bleibt. Die Vereinigung muss darauf durch Anlegung einiger Knopfnähte geschehen, damit das Hautstück nicht zusammenschrumpfen kann, und der übrige Verband durch Plumaceaux und Heftpflaster gemacht werden. Die Hautbrücke wird so lange erhalten, bis man vermuthen kann, dass eine organische Vereinigung zwischen dem Hautstücke und dem Grunde Statt gefunden hat, worauf man sie dicht am Rande des Hautstückes auf einer untergeschobenen Hohlsonde mit dem Scalpell trennt, den Rest der Brücke nach der Stelle zurückschlägt, von welcher sie entnommen ist, und ihn hier so mit dem Heftpflaster befestigt, dass er daselbst wieder anheilen kann. Die Ligaturfäden werden zur gehörigen Zeit ausgezogen, und der Verband wird dann blos mit Heftpflaster bis zur gänzlichen Vernarbung fortgesetzt. Die Wunde, welche sich an derjenigen Stelle befindet, von welcher das Hautstück entnommen ist, muss möglichst stark durch Heftpflaster zusammengezogen werden, damit sie durch eine kleine Narbe heilt."

Kritik. Aus der Beschreibung dieses Juengken'schen Operationsvorschlages geht zunächt hervor, dass dieselbe für den von uns oben beschriebenen pathologischen Zustand des Lagophthalmos nicht ganz passend ist, da sie nur die äussere Haut ersetzt, der *Muscul. orbicularis*, der *Levator palpebrae*, der *Tarsus* und die *Blepharo-conjunctiva*, Theile, die beim Lagophthalmos alle gleichzeitig verkürzt sind, in dem Zustande ihrer Verkürzung bleiben. Desshalb dürfte dieses Verfahren nur bei jenen Ectropien zu empfehlen sein, welche durch Narbenbildung in den Augenlidbedeckungen entstanden sind. Ein grosser Nachtheil des Juengken'schen Verfahrens scheint uns aber der zu sein, dass es eine Umdrehung des Hautstückes nothwendig macht, durch die das Leben und die Ernährung desselben immer etwas gefährdet wird. Uebrigens treffen die Mängel des Fricke'schen Verfahrens auch das Juengken'sche, in so fern als die nicht gleich eingeheilte, sondern frei liegende Hautbrücke erst später durchschnitten werden soll. Wir suchen den Grund davon, dass Juengken in zwei Fällen, die er auf diese Weise operirte, keinen Erfolg sah, vorzüglich in den so eben angegebenen Uebelständen. Soll Juengken's Verfahren mit Glück in's Werk gesetzt werden, so ist dieselbe Modification nothwendig, die v. Ammon in das Fricke'sche Verfahren brachte. Man muss sorgen, dass keine freiliegende Hautbrücke bleibt, sondern dass das einzuheilende Hautstück an allen seinen Rändern mit der Stelle, wo die Excision der spannenden Hautnarbe Statt gefunden hat, in unmittelbare Berührung komme.

Verfahren von Jobert (*Carron du Villards, Guide pratique Paris 1838. Tom. II. p. 373.*). Jobert operirte am 27. Mai 1835 einen jungen Mann, Namens Ricard, der seit seiner Kindheit an einem durch Verbrennung entstandenen Ectropium des rechten unteren Augenlides litt. Dasselbe war sehr bedeutend nach aussen gewendet, und wurde durch einen harten Narbenstrang am Orbitalrande festgehalten. Der Kranke war im Decbr. 1831 im Hôtel-Dieu schon einmal operirt worden, man hatte das Ectropium durch einen Vförmigen Schnitt entfernt und die Wundränder durch die umwundene Naht vereinigt. Ein hinzugekommenes Erysipelas hatte den Verlust des Auges zur Folge, und als er in's Hospital St. Louis kam, war das Ectropium wieder in dem früheren Zustande. Jobert versuchte nun ein Operationsverfahren in doppelter Absicht, einmal um das Ectropium zu heilen, dann aber auch, um die schleichende Entzündung im Auge zu beseitigen. Er begann die Operation mit dem Auschneiden eines Stückes der Conjunctiva palpebralis, schnitt dann in paralleler Richtung mit dem Augenlidrande den Narbenstrang durch, worauf eine fast trianguläre, mit der Basis nach aussen gekehrte Wunde entstand. Hierauf schnitt er zur äusseren Seite des Lides unterhalb des *Arcus zygomaticus* einen triangulären, mit der Basis nach innen gekehrten Hautlappen los, trennte diesen bis auf eine Entfernung von einigen Linien von der ersten Incision los, drehte ihn um und verlegte ihn in die Wunde des Augenlides, wo er mittelst zweier Suturen, die in der Mitte oben und unten angelegt wurden, befestigt ward. Die durch das Ausschneiden des Ersatzlappens gebildete Wunde wurde durch eine umwundene Naht vereinigt, und das Ganze mit gefensterter Leinwand, Charpie und Longuetten bedeckt. Als am 3. Tage der Verband erneuert wurde, bemerkte man ausser einer ungewöhnlichen Geschwulst der Umdrehungsstelle keine übelen Erscheinungen. Man entfernte zuerst die Nadel, welche die Waugenwunde vereinigt hatte; die übrigen Suturen wurden am 5. Tage weggenommen, und am 6. ward schon die Brücke durchschnitten. Am 3. Juni ging ein Theil der Basis des Hautlappens durch Gangrän verloren, während übrigens die Vereinigung allenthalben erfolgt war. Doch machte einige Tage später eine abermalige Conjunctivitis die Application des Haarseiles in den Nacken nöthig, worauf aber nach kurzer Zeit der Kranke vollkommen hergestellt das Hospital verlassen haben soll.

Kritik. Was das hier beschriebene Verfahren von Jobert anlangt, so finden wir mit nur wenigen Abweichungen darin das Verfahren Fricke's wieder, und verweisen auf das, was wir an betreffender Stelle hierüber bereits ausgesprochen haben. Zwei grosse Nachtheile der von Jobert gemachten Operation bestehen demnach in der starken Umdrehung vor der

Operation, und in dem Ausschneiden der Hautbrücke nach derselben; wir haben gesehen, dass die Umdrehung partielle Gangrän zur Folge hatte. Ausserdem können wir es nicht billigen, dass JOBERT nur in die Mitte des Ersatzlappens Suturen legte, da auf diese Weise nur in den allerseltensten Fällen eine gute Vereinigung der Wund- und Lappenränder zu Stande zu kommen pflegt.

Verfahren von BLANDIN. (BLANDIN, Autoplastie p. 59., und CARRON DU VILLARDS, *Guide pratique T. II. p. 381.*) BLANDIN operirte am 1. Mai 1835 ein junges Mädchen, das durch scrophulöse Narben ein sehr bedeutendes Ectropium des rechten unteren Augenlides bekommen hatte, und fast ununterbrochen an Blepharophthalmie litt. Nachdem er die Narbe in ihrer ganzen Länge eingeschnitten, und dadurch das auf dem unteren Orbitalrande festsitzende Augenlid frei gemacht hatte, nahm er aus der rechten Schläfengegend einen 2½ Zoll langen und 6 Linien breiten Ersatzlappen, trennte diesen bis auf seine Basis los, drehete ihn um und legte ihn zwischen die Ränder der im Augenlide befindlichen Wunde. Zur Vereinigung der Wundränder bediente er sich gar keiner Suturen, sondern befestigte das Ersatzstück im Augenlide mit Heftpflasterstreifen. Dasselbe geschah mit den Wundrändern der Schläfenwunde. Dennoch soll die Anheilung des Lappens vollkommen gelungen sein. Freilich bildete derselbe eine sehr beträchtliche Aufwulstung, die sich wohl vermindert, aber schwerlich ganz verloren haben kann.

Kritik. Wenn irgend eine Operationsweise Tadel verdient, so ist es das eben beschriebene Verfahren BLANDIN's, indem es einer Zeit angehört, wo die plastische Chirurgie auch in Frankreich eine solche Verbesserung erfahren hatte, dass man dergleichen Rückschritte, wie sie die BLANDIN'sche Operation zeigt, schmerzlich bedauern muss. Warum wählte er einen Weg, der aus doppelten Gründen nicht zum Heile führt? Denn es ist eine bekannte, in die Physiologie der plastischen Chirurgie aufgenommene Erfahrung, dass schmale Hautstreifen insbesondere die Neigung haben, sich nach der Ueberpflanzung stark aufzuwulsten, während ihre Ränder zusammenschrumpfen. Der Nachtheil solcher Operationen ist immer grösser als ihr Nutzen, da im besten Falle an die Stelle der früheren Deformität eine neue Entstellung gebracht wird. Die zweite Vernachlässigung in diesem Falle ist die Nichtanwendung der Suturen.

Carron du Villards erzählt in seinem mehrfach erwähnten Werke a. a. O. zwei Fälle, die wir gegen die Ansicht von Zeis (siehe dessen Handbuch der plastischen Chirurgie p. 372.) nicht zu den plastischen Operationen zählen können. Eine Hautverlegung fand nicht Statt, und die ganze Operationsweise war eine blos restaurirende, keine plastische. Eine kurze Mittheilung der Fälle wird dieses von selbst lehren. Der erste Fall war kürzlich folgender: Eine junge Dame aus Lissabon litt an einem starken Ectropium des linken unteren Augenlides, das durch Substanzverlust in Folge unvorsichtiger Anwendung des caustischen Kali entstanden war, mit dem man eine kleine bösartige Blatter hatte zerstören wollen. Carron du Villards spaltete die äussere Commissur des Lides, indem er nach Lisfranc's Art das Bistouri unter dem äusseren Augenwinkel flach einführte, dasselbe dann mit der Schneide nach aussen wendete, und die über dem Messer liegende Haut durchschnitt. Hierauf bildete er zwei Lappen, einen oberen kleineren und einen unteren breiteren, um daselbst einen beträchtlichen Substanzverlust zu gewinnen, und nach Lösung des Augenlides von der Conjunctiva dasselbe nach aussen ziehen und in das Niveau der Augenlidspalte bringen zu können. Er befestigte dasselbe durch einige Suturen mit dem Wundrande, und die Operation gelang vollkommen. — Der zweite Fall betraf ein Mädchen, das sich als Kind das Auge durch ein Stück einer Glasflasche verletzt hatte, und ausser einem partiellen Substanzverlust ein starkes Ectropium davon trug. Carron du Villards entfernte durch einen \/förmigen Schnitt die entstellende Narbe, und vereinigte die Wunde mittelst Dieffenbach'scher Nähte.

Verfahren von Cunier. (*Annales et Bulletin de Médecine de Gand.* T. 6. *p. 438.*) Derselbe übte am 27. November 1836 folgendes Operationsverfahren bei einer Brüsseler Dame, die seit vielen Jahren ein Ectropium des unteren linken Augenlides hatte. Diesel Uebel war durch ein Geschwür an der äusseren Seite des Augenlides entstanden. Durch zwei die ganze Dicke des Lides treffende und ein längliches mit seiner Spitze der Wange zugekehrtes Dreieck bildende Einschnitte entfernte er den geschwürigen Theil und richtete darauf das nach aussen gewendete Lid in die Höhe, sodann verlängerte er die äussere

Commissur ½ Zoll weit, und trennte den so gebildeten Hautlappen los. Nun löste er die Augenlidhaut vom freien Rande aus, trennte das trianguläre Hautstück und näherte die beiden beweglich gewordenen Lappen einander, worauf er die Wundränder durch die umwundene Naht vereinigte.

Kritik. Dieses Verfahren ist jener Operationsweise verwandt, welche v. AMMON zur Heilung des Ectropium vorgeschlagen hat. Der durch Ausschneidung des Geschwüres entstandene Hautdefekt ward durch Hervorziehung, nicht durch Verlegung oder Verpflanzung der Haut aus der Schläfengegend ersetzt.

Verfahren von PHILIPPS. (*Annales de la société de Médecine de Gand. 1838. p. 497. ect.*) Eine 52jährige Frau litt an einer krebshaften Geschwulst der äusseren Seite des einen oberen Augenlides, und schien nur durch die Operation von einer grösseren Verschlimmerung ihres Uebels gerettet werden zu können. PHILIPPS machte mit einer auf das Blatt gebogenen Scheere vom Rande aus eine halbmondförmige Incision durch die ganze Dicke des Augenlides, und isolirte die Geschwulst von den gesunden Theilen, führte dann einen graden Schnitt vom äusseren Augenwinkel aus aufwärts, um damit die halbmondförmige Incision an ihrem oberen Ende zu berühren. Hierauf entfernte er die von beiden Schnitten umgrenzte Geschwulst, führte vom äusseren Augenwinkel aus einen Horizontalabschnitt nach der Schläfengegend und bildete so einen Lappen, welcher leicht über den Bulbus hingezogen werden konnte. Als dieses geschehen war, heftete er ihn mit drei Nähten an das Augenlid an, und die Vereinigung erfolgte vollkommen.

Kritik. Diese Operationsweise ist eine glückliche Application des DIEFFENBACH'schen Typus auf den vorliegenden Fall, und ein beredtes Beispiel, wie der Operateur nach der Verschiedenheit des Vorhandenen einen vielfach anwendbaren Operationstypus abändern kann und muss.

Verfahren von PAUL BARONI. (*Novi commentarii academiae scientiarum instituti Bononiensis. Tom. III. pag. 435 et sqq.*) Derselbe hatte im Frühjahre 1832 einen Mann zu behandeln, welcher am linken inneren Augenwinkel ein Krebsgeschwür trug, das sich über einen Theil des Lides verbreitet hatte. Er exstirpirte die Geschwürsstelle durch zwei die Form eines Myrthenblattes darstellende Schnitte, stillte die Blutung, bildete von dem unteren Mundwinkel aus einen gleichgestalteten Ersatzlappen, und verlegte denselben auf die Wundfläche des Augenlides, wo er durch die Knopfnaht befestigt wurde. Diese Operation gelang vollkommen, und der Kranke ward bald gänzlich geheilt entlassen.

Eine zweite partielle Blepharoplastik machte BARONI im Februar 1838 an einer Frau, welche an einem sehr starken durch Narben und Hautverlust entstandenen Ectropium des rechten unteren Augenlides litt. Nachdem er durch eine halbmondförmige, nach unten convexe, $^3/_4$ Zoll lange und kaum 2 Linien vom Augenlidrande entfernte Incision den Narbenboden bis zur Conjunctiva durchschnitten hatte, richtete er das Augenlid in seine Normalstellung empor. Durch das hierdurch vermittelte Auseinanderweichen der Wundränder entstand ein Substanzdefekt. Um diesen zu ersetzen, bildete er einen entsprechenden Hautlappen aus der Wangengegend; derselbe war $1^1/_4$ Zoll lang und fast $^1/_2$ Zoll breit, begann am *Os zygomaticum*, und war nach dem Mundwinkel hin gerichtet. Nachdem dieser Hautlappen bis zu seiner Basis beweglich gemacht, und der zwischen ihm und der Augenlidwunde befindliche Isthmus durchschnitten worden war, geschah die Verlegung des Lappens in den zu ersetzenden Defekt; die Vereinigung wurde durch Knopfnähte bewirkt. Der Erfolg der Operation war indess nur ein mittelmässiger, da das Augenlid immer noch nicht vollkommen geschlossen werden konnte.

Kritik. Prüfen wir diese zwei von BARONI erzählten Operationsverfahren, so können wir streng genommen nur das erstere vortheilhaft und nachahmungswerth nennen, da letzteres sehr wesentliche, an dem Verfahren von FRICKE schon gerügte Mängel besitzt, unter denen wir nur den einen nochmals hervorheben, dass dabei zwischen der Wunde des Augenlides und dem in der Nähe gebildeten Ersatzstück eine beträchtliche Hautbrücke zurückbleibt, die erst durchschnitten werden muss, ehe die Verlegung geschehen kann. Nichts desto weniger freuen wir uns, diese Fälle mittheilen zu können, da in der neuern Zeit die Italienische Literatur in diesem Zweige der Chirurgie so karge Ausbeute gegeben hat, dass auch der kleinste Beweis eines Fortschreitens der Kunst in jenem Lande als höchst erwünscht betrachtet werden muss.

Es muss hier noch ein Verfahren erwähnt werden, welches v. AMMON bei jenen Fällen von partieller Blepharoplastik empfahl, wo es Aufgabe ist, den der Nase zunächst gelegenen Theil des oberen Augenlides durch Haut wieder zu ersetzen. Gesetzt, es befände sich ein carcinomatöses Geschwür an einer Stelle des oberen Augenlides (s. v. Ammon's klinische Darstellungen der Krankheiten des menschlichen Auges. Thl. II. Tab. VII. Fig. II., so soll man es mittelst eines dreieckigen Ausschnittes, dessen Basis dem Palpebralrande entspricht, exstirpiren, und das Ersatzstück auf die Weise bilden, dass man von der dem oberen Orbitalrande zugekehrten Spitze des dreieckigen Defektes ausgehend entweder von der die Glabella bedeckenden Haut, oder von der Stirnhaut ein hinreichend grosses dreieckiges Stück bis auf die ernährende Brücke lostrennt. Dieses für den Ersatz gewonnene dreieckige Hautstück wird durch eine seitliche Verschiebung in die fehlende Stelle des Augenlides verlegt und daselbst die Wundränder durch umwundene Nähte vereinigt. Die Stirnwunde wird durch Heftpflasterstreifen vereinigt, nachdem man von ihrer Basis aus noch ein kleines ▽förmiges Hautstück, das sich sonst aufwulsten würde, entfernt hat. Bei dieser Operationsweise ist die grösste Aufmerksamkeit darauf zu richten, dass das in die künstliche Spalte des oberen Augenlides gepflanzte Stück der Stirnhaut ganz in dasselbe passe, und am Tarsalrande etwas länger sei, als die Reste des Tarsalrandes selbst sind. Diese Vorsicht muss desshalb beobachtet werden, weil das eingepflanzte Hautstück sich gewöhnlich nach einiger Zeit verkürzt und dann ein entstellendes *Coloboma palpebrae* entstehen würde. Das ist der Grund, warum wir diese Operationsweise nur auf sehr seltene Fälle beschränken. Es ist desshalb gewiss in den meisten Fällen, welche die Ausschneidung eines grösseren triangulären Hautstückes an dem inneren, der Nase zugewendeten Theile des oberen Augenlides erfordern, welche sodann einen Hautersatz erheischen, rathsamer, der Dieffenbach'schen Methode den Vorzug zu geben.

Bevor wir den Abschnitt über die partielle Blepharoplastik schliessen, müssen wir endlich noch der Dieffenbach'schen Methode Erwähnung thun. Dieselbe ist zwar von ihrem Erfinder zunächst für den Ersatz des ganzen Augenlides bestimmt gewesen, besitzt aber alle Eigenthümlichkeiten, um mit gleichem Vortheile bei partieller Blepharoplastik angewendet werden zu können. Dies haben die in der neuesten Zeit mehrfach gemachten Erfahrungen von Dieffenbach, v. Ammon,

Fricke u. A. hinreichend bewiesen. Um uns jedoch nicht zu wiederholen, werden wir diese Methode Dieffenbach's nur Ein Mal, und zwar in dem nächsten Capitel, das die totale Blepharoplastik besprechen soll, ausführlich beschreiben.

Cap. VII.

Totale Blepharoplastik.

1) Methode der totalen Blepharoplastik von Dieffenbach. (v. Ammon's Zeitschrift für Ophthalmologie. IV. Bd. 3 Hft.; Casper's Wochenschrift der gesammten Heilkunde. Nr. 1. 1835 p. 8 *ff.*; *Annales de la médecine physiologique p.* Broussais *et* Labat. *Sept. 1834.*) Dieffenbach beginnt bei dem Wiederersatze eines verloren gegangenen unteren oder oberen Augenlides, nachdem er die bei solchen Lidern gewöhnlich klappenförmig zurückbleibende, oder sich klappenförmig erzeugende Conjunctiva palpebralis vermittelst eines nach der Richtung des oberen oder unteren Orbitalrandes geführten Schnittes getrennt, abgelöst und nach dem Bulbus zu aufgeklappt hat, damit, ein dreieckiges Hautstück, dessen Basis jedes Mal am Auge ruht, während die Spitze die entgegengesetzte Richtung nimmt, vermittelst eines feinen Messers abzutragen. Durch diesen triangulären Ausschnitt der Haut wird der Platz gewonnen, wo die das neue Augenlid bildende Hautpartie ihre Stelle einnehmen soll. Bei diesem Theile der Operation ist es Hauptaufgabe, so viel als möglich bei der Abtragung der Haut die in den Orbitalgegenden in grosser Menge liegenden Nervenverzweigungen zu schonen. Ist dieser Vorbereitungsact vollzogen, so führt man bei der unteren wie bei der oberen Augenlidbildung einen horizontalen Hautschnitt über den *Processus zygomaticus* in der Richtung oberhalb des *Meatus auditorius externus*, der da beginnt, wo der *Canthus externus palpebrarum* sein würde, wenn nicht dort in Folge der Hautabtragung die äussere Seite der Basis der triangulären Hautwunde sich befände. Dieser Horizontalabschnitt muss breiter sein, als die grösste Ausdehnung der Augenlidspalte, da gerade hier der Hauttheil abgetrennt werden muss, der den Rand des zu

bildenden Augenlides abgeben soll. Von dem äussersten Punkte dieses Schnittes ist nun bei der unteren Augenlidbildung abwärts, bei der oberen Augenlidbildung aufwärts, parallel mit der äusseren Seite des triangulären Hautschnittes ein Schnitt zu führen, dessen Ende in einer Linie mit der Spitze des triangulären Hautverlustes steht. Hierdurch sind die Grenzen des Hautlappens gebildet, welcher verlegt werden und das neue Augenlid bilden soll. Vermittelst leichter und feiner Messerzüge ist jetzt der zu verlegende Hauttheil nach seinem Zusammenhange mit den allgemeinen Bedeckungen hin von der ganzen unteren Fettlage zu trennen, wobei so viel als möglich auf Schonung der dort ebenfalls in reichlicher und feiner Verzweigung befindlichen Nerven zu sehen ist. Es befindet sich dieser Hautlappen bei der Bildung des unteren Augenlides nach unten und aussen, bei der Bildung des oberen nach oben und aussen. Ist die Blutung gestillt, so reinigt man die innere Fläche des zu verlegenden Hautlappens von allem Blutcoagulum, und verrückt denselben so von aussen nach innen, dass man bei dem unteren Augenlide die innere Seite des überzulegenden Lappens ganz dicht an die Schnittfläche schiebt, so dass derselbe den früher gemachten Hautverlust vollkommen deckt. Am oberen Augenlide geschieht dies in derselben Art; es wird die innere Seite des Lappens ganz herüber gerückt. Der von aussen nach innen verlegte Hautlappen deckt das Auge nun auf eine so natürliche Art, dass man das neugebildete Augenlid einem wirklichen ganz ähnlich findet. Eine besondere Berücksichtigung erfordert zuletzt die Anheftung des herübergezogenen Hautstückes. Diese geschieht zuerst am inneren Augenwinkel vermittelst einer gewöhnlichen Knopfnaht. Hierauf wird die vorhandene und abgetrennte Conjunctiva vermittelst feiner seidener Nähte an die Tarsalseite des neuen Augenlides angesäumt, und dann vollendet man die Befestigung des neuen Augenlides an der inneren Fläche durch die Dieffenbach'schen Nadeln. Der äussere Augenwinkel wird durch keine Naht befestigt, sondern man legt den äusseren Theil des hinübergeschobenen Lappens hier nur an. Der zur Seite des unteren oder oberen neugebildeten Augenlides befindliche trianguläre Substanzverlust wird mit Charpie und Heftpflasterstreifen bedeckt. Bildet sich im Laufe der Behandlung eiterige Absonderung, so hat diese bei dem unteren Augenlide am Wundrande und bei dem oberen am Rande des Ersatzstückes Abfluss. Die Heftpflasterstreifen müssen so angelegt werden, dass sie die neugebildete Augenliddecke naturgemäss am Bulbus angedrückt erhalten.

Was die Nachbehandlung betrifft, so unterscheidet sich ihre Leitung bei dieser Art von Blepharoplastik durchaus nicht von irgend einer anderen morioplastischen.

Kritik. Der grosse Vorzug der so eben beschriebenen Methode von Dieffenbach vor denen seiner Vorgänger besteht darin, dass man sich ihrer bei jedem Augenliddefekte zu bedienen vermag, und desshalb durch sie nicht nur mangelhafte Augenlider ersetzt, sondern in der That ganz neue, mit der Gesichtshaut innig zusammenhängende, sich nicht aufrollende und den natürlichen sehr ähnliche Augenlider gewonnen werden können. Mag demnach die Deformität an dem äusseren oder inneren Augenwinkel, oder in der Mitte Statt haben, mögen blos die Integumente, oder ausser ihnen Muskel, Knorpel und Schleimhaut degenerirt sein — immer wird es durch die Dieffenbach'sche Methode gelingen, auf eine einfache und leicht ausführbare Operationsweise den Defekt wieder zu ersetzen. Ein unschätzbarer Vortheil dieser Methode besteht ausserdem noch darin, dass das Ersatzstück an einer Stelle gewonnen wird, wo die Vernarbung den Erfolg der Operation nicht beeinträchtigen kann, wo demnach auch kein künstliches Ectropium zu fürchten steht, wie es z. B. in dem oben erzählten Falle von v. Graefe geschah. Der einzige Vorwurf, den man der Dieffenbach'schen Methode machen könnte, ist der, dass das danach gebildete neue Augenlid nicht immer in der geeigneten Lage und Stellung erhalten werde, weil es den Tarsus entbehrt. Die Erfahrung hat indessen gelehrt, dass in den meisten Fällen der an die Stelle des Augenlides verlegte Hauttheil eine solche Stärke und Dichtigkeit besitzt, dass er an und für sich aufrecht erhalten wird. Ueberdies hat später v. Ammon eine Modification der Dieffenbach'schen Methode bekannt gemacht, welche die Erhaltung eines kleinen Theils des Tarsus bezweckt. (Peters a. a. O. und die Figur V. u. VI.)

Was die Bewegung des neuen Augenlides betrifft, so scheint sie selbst in den Fällen nicht ganz aufgehoben zu werden, wo der ganze Orbicularmuskel verloren gegangen ist, indem die benachbarten Gesichtsmuskeln dieselbe einigermassen vermitteln. Dasselbe gilt von der Leitung der Thränenfeuchtigkeit, da die Furche, in welcher die Thränen von dem äusseren

Augenwinkel nach dem inneren geführt werden, durch die Erhaltung der Augenlidconjunctiva gewöhnlich unversehrt bleibt. Fehlt die Conjunctiva auch ganz, so wird doch durch gutes Anliegen des Augenlides an den Bulbus die Thränenleitung erhalten werden können. War es nöthig, den einen oder anderen Thränenpunkt mit zu exstirpiren, so übernimmt der eine für den anderen das Geschäft der Absorption; fehlen beide, so geschieht die Aufsaugung durch die Zinn'schen Wege. (?) Als Belege für die glänzenden Erfolge der Dieffenbach'schen Methode mögen nun folgende Fälle dienen:

Herr Lisfranc stellte mir einen Mann, Namens Lucien Masey, 48 Jahre alt, vor, schreibt Dieffenbach in Casper's Wochenschrift der gesammten Heilkunde. Nr. 1. 1835. p. 8., dessen linkes unteres Augenlid durch eine carcinomatöse Entartung zerstört war. Durch den Vernarbungsprocess war der übrig gebliebene Theil der Conjunctiva herabgezogen, diese bildete eine feuerrothe glänzende Fläche, welche in einem weiten Umkreise mit harten, ungleichen Narben umgeben war. Das Auge, welches nur zur Hälfte von dem oberen Augenlide bedeckt werden konnte, erschien geröthet, und zeigte mehrere stark injicirte Gefässe. Mit einem feinen spitzigen Scalpell machte ich zuerst einen halbmondförmigen Schnitt nach der Richtung des unteren Orbitalrandes durch die Conjunctiva. Der drei Linien breite Saum der Conjunctiva wurde dann mit der Hakenpincette gefasst, und bis den Bulbus hinauf gelöst. Hierauf machte ich einen vom inneren Augenwinkel schräg nach dem Jochknochen abwärts steigenden Schnitt, und dann einen dritten, welcher vom äusseren Augenwinkel anfing, und sich mit dem zweiten nach unten zu in einem spitzigen Winkel vereinigte. Diese drei Incisionen bildeten ein etwas in die Länge gezogenes Dreieck, dessen Spitze nach unten, und dessen Basis nach oben gerichtet war: ▽. Alles, was von degenerirter Haut und Narbenmasse in diesem Dreieck lag, wurde mit dem Messer exstirpirt. Nachdem dies geschehen war, führte ich vom äusseren Augenwinkel aus einen langen, horizontalen Hautschnitt nach der Schläfe zu: ▽‾, und dann von hier aus wieder einen schräg nach vorn absteigenden: ▽7. Dieser schiefe Hautlappen wurde dann mit Zurücklassung seiner ganzen unteren Fettlage durch flach geführte Messerzüge vom Boden getrennt, und nun vorerst die ziemlich bedeutende Blutung gestillt. Dann zog ich den Lappen fort von seiner

Stelle auf die dreieckige Wundfläche des Auges hin, und heftete mittelst einer Anzahl feiner Nähte seinen vorderen Rand an den entsprechenden Rand der Dreiecke, welcher vorher noch eine Linie breit vom Grunde gelöst war. Der oberste Stich ward an der Stelle durchgeführt, wo sich der zerstörte Thränenpunkt und Thränenkanal befunden hatte. Durch vier feine Knopfnähte vereinigte ich den Wundsaum der Conjunctiva mit dem oberen Rande des Hautlappens. Das neue Augenlid hatte eine erwünschte Form. Die in der Schläfe befindliche, durch das Wegziehen der Haut gebildete dreieckige Wunde wurde mit feiner Charpie ausgefüllt, und über das Ganze mehrere schmale Heftpflasterstreifen gelegt, um den Lappen gehörig anzudrücken, und etwaige Ansammlungen darunter zu verhüten. Der Kranke wurde antiphlogistisch behandelt; überall, wo ich Nähte angelegt hatte, erfolgte die *prima intentio*, selbst die Conjunctiva heilte mit dem Corion auf diese Weise zusammen. Nach einigen Tagen konnten die Fäden entfernt werden. Die Wunde mit Substanzverlust in der Schläfe füllte sich bald durch Granulation aus, und vernarbte dann. Da der letzte Punkt sich nicht schliessen wollte, so exstirpirte ich denselben mit dem dicksten Theile der Narbe, und vereinigte die Wunde durch einige Insektennadeln. Die ganze Operation hatte einen sehr schönen und vollkommenen Erfolg.

Wir lassen hier noch einen zweiten in vieler Beziehung höchst interessanten Fall aus der Praxis v. Ammon's folgen. Derselbe ist um so wichtiger, als in ihm durch die Operation nicht blos der grösste Theil des unteren Augenlides, sondern auch ein Theil des oberen Augenlides, da, wo beide den äusseren Augenwinkel bilden, restaurirt ward. — Die Büttner, eine arme Frau von 40 Jahren, litt seit fast 6 Jahren an einem Krebsgeschwür des rechten äussern Augenlidwinkels, welches anfangs nur langsam, seit kurzer Zeit aber sehr schnell um sich gegriffen hatte, so dass nur ein Dritttheil des unteren Lides am inneren Augenwinkel noch gesund war. Selbst das obere Augenlid war von aussen her in geringer Ausdehnung davon ergriffen. Von Ammon operirte am 23. Februar 1835 auf folgende Weise nach Dieffenbach's Methode: Er schob unter den metamorphosirten äusseren Augenlidwinkel einen Spatel, und durchschnitt auf diesem in dem gesunden Theile des Augenlides die allgemeinen Bedeckungen so, dass in dem Schnitte alles Kranke lag; er vereinigte hierauf die

Schnitte in einem Punkt am unteren Theile der Wange, trug dann alles das, was im Bereiche des Schnittes lag, gänzlich ab. Der Anblick, den jetzt das Gesicht darstellte, war schrecklich, denn es fehlte ein grosser Theil des oberen Augenlides am äusseren Rande, und da nach der Durchschneidung des unteren Augenlides das übrig gebliebene gesunde Dritttheil des unteren Augenlides sich ganz zusammen und in den Augenwinkel zurückgezogen hatte, war das Auge nach unten gänzlich von aller und jeder Bedeckung entblösst. Jetzt begann die Blepharoplastik; diese war hier eine doppelte, denn es war ein Theil des oberen und der grösste Theil des unteren Augenlides zu ersetzen. Von Ammon wendete sich zuerst zum Ersatze des unteren Augenlides, und führte vom äusseren Augenwinkel nach dem Ohre hin einen etwas mehr als zwei Zoll langen Schnitt durch die Haut, und vom Ende dieses Schnittes an noch einen in schiefer Richtung über den Backen herab. Das auf diese Weise umschnittene Hautstück wurde vorsichtig, aber rasch lospräparirt. Es wurde hierbei keine Gefässunterbindung nothwendig, obgleich die Blutung sehr gross war. Nachdem der Hautlappen von allem Blutcoagulum gereinigt war, heftete ihn v. Ammon oben mit einer gewöhnlichen Knopfnaht, unten nach Dieffenbach's bekannter Weise mit Insektennadeln an den zurückgelassenen kleinen Theil des unteren Augenlides an. Es waren hierzu 6 Nähte erforderlich. Was von der Conjunctiva übrig geblieben war, liess sich einigermassen, jedoch mit grossem Schmerze für die Kranke, hervorziehen, und an den oberen Rand des neugebildeten Augenlides mittelst feiner seidener Fäden anheften. Die durch die Exstirpation des unteren Augenlides bewirkte Entstellung war hierdurch schon vollkommen gehoben, denn der Lappen lag genau an und deckte als neues unteres Augenlid den unteren Theil des Bulbus; er nahm in sehr geringem Grade eine bläuliche Färbung an, und diese wich sogleich, als später kalte Wasserumschläge gemacht wurden.

Hiermit war aber die Operation noch nicht vollendet, denn da auch ein Theil des oberen Augenlides entfernt worden war, genügte das eben beschriebene Verfahren in diesem Falle noch nicht ganz. Weil jedoch der Substanzverlust des oberen Augenlides in der Breite nicht viel betrug, schien es rathsamer zu sein, nur die äussere Augenlidhaut über den theilweis exstirpirten, theilweis blosliegenden Tarsus herüber zu ziehen, mit der Conjunctiva durch feine Nähte zu vereinigen, und sonach keine Hautüberpflanzung zum Ersatz dieses geringeren Verlustes vorzunehmen. Dies gelang auch vollkommen, und das Augenlid glich sich gleich nach der Operation zu einem beinahe natürlichen Augenlid, an dessen äusserem Theile nur die Cilien fehlen, wieder aus, und man nimmt jetzt, nach vollkommener Heilung, keine Spur von Entstellung wahr. Die Beendigung der Operation bestand darin, dass der äussere Theil des neuen Augenlides an seiner oberen Endigung mit dem durch Haut- und Bindehautvereinigung restaurirten oberen Augenlide durch einige Insektennadeln vereinigt, und dass so ein neuer äusserer Augenwinkel gebildet war. Schon im Verlaufe des dritten Tages konnten einige Nähte entfernt werden, am Ende des vierten Tages waren alle weggenommen, und nicht allein, dass alle Hautwunden durch *prima intentio* geheilt waren, der Lappen lag auch vollkommen glatt an, ohne sich im Mindesten zusammenzuschrumpfen. Die auf dem Backen gebliebene Wunde fing durch schönen Granulationsprocess an zu heilen. Das Resultat der für die Kranke sehr schmerzhaften und für den Arzt mühsam aber rasch vollzogenen Operation war sehr befriedigend. Das zum grössten Theil ersetzte untere Augenlid, und die in ihrem äusseren Ende in den operativen Eingriff gezogene *Palpebra superior*, sonach der äussere Augenwinkel, liess nur das zu wünschen übrig, dass er in Form eines kleinen Ectropiums vom Auge etwas abstand. Deshalb nahm v. Ammon am 6. März, also 11 Tage nach der ersten Operation, ein kleines dreieckiges Hautstück aus dem äusseren Augenwinkel heraus und bewerkstelligte die Vereinigung durch vier Nadelhefte auf's Neue, um das neugebildete untere Augenlid besser nach oben zu ziehen. An demselben Tage wurde auch da, wo der Hautlappen von aussen nach innen gerückt war, eine kleine, etwas hervorstehende Hautnarbe ausgeschnitten, und die jetzt glatten Wundränder durch eine umschlungene Naht vereinigt. Auch diese Nachoperationen wurden vom schönsten Erfolge gekrönt; am zweiten Tage wurden 2 Nähte, am dritten die beiden übrigen entfernt. Nach dieser Verbesserung genügte der Operationserfolg allen von demselben gehegten Erwartungen. Das Ansehen der Kranken ist dem eines Gesunden so vollkommen wieder ähnlich, dass nur das Auge eines Kenners entdecken kann, was hier geschehen ist. Das Carcinom ist seitdem nicht wiedergekehrt, und das künstliche

Augenlid hat sich bis jetzt nicht im Mindesten verändert. Da hier das innere Dritttheil des alten Augenlides erhalten werden konnte, und nur das mittlere und äussere Dritttheil neu gebildet zu werden brauchte, so wurde das neue transplantirte Augenlid durch den kleinen Rest des Orbicularmuskels zunächst dem inneren Augenwinkel zu einigen kleinen Bewegungen veranlasst, die die Täuschung um Vieles vermehrten. (Vergl. v. Ammon's klinische Darstellungen der Krankheiten und Bildungsfehler des menschlichen Auges. Bd. II. Berlin 1838. in Fol. Tab. VII. Fig. III. u. IV. wo sich der Krankheitsfall vor und nach der Operation abgebildet findet.)

Ein anderer hierher gehöriger Fall von Blepharoplastik nach der in Rede stehenden Weise am unteren rechten Augenlide durch v. Ammon vollzogen ist folgender: Ein einige 60 Jahre alter Mann trug am rechten unteren Augenlide eine bösartige auf der äussern Haut und am Tarsalrande in Exulceration übergegangene Geschwulst. Dieselbe erstreckte sich wenige Linien von dem Thränenpunkte an beginnend über den ganzen Tarsalrand hinweg und nach abwärts sich über anderthalb Zoll weit ausdehnend bis zum äussern Augenwinkel. Hier schien die Degeneration mit der Conjunctiva bulbi innig zusammenzuhängen, welche in ihrer ganzen Ausbreitung auf der Sclerotica, vorzüglich nach aussen und oben hin, ein ödematöses und dunkelrothes Aussehen hatte. Nach der Aussage des Kranken und des ihn behandelnden Arztes war die offenbar carcinomotöse Degeneration aus einer Warze entstanden, die Jahre lang bestanden hatte, und erst dann zu nässen, zu verschwären und zu degeneriren begann, nachdem verschiedene Versuche gemacht worden waren, sie durch Aetzmittel zu zerstören. Der, wie es schien, sonst gesunde und heitere Greis wünschte von seinem Leiden durch eine Operation befreit zu werden, und es schien der Fall für die Anwendung der unteren Blepharoplastik noch Dieffenbach's Angabe ganz geeignet zu sein. *Dr.* v. Ammon verrichtete die Operation unter Assistenz der *Dr.* Damm und Baumgarten im Jan. 1841 auf folgende Weise. Dicht am Thränenpunkte ward ein Schnitt in der gesunden Haut des Augenlides und der Wange abwärts geführt, an welchen sich eine zweite aufwärts gegen den innern Augenwinkel und über diesen hinausgehende Incision anschloss. Das zwischen diesen Schnitten liegende untere Augenlid ward hierauf von seiner Basis aus nach oben hin exstirpirt, so dass ein completer Mangel des ganzen untern Augenlides entstand.

Man sah den unteren Orbitalrand frei liegen und es ward nun möglich, die Conjunctiva oculi genau zu untersuchen. Leider war dieselbe vorzüglich in der Gegend des äussern Augenwinkels bereits degenerirt uud verhärtet; was sich von ihr entfernen liess, ward sorgfältig exstirpirt. Nachdem die sehr starke Blutung gestillt war, schritt v. AMMON zur Bildung des Ersatzlappens aus der Temporalgegend, welcher letztere sodann auf die bekannte Weise an die Stelle des exstirpirten unteren Augenlides gelegt und dann am inneren Augenwinkel durch umschlungene Nähte befestigt ward. Letzteres bot grosse Schwierigkeiten dar, da der kleine dort befindliche Rest des unteren Augenlides leider sehr mürbe war und mehr als einmal beim Anlegen der Suturen zum Ausreissen der Insektennadeln Veranlassung gab. An ein Uebersäumen des oberen freien Randes des verlegten Hautstückes konnte nicht gedacht werden, weil keine Conjunctiva dazu vorhanden war. Man konnte sich der Hoffnung hingeben, dass während der Heilung der sehr kleine noch übrige Theil des unteren Augenlides, wenn er einmal mit dem verlegten Hautstücke sich vereinigt hatte, sich so ausdehnen würde, dass nach und nach ein normaler Tarsalrand dadurch gebildet werden würde.

.Und dieses geschah auch wirklich, obgleich die Vereinigung wegen eintretender Verschwärung der Nähte nicht *per primam intentionem* geschah, sondern erst nach Wochen durch Granulation.

Bei fortschreitender Heilung, während der das verlegte Hautstück sich mehr zusammen und nach aussen hinzog, dehnte sich der sehr klein gewesene Stumpf des unteren Augenlides so weit aus, dass er fast ganz den Augenlidspalt bis zum äusseren Augenlidwinkel hin ausfüllte. Wegen des sehr grossen Substanzmangels der Haut war es nicht möglich gewesen, nach CHELIUS Angabe den äusseren Rand des verlegten Hautstücks mit dem Wundrande auf der Schläfengegend durch Nähte zu vereinigen. Durch Granulation füllte sich nach wenigen Wochen die durch Hautüberpflanzung verursachte Wunde und bildete einen kaum sichtbaren, sehr schmalen Cicatrisationsstreifen. Nach Verlauf von kaum 5 Wochen war die Heilung vollständig zu nennen, und der Operirte ward als ein Wunderwerk der plastischen Chirurgie von Laien und Aerzten angestaunt. Die Augenlidspalte war so gross wie die der gesunden Seite, die Bewegung und Stellung der Augenlider normal, sie konnten ohne Mühe und ohne ein Hinderniss zu finden geschlossen und geöffnet werden. Die Bewegung des Auges war frei und die rothe Färbung der Conjunctiva durchaus verschwunden. Froh und heiter trat der Geheilte in die lang und schmerzhaft entbehrten geselligen Verhältnisse zurück. Kaum waren jedoch zwei Monate vergangen, so begannen am äusseren Augenwinkel Knötchen sich zu bilden, die rasch in eine jauchige Verschwärung übergingen, weit um sich griffen und in kurzer Zeit zu einer fungösen Wucherung sich umgestalteten, die nach und nach sich über die ganze Augengegend erstreckte. Der Kranke verweigerte standhaft jeden neuen operativen Eingriff. Das fungös-carcinomatöse Uebel war weder durch innere, noch örtliche Mittel aufzuhalten, und der Unglückliche geht einem sichern Tode unter den Erscheinungen der Tabes entgegen.

VON AMMON's Modification der DIEFFENBACH'chen Methode. Durch Erfahrungen überzeugt, dass das nach DIEFFENBACH's Vorgange neugebildete obere Augenlid, da es den Tarsus entbehrt, nicht in der natürlichen Lage erhalten werde, zusammenschrumpfe und sich gern einbiege, kam v. AMMON auf die Idee, bei der Anwendung der DIEFFENBACH'schen Methode dahin zu trachten, dass unter jeder Bedingung die Conjunctiva, selbst die kranke Conjunctiva und ein Theil des Tarsus erhalten werde; theils um der Conjunctiva bulbi ihre natürliche Decke, eine Schleimhaut zu lassen, theils aber auch, um dem Augenlide einen wahren Tarsalrand zu geben, der nicht einschrumpfen könne. (Vgl. PETERS, *Diss. de Blepharoplastice. Lips. 1836.* in 4. Tab. I. Fig. V, VI.) Durch Erfüllung dieser beiden Bedingungen allein konnte jenen bösen Folgen vorgebeugt werden, welche in dem später (p. 221) mitzutheilenden Falle so unheilbringend hervortraten. Selbst eine krankhaft aufgelockerte, und verdickte Conjunctiva, wie sie in allen den Fällen angetroffen wird, welche zur Augenlidbildung Veranlassung geben, ist hier von grosser Wichtigkeit und unter jeder Bedingung zu erhalten, weil sie der Augenbindehaut, deren Decke sie bilden soll, befreundeter ist als jede andere Membran, und weil zu erwarten steht, dass, wenn sie an das neu zu bildende Augenlid angeheftet und in ihre natürliche Lage reponirt ist, so dass die Einflüsse der Aussenwelt nicht auf sie einwirken können, ihr natürlicher Zustand allmählig zurückkehren werde. Diese Zwecke zu erreichen, hat v. Ammon den Vorschlag gemacht, in allen Fällen, wo ein oberes Augenlid durch Hautverlegung aus der Schläfengegend gebildet werden soll, die Operation damit zu beginnen, dass da, wo die Grenze des Augenlidstumpfes ist, der Palpebralrand des neu zu bildenden Augenlides durch Umschneidung gebildet werden soll. Wenn dieses geschehen ist, muss der Operateur, so viel als möglich, die Conjunctiva abpräpariren, so dass der Rand herabgezogen und so tief gestellt werden kann, bis es die natürliche Lage und Länge erreicht. Ist dieses bewerkstelligt, so beginnt die Ausschneidung des triangulären Hautstückes, die Bildung des Lagers für das neue hinüber zu legende Hautstück, worauf die Operation ganz nach den früher angegebenen Regeln vollzogen wird. Bei der Trennung des Hautstückes ist nach genauer Messung der Form und Grösse vorzüglich darauf zu sehen, dass der untere Rand desselben genau auf die innere Fläche des Tarsalrandes, welcher durch Umschneidung des Augenlidstumpfes und durch Lostrennung der Conjunctiva gebildet worden ist, aufpasst. Die Anheftung auf dieser muss mit der grössten Sorgfalt geschehen, bald vermittelst der Dieffenbach'schen Naht, bald mit einfachen Knopfheften. Folgender Fall gab die nächste Veranlassung zur Ausführung dieses Verfahrens.

Durch die schnell erfolgende Explosion einer Mischung von Antimonium, Schwefel und Chlorkali, die er eben zusammenzureiben im Begriff war, wurde einem 40jährigen Fabrikarbeiter das ganze Gesicht fürchterlich verbrannt. Durch diese Verbrennung und die darauf folgende Entzündung, so wie durch die veränderte vegetative Thätigkeit der Gesichtshaut in ihren tieferen Schichten und auf ihrer Höhe war der Wuchs und die Richtung der Augenbrauen ein krankhafter geworden, und die Cilien waren bis auf wenige an den Lidern der linken Seite alle verloren gegangen. Das rechte Auge zeigte Degeneration der Tarsalränder und Ectropium unten und oben; vom äusseren Augenwinkel aus ging ein spitzer Auswuchs nach dem Bulbus, bedeckte einen Theil der Cornea und Sclerotica, und verband den Augapfel fest mit dem *Canthus externus*, so dass nach mon's Benennung (s. Klinische Darstellungen der Krankheiten des menschlichen Auges. Berlin 1838. in Fol. Theil II. p. 16.) ein *Syncanthus externus*, eine eigene Art des Symblepharon zugegen war. Derselbe Zustand bestand auch am linken Auge, nur dass hier der Syncanthus, die Verwachsung des Augapfels mit dem Augenwinkel, nach innen bestand, und dass diese durch eine cutisartige Membran gebildet ward, welche die *Caruncula lacrymalis* und einen grossen Theil des inneren Augenwinkels als eine trianguläre Membran bedeckte, und von dort zur Cornea und Sclerotica ging. Der Zustand des Kranken war sehr bedauernswerth, er konnte weder das rechte, noch das linke Auge nach der entgegengesetzten Seite richten, denn diese waren wegen des Syncanthus, der Verwachsung des äusseren Augenwinkels (am rechten Auge) und der Verwachsung des inneren Augenwinkels (am linken Auge) mit dem Bulbus stets nach einer Seite gerichtet; eine kleine Wendung nach rechts war bei beiden Augäpfeln möglich. Der Kranke hatte bereits vielfach Hülfe gesucht, sie aber nirgends gefunden. Als er sich bei v. Ammon zeigte, glaubte Letzterer, da der Kranke auch die Lider beiderseits nicht schliessen konnte, weshalb die Ursache der so sehr beschränkten Augapfelbewegung vorzüglich in den vorhandenen Syncanthis zu suchen war, und die Hautbedeckungen rings um die *Rima palpebralis* ganz verhärtet und steif erschienen, durch eine modificirte Dieffenbach'sche Methode helfen, oder doch wenigstens sehr erleichtern zu können. Er beabsichtigte nämlich, aus den allgemeinen, sehr verhärteten Hautbedeckungen ein dreieckiges Hautstück zu entfernen, dessen Basis unten, dessen Spitze oben sein sollte. Dabei sollte der Rand des Lides geschont werden. Nachdem dieses geschehen, beabsichtigte v. Ammon, der an der linken Seite den Anfang machen wollte, den Syncanthus zu umschneiden, das Hautstück auf dem Bulbus sitzen zu lassen, und so denselben von seinem lästigen, ihn immer nach innen haltenden Bande zu befreien. Er brauchte hierbei nur den Bedeckungen des Augenwinkels zu folgen. Bei der Nachbehandlung gedachte er, um keine neue Verwachsung eintreten zu lassen, eine Schlinge durch das umschnittene auf dem Bulbus zurückbleibende Hautstück zu ziehen, den Bulbus so nach aussen zu abduciren, und dann später das Hautstück vom Bulbus so viel als möglich zu entfernen Der Kranke willigte dazu ein.

Von Ammon fing die Operation damit an, dass er längs des Randes des umgestülpten oberen Augenlides die Haut durch einen Querschnitt trennte, um eine Basis zu gewinnen, auf der dann zwei Schnitte nach oben geführt wurden, die zwei Zoll hoch nach oben zusammentrafen, so dass die Schnitte einen Triangel bildeten. Das innerhalb dieser Schnitte liegende steife Hautstück wurde gänzlich abgetragen, jedoch so, dass Tarsalrand und Conjunctiva zurückblieben. Sodann nahm v. Ammon vorzüglich darauf Rücksicht, dass die in der Umgegend des dreieckigen Hautdefektes liegende Partie von den inneren Rändern derselben aus von ihrer Basis abgetrennt wurde, um dadurch die Möglichkeit zu erlangen, den Rand des durch Hautdegeneration in die Höhe gezogenen und umgewendeten Augenlides nach unten hin freier zu machen, und dadurch so viel nur immer Platz zu gewinnen, eine seitliche Hautüberpflanzung in grösserer Ausbreitung zu bewerkstelligen. Bei dieser Trennung ward die Wahrnehmung gemacht, dass nach geschehener Durchschneidung des Syncanthus das Auge nicht frei in der Orbita lag, sondern dass dasselbe an mehreren Stellen nach oben und innen an der Orbita fest angewachsen war, und dass eine gänzliche Unbeweglichkeit des Organes Statt fand. Eine Trennung der Adhäsionen konnte nur unvollkommen geschehen, jedoch geschah sie, so dass der Augapfel freier bewegt werden konnte. Hierauf ging v. Ammon zur Abtrennung des Lappens, der aus der Schläfengegend verlegt werden sollte, über. Dieses wurde in der Art bewerkstelligt, dass seitlich ein Schnitt gegen die Schläfengegend geführt und aufwärts verlängert ward, ganz in der Art, wie dieses Dieffenbach angegeben hat. Der Lappen ward vom Mutterboden bis zu seinem Zusammenhange mit der Stirnhaut getrennt, und nun seitlich nach innen in die Stelle verlegt, die durch die trianguläre Abtrennung der Haut gewonnen worden war. Sodann geschah die Anheftung mittelst Insektennadeln und einer einfachen Naht. Die Hautüberlegung und Hautbefestigung ging leicht von Statten. Nach der Operation wurden kalte Umschläge gemacht. Die Reaction war sehr heftig; es entstand eine erysipelatöse Entzündung in dem verlegten Hautstücke und in der Umgegend, diese vermittelte theilweis die primäre Adhäsion, es bildete sich sodann ein grosser Abscess, und erst in der dritten Woche heilte auf dem Wege der Granulationsbildung der übergepflanzte Lappen ganz an. Die Stelle, aus der die Hautschicht zur Ueberpflanzung gewonnen worden war, heilte rasch durch sehr üppigen Granulationsprocess. Durch den Entzündungs- und Eiterungszustand, der wohl damit in Verbindung stand, dass hier auf eine Stelle eine Hautverlegung geschah, die früher durch eine tief gehende Vernarbung sehr gelitten hatte, und sich einer vollkommenen Vitalität nicht erfreute, hatte das überpflanzte Hautstück in so fern gelitten, als es sich sehr verkleinert hatte. Die unmittelbare Folge davon war, dass das durch die Einheilung eines grossen Hautstückes gebildete obere Augenlid doch etwas zusammenschrumpfte, so dass sich auch jetzt ein Ectropium bildete. Leider verwuchs auch das Auge, obgleich die grösste Sorgfalt darauf verwendet worden war, es in der Richtung nach aussen zu erhalten, wiederum mit der inneren Orbitalwand, wenn auch nicht so innig wie früher. Als Folge hiervon traten oberflächlich im inneren Augenwinkel in der Gegend der Caruncula lacrymalis auch hier Verwachsungen ein. Die lästige Spannung in der oberen Augenlidgegend, welche früher vorhanden gewesen war, hatte sich gemindert.

Noch müssen wir eine in der neuesten Zeit von Chelius (s. dessen Handbuch der Augenheilkunde. Bd. 2. p. 166; v. Ammon's Monatsschrift. Bd. 1. p. 457) vorgeschlagene Modification der Dieffenbach'schen Methode erwähnen, welche darin besteht, dass die durch die Loslösung des Lappens seitwärts entstandene Wunde durch die Naht vereinigt, und ihre Heilung nicht dem von der Natur einzuleitenden Granulationsprocesse überlassen werde. Chelius hat diese Modification selbst bereits in einem Falle angewendet, und die rascheste Heilung auf die schönste Weise erzielt. Der Grund, weshalb er die Vereinigung der Wunde durch die Naht empfiehlt, liegt darin, dass er behauptet, es entstehe, wenn man die Wunde nach Dieffenbach granuliren lasse, durch die Vernarbung eine Zusammenziehung ihrer Ränder, welche die Form und Lage des Lappens immer bedeutend verändere, und demnach eine Deformität des angesetzten Augenlides verursache. Dies ist jedoch, wie die Erfahrung lehrt, nicht der Fall, denn durch Granulation heilt diese Stelle schnell und gut, und der Vernarbungsprocess geht hier häufig auf eine so genügende Weise von Statten, dass die Gegend des Mutterbodens, wie v. Ammon in der Krankengeschichte von der S. (p. 221) erzählt, so glatt und schlaff war, dass man ohne Schwierigkeit die ganze Stelle zu einer neuen Verpflanzung hätte benutzen können. Nichts desto weniger verdient das Verfahren von Chelius in allen den Fällen Anwendung, wo es möglich ist, ohne Zerrung in dem übergepflanzten Hautlappen zu veranlassen, die Vereinigungsnaht anzulegen. Hierbei ist nun wohl darauf aufmerksam zu machen, dass bei der oberen Blepharoplastik an der Basis, bei der unteren auf der Höhe der Wunde nur dann eine unmittelbare Berührung erzielt werden kann, wenn ein triangulares Hautstück ausgeschnitten wird.

Gelingt die Anheilung des Lappens nicht durch plastisches Exsudat, sondern bildet sich purulente Absonderung, so fehlt bei der Anwendung des Verfahrens von Chelius freilich eine Abflussstelle, und es wird sich dann ohnfehlbar ein Abscess bilden.

Beck in Freyburg übte die Blepharoplastik einige Male mit sehr günstigem Erfolge, indem er ohne grosse Abweichung nach der Dieffenbach'schen Methode operirte. Das eine Mal (vergleiche v. Ammon's Monatsschrift. Bd. 1. pag. 39 ff.) geschah die Operation wegen eines wuchernden carcinomatösen Geschwüres am inneren Augenwinkel, welches von da aus seine zerstörende Wirkung äusserte und das ganze untere Augenlid einnahm. Diese Operation gelang vollkommen; es wurde durch sie ein Uebel entfernt, welches zwar nur örtlich gewesen zu sein schien, aber ohne Operation sicherlich noch grössere Zerstörungen veranlasst haben würde. Von der Augenlidconjunctiva hatte nichts für die Uebersäumung des Randes geschont werden können. — Einen anderen Kranken Beck's operirte nach gemeinschaftlichem Plane Prof. Schwoerer auf folgende Weise: durch einen bogenförmigen Schnitt, welcher vom äusseren Augenwinkel begann, wurde das von einem schwammigen Auswuchse ergriffene rechte obere Augenlid eines 9jährigen Knaben von der Entartung befreit. Nun wurde vom äusseren Augenwinkel beginnend, nach oben über die Augenbrauen fortschreitend, ein Ersatzstück durch Lostrennung der Haut gewonnen, welches zungenförmig war, in einem stumpfen Winkel über den Augenhöhlenrand hinaufstieg, und solche Breite hatte, dass durch dasselbe der Defekt ersetzt werden konnte. Das Ersatzstück blieb am äusseren Augenwinkel mit der übrigen Haut in Verbindung. Ein kleines Colobom am äusseren Augenwinkel, das nach der gelungenen Blepharoplastik zurückgeblieben war, wurde später gleichfalls mit Erfolg beseitigt. —

Einen sprechenden Beweis für den Nutzen der Dieffenbach'schen Methode bei der Bildung des oberen Augenlides giebt folgender Fall v. AMMON's, der in dessen Zeitschrift für die Opththalmologie. Bd. V. p. 312. sehr ausführlich beschrieben ist. Frau S. aus der Gegend von Leipzig hatte durch *Caries orbitae* und daraus entspringende Ulcerationen der Augenlider und Gesichtshaut folgende Entstellungen erlitten: das obere Augenlid war in seinem grössten Umfange zerstört und bildete von dem Thränenpunkte an bis zur äusseren Commissur nichts als einen wulstigen Halbkreis, der das Auge kranzförmig umgab. Dabei war dasselbe so eingeschrumpft, dass die degenerirte Conjunctiva sich nach aussen hin aufgerollt hatte. Durch Verschwärung der äusseren Haut und durch den Mangel des oberen Orbitalrandes ward die Augenbrauengegend durch nichts als den Rand und das Ende des oberen zerstörten und verschrumpften Lides gebildet. Der Tarsalrand stellte eine zackige Masse dar. Der innere Augenlidwinkel war durch den angeschwollenen und aufgelockerten Thränensack dick und wulstig, die *Caruncula lacrymalis* geröthet; das untere Augenlid bildete ein completes Ectropium. Bei der Degeneration des Tarsalrandes und dem totalen Mangel des oberen Augenlides war nur von der Anwendung der DIEFFENBACH'schen Methode der Blepharoplastik ein reeller Erfolg zu erwarten. Am 17. August 1835 unternahm v. AMMON in folgender Art die Operation: Er fing mit Ausschneidung und Abtrennung des Hautlappens aus der Schläfe, durch den das Augenlid gebildet werden sollte, an, trennte dann die Verwachsungen des oberen verschrumpften Augenlides, bildete einen triangulären Defekt, und befestigte, nachdem er vergeblich versucht hatte, an dem verschrumpften Augenlide ein Stück Conjunctiva zu erhalten, das aus der Schläfenhaut genommene und an die Stelle des Augenlides verlegte Hautstück durch die DIEFFENBACH'sche Naht an der inneren Seite. Somit war die obere Augenlidbildung vollendet. Nun schritt er zur Restauration des unteren Augenlides, an dem besonders das *Ectropium sarcomatosum partiale* entfernt werden musste. Die auf der Schläfe durch die Ueberpflanzung eines Hautstückes auf das Auge entstandene bedeutende Hautwunde ward mit Charpie bedeckt, und es wurden kalte Wasserumschläge mittelst einer grossen dicken Compresse gemacht. In den folgenden Tagen stellte sich in dem transplantirten Hautstücke einige Geschwulst ein, wodurch die Augenlidspalte fast ganz verschwand. Der auf dem Auge sich ansammelnde Eiter wurde durch fleissiges Einspritzen von lauem Wasser entfernt. Nachdem am dritten und vierten Tage alle Nähte weggenommen worden waren, ergab es sich, dass an der inneren Seite der Augenbrauengegend die *prima intentio* nicht erfolgt war, weshalb man die Zuflucht zu englischen Heftpflasterstreifen nehmen musste, unter denen sich endlich die complete Verwachsung bildete. In der Schläfengegend entwickelte sich eine gute Granulation; allein am sechsten Tage nach der Operation entstand plötzlich in der Gegend des Thränensackes eine inflammatorische Geschwulst, die nach der Anwendung von Kataplasmen schon am folgenden Tage geöffnet werden konnte und viel Eiter entleerte; diese *Dacryocystitis chronica* ward bald beseitigt. Unterdessen schritt der Granulationsprocess der Schläfenwunde und die Verwachsung des äusseren neugebildeten Augenlidwinkels kräftig vorwärts. Da sich aber in Folge dessen die Augenlidspalte sehr verengerte, so spaltete v. AMMON den äusseren Augenwinkel bis zum Orbitalrande, und legte, da keine Conjunctiva vorhanden war, Charpie zwischen die Wundränder. Dieses Verfahren musste, weil eine neue Verwachsung entstanden war, im November wiederholt werden, wobei aber keine einfache Spaltung Statt fand, sondern ein längliches Hautstück ausgeschnitten wurde. Der äussere Augenwinkel liess hierauf nichts zu wünschen übrig, und das neue Augenlid gestaltete und formte sich immer mehr und mehr. Im Monat October ward bei derselben Frau aus der Stirnhaut eine neue Nase gebildet, worauf ein traumatisches *Erysipelas* entstand, das sich auf das neue Augenlid erstreckte, und dazu beitrug, eine in demselben zurückgebliebene leichte ödematöse Anschwellung gänzlich zu beseitigen. Im März des folgenden Jahres fand v. AMMON das Augenlid in einem fortwährend guten Zustande; der Rand desselben, der sich etwas weniges nach innen umgeschlagen hatte, lag gut und ohne das Auge zu reizen, an dem Bulbus an. Allein es fand der unangenehme Zustand Statt, dass, da die Conjunctiva zur Anheftung an die innere Fläche des neugebildeten Lides fehlte, dasselbe an den oberen Theil des Auges angewachsen war, was jedoch weder die Bewegung, noch Funktion beeinträchtigte. An der Stelle der Schläfenwunde zeigte sich eine feine, sehr schmale Narbe; dabei war die Haut dort so dehnbar und natürlich, dass man damals, acht Monate nach der Operation, diese Hautstelle recht gut zu einer neuen Verpflanzung hätte benutzen können. Nur bis hierher war früher die Krankengeschichte bekannt geworden; was in späterer Zeit aus dem Augenlide geworden ist, nehmen wir Gelegenheit, jetzt mitzutheilen.

Mehr und mehr fing im zehnten Monate nach der Operation das Augenlid an zusammenzuschrumpfen, sich nach oben hin, vorzüglich in der Mitte, zu verkürzen; es dauerte nicht sehr lange, so deckte dasselbe nicht mehr den hervorragendsten Theil des Bulbus, sondern lag wurstförmig oberhalb der Cornea. Diese Einschrumpfung geschah in der Art, dass sich eine kleine Strecke oberhalb des Tarsalrandes des neugebildeten Lides eine Falte bildete, die durch Einbiegung des Randes nach innen verursacht ward. Aber gleichzeitig mit dieser Einschrumpfung des Lides verwuchs die innere Fläche des künstlichen Lides mehr und mehr mit der Conjunctiva bulbi. Diese Verwachsung geschah durch organische Verklebung, um so leichter, weil die Conjunctiva bulbi eine gelblich-weisse Materie absonderte. Die Ursache dieser Absonderung lag in einer beginnenden Verdickung dieser Membran, in deren Folge sich jetzt auch die Cornea zu trüben begann. Obgleich die Operirte streng angehalten wurde, öfters das obere Augenlid zu bewegen, und des Tages über häufig das Auge mit lauwarmem Wasser zu waschen, so ging doch mit der Einschrumpfung des neuen Augenlides die Verklebung der inneren Fläche des Augenlides Hand in Hand, und gleichzeitig verdunkelte sich die *Conjunctiva corneae* mehr und mehr, so dass hier ein niederer Grad von *Xerosis conjunctivae* entstand. In dieser Zeit starb die Operirte an einer Hepatitis, deren Uebergang in Eiterung sich nicht aufhalten liess. VON AMMON hatte Gelegenheit, eine anatomisch-pathologische Untersuchung des Augenlides zu machen, die wir bereits schon im Allgemeinen Theile bei Gelegenheit der anatomischen Untersuchungen verlegter Hautstücke mitgetheilt haben. Die Hauptergebnisse dieser Untersuchung bestanden nämlich in einer auffallend starken Einschrumpfung des Tarsalrandes, und in adhäsiver Verklebung mit der *Conjunctiva scleroticae*. Die Textur des neugebildeten Augenlides bestand aus einer sehr dünnen Schicht Cutis und einer sehr dichten Fettmasse. (Vergleiche dessen klinische Darstellungen der Krankheiten und Bildungsfehler des menschlichen Auges. Berlin 1838. Theil II. in Fol. Tab. VI. Fig. 18.)

Als eine andere Modification der DIEFFENBACH'schen Blepharoplastik ist die von *Dr.* BUROW in Königsberg gemachte Operation zu betrachten. (Vergl. v. AMMON's Monatsschr. Bd. 1. p. 58.) Caries der Orbita und des Jochbeines hatte die äussere Umgebung des linken Auges und den oberen Theil der linken Wange zerstört, so dass sich daselbst nur Narbensubstanz befand. Das untere Augenlid war über die Hälfte gänzlich zerstört. Die am inneren Augenwinkel auf eine kleine Strecke erhaltene Substanz war durch ein Ectropium weit herabgezogen und degenerirt. Am äusseren Augenwinkel war das obere Augenlid tief herabgezogen; die Strecke von dem äusseren Augenwinkel bis zu dem erhaltenen Theile des unteren Augenlides zeigte ein breites Geschwür. *Dr.* BUROW modificirte die DIEFFENBACH'sche Methode wegen des, wenn auch dislocirten, so doch noch vorhandenen, nach innen gelegenen Theiles vom unteren Augenlide in so fern, als er den Ersatz nicht aus der Schläfengegend, sondern aus der Wange bildete, und die zur Ernährung bestimmte Brücke nicht unten, sondern am inneren Augenwinkel stehen liess. Der zum Ersatz bestimmte Lappen wurde also von unten nach oben verlegt, nachdem vorher ein grosser Theil der degenerirten Conjunctiva weggeschnitten war, und etwa $1/4$ Zoll länger gemacht als die Augenlidspalte breit werden sollte, weshalb ein nicht unbeträchtliches Stück Cutis am äusseren Augenlidwinkel hatte weggeschnitten werden müssen. Hierdurch wurde eine neue Wundfläche gewonnen, auf der der äussere Theil des Lappens ruhen, und gegen dessen Ränder der Rand des Lappens geheftet werden konnte. Diese Anheftung geschah durch umschlungene Nähte. Die Heilung gelang vollkommen, und es entstand kein neues Ectropium, was doch zu fürchten war.

Einen weniger günstigen Erfolg hatte *Dr.* PONFICK in Frankfurt a. M. (vergl. v. AMMON's Monatsschrift. Bd. 1. p. 59 ff.). Derselbe vollzog die Blepharoplastik wegen eines sehr bedeutenden Ectropiums, welches in Folge von *Erysipelas faciei* und hinzugetretener Gangrän entstanden war. Er machte parallel mit dem nach aussen gekehrten Palpebralrande eine tiefe Incision, reponirte das kranke untere Augenlid, und ersetzte die Wunde durch Verlegung eines aus der Schlafgegend genommenen Hautstreifens. Der Lappen ging durch Gangrän verloren. Die Ursache davon scheint in den callösen Narben gelegen zu haben, welche die Nachbartheile des Augenlids umgaben.

Blepharoplastik von *Dr.* **Baumgarten.** Das halbjährige Kind Anna Beichling war mit einer Teleangiectasie am rechten untern Augenlide geboren worden, welche sich im Verlaufe von wenigen Monaten zu einer grossen ovalen Geschwulst heranbildete, und sich abwärts bis auf die Wange erstreckte. Man sah und fühlte deutlich ein starkes mit dem Pulsschlage isochronisches Klopfen in dieser Blutgeschwulst. Die Zeit ihres Aufbruchs konnte nicht mehr fern sein. Nach vielfacher Erwägung aller *pro* und *contra* sprechenden Umstände bestimmte sich *Dr.* Baumgarten für die Exstirpation und den Wiederersatz durch die Blepharoplastik. Die Operation geschah unter Assistenz der *Dr.* v. Ammon, Warnatz, Hirschel und Gerson am 3. August 1840 auf folgende Art: das Kind wurde auf einen Tisch gelegt und bis zum Gesicht der ganze Körper in ein hinreichend grosses Tuch geschlagen, damit die Operation durch die Bewegungen der Extremitäten nicht gestört werden sollte. Während ein Assistent den Kopf, ein anderer den Leib des Kindes fixirte, exstirpirte derselbe die Geschwulst, indem er sie zunächst durch drei in ein Dreieck zusammenlaufende tiefe Incisionen umschnitt, und dann so schnell als möglich von dem darunter liegenden Fettgewebe lospräparirte. Die Gefässausdehnungen gingen übrigens so tief nach innen, dass der ganze Orbicularis durchschnitten werden musste, wodurch eine communicirende Oeffnung mit dem vorderen Theile der Augenhöhle entstand, aus der eine grosse Menge Orbitalfett hervorquoll. Die Blutung war geringer, als zu erwarten stand; der Grund davon lag unstreitig darin, dass die Geschwulst so tief als möglich exstirpirt wurde, und mithin die in ihrem mittleren Parenchym befindlichen grössern Teleangiectasien undurchschnitten blieben. Durch die Exstirpation war nun für ein kindliches Gesicht ein ungeheuerer Defekt entstanden. *Dr.* Baumgarten verrichtete hierauf die Blepharoplastik durch die Verwendung eines aus der Schläfe genommenen und durch seitliche Verschiebung in den Wunddefekt verlegten Hautlappens. Der obere Rand des Ersatzhautlappens wurde mit dem $1\frac{1}{2}$ Linien breiten Tarsalrande durch vier, der innere dagegen mit dem an der Nasenseite abwärts laufenden Defektrande durch sechs umwundene Nähte vereinigt. Der äussere Rand blieb ungeheftet. Die Schläfenwunde wurde sorgfältig vom Blute gereinigt und mit einfacher Charpie und einigen Heftpflasterstreifen bedeckt.

Sobald sich das Kind von dem Operationsschmerze wieder erholt hatte, wurde zwei Mal 24 Stunden hindurch die ganze rechte Gesichtshälfte ununterbrochen mit kalten Compressen bedeckt, und somit die traumatische Reaction in den zur Anheilung des neugebildeten Augenlides erforderlichen Schranken erhalten. Trotz dieser energisch durchgeführten örtlichen Antiphlogose schwoll die ganze rechte Gesichtshälfte sehr an, allein es währte dieser Zustand nur kurze Zeit, und es traten die günstigsten Erscheinungen für eine gute Vereinigung ein. Der verlegte Hautlappen behielt fortwährend sein unverändertes Ansehen, und zeigte, sobald die Compressen einige Minuten lang entfernt wurden, denselben Wärmegrad, als die angrenzenden Theile. Schon zu Anfange des dritten Tages war überall die erste Vereinigung erfolgt. Am vierten Tage wurde die letzte Naht entfernt und die stark eiternde Schläfenwunde zum ersten Male verbunden. Auch hier hatten sich die Wundränder einander schon bedeutend genähert und man bemerkte eine üppige Granulation auf dem Grunde des Hautdefektes. Man liess von nun an anstatt der kalten Compressen Umschläge von lauwarmem Bleiwasser machen, wobei sich das Oedem der Augenlider, die Schleimabsonderung der *Conjunctiva palpebralis*, so wie die noch vorhandene leichte Anschwellung der Wundränder sehr bald verlor. Nach Verlauf von acht Tagen hatte sich der Substanzdefekt auf der rechten Schläfe regenerirt, die Narben waren an den Vereinigungslinien des verlegten Hautlappens nur sehr wenig sichtbar und das Ansehen des Kindes mit dem neugebildeten Augenlide bot die erfreulichste Erscheinung dar.

Nach dem Verlauf von einem Jahre, wo Baumgarten eine genaue Untersuchung des Kindes vornahm, war, mit Ausnahme der kaum sichtbaren feinen Hautnarben, das neugebildete Augenlid mit Mühe zu erkennen; so ähnlich war es einem natürlichen menschlichen Augenlid geworden. Dieser Fall von Blepharoplastik ist die erste plastische Operation, die unsers Wissens an einem so wenige Monate alten Kinde ausgeführt worden ist. Der vollkommene Erfolg derselben, so wie die Abwesenheit aller beunruhigenden Erscheinungen während der Nachbehandlung sind von mannichfachem Interesse.

Augenlidbildungen von Jobert (vergl. *Gazette méd. de Paris 1840. Nr. 3. p. 41.*). Derselbe verrichtete am 26. Octbr.

1839 wegen krebsiger Zerstörung des untern Augenlides bei einem 51 jährigen Manne die Blepharoplastik mit einem ganz vollkommenen Erfolge. Nachdem er die krankhafte Stelle durch einen halb ovalen Schnitt entfernt, und hierbei den unteren Thränenpunkt hinreichend verschont hatte, nahm er aus der oberen Wangengegend einen länglich triangulären Ersatzlappen und verlegte ihn auf die gewöhnliche Weise zwischen die Wundränder des Augenliddefekts.

In einem anderen Falle, wo JOBERT die Blepharoplastik wegen Substanzverlustes des oberen Augenlides verrichtete, bestand der Ersatzhautlappen zum Theil aus der behaarten Kopfhaut. Letztere kam in ihrer neuen Lage an die innere Partie der Augenbraune zu liegen, und ersetzte auf diese Weise die fehlenden Augenbraunhaare. Höchst interessant war dabei die Bemerkung, dass diese Haare nicht ausfielen. Der Kranke schnitt sie ab, wenn sie ihm zu lang wurden.

Wir können den Abschnitt über Blepharoplastik nicht schliessen, ohne zuvor uns noch über eine geschichtlich interessante Mittheilung ausgesprochen zu haben, die wir der im Laufe unserer Arbeit mehrfach erwähnten Concoursschrift des Prof. RIGAUD in Strassburg entnehmen. Die Sache betrifft die Prioritätsansprüche, welche ein spanischer Arzt *Dr.* HYSERN zu Madrid auf die Erfindung der DIEFFENBACH'schen Blepharoplastik macht. Prof. RIGAUD erhielt durch VELPEAU in Paris eine von *Dr.* HYSERN abgefasste Abhandlung über Blepharoplastik, in welcher Letzterer berichtet, dass er bereits im Jahre 1829 an einem 20 jährigen jungen Manne die zum grössten Theile verloren gegangenen Augenlider der linken Seite aus der angrenzenden Haut der Schläfengegend wiederersetzt habe. Eine ähnliche Operation verrichtete HYSERN mit ARGUMOSA 1832 wegen eines Krebsgeschwüres am untern Augenlide. Die Art und Weise, wie er diese Operation verrichtet haben will, soll ganz der DIEFFENBACH'schen Methode gleichen.

So interessant auch diese Mittheilungen in sofern erscheinen, als wir dadurch von den neueren Fortschritten der spanischen Chirurgie Kenntniss bekommen, so sind sie doch nicht im Stande, den Ruhm der DIEFFENBACH'schen Erfindung in irgend einer Weise zu schmälern, oder nur im entferntesten auf eine Prioritätsbehauptung Anspruch zu machen. Sie scheinen uns ein *Vaticinium post eventum* zu sein.

Da die Bearbeitung der Blepharoplastik von *Dr.* Hysern nur wenig bekannt geworden zu sein scheint, so geben wir hier nach Rigaud eine kurze Uebersicht ihres Inhalts, bedauern es jedoch lebhaft, dass Rigaud es nicht einmal der Mühe werth gehalten hat, den Titel der Schrift des in Rede stehenden spanischen Arztes, in dessen Besitz er durch Velpeau gekommen war, zu nennen, geschweige denn, wie es einem gründlichen Schriftsteller geziemt, genau angegeben hätte. Nach einigen vorausgeschickten anatomischen Betrachtungen bespricht *Dr.* Hysern die einzelnen Operationsmethoden. Ihre Indicationen bestimmt er nach den verschiedenen Arten des Substanzverlustes der Augenlider, von denen er 11 besonders hervorhebt:

1) Substanzverlust der Totalität beider Augenlider.

2) Substanzverlust der äussern Hälfte beider Augenlider.

3) Substanzverlust der innern Hälfte beider Augenlider.

4) Substanzverlust des ganzen obern Augenlides.

5) Substanzverlust des ganzen untern Augenlides.

6) Substanzverlust der innern Hälfte des obern Augenlides.

7) Substanzverlust des untern Augenlides.

8) Substanzverlust in der innern Hälfte des obern Augenlides (*Méthode naso-faciale*).

9) Substanzverlust des untern Augenlides (*Méthode temporo-faciale, procédé particulier de M. d'Argumosa*).

10) Substanzverlust des mittleren Theils des obern Augenlides (*Méthode faciale*).

11) Substanzverlust des mittleren Theils des untern Augenlides (*Méthode faciale*).

Für die sieben ersten Arten defekter Augenlider bestimmte Hysern seine obenerwähnte Methode von 1829 (*Méthode temporo-faciale*), und nannte sie *procédé d'adduction ou d'approchement.* Die achte Art des Substanzverlustes glaubte er dadurch herstellen zu müssen, dass er das Ersatzstück zur Seite der Nase entnahm, und nach oben in den Defekt des obern Augenlides verlegte. Für die neunte Art des Augenliddefektes schien ihm die Operationsmethode von Argumosa die zweckmässigste zu sein, deren Hauptcharakter angeblich die Eigenthümlichkeiten der Dieffenbach'schen Operation besitzt. Die zehnte und elfte Art von Augenliddefekten fand er für die Verrichtung der Dzondi'schen, Juengken'schen und Fricke'schen Blepharoplastik geeignet.

Vierter Abschnitt.

Canthoplastik.

Anhang zur Blepharoplastik.

Als unabhängig von der Blepharoplastik und doch mit ihr verwandt, müssen wir die Canthoplastik besprechen, eine plastische Operation, die bisher noch keinen selbstständigen Namen geführt hat. Wir verstehen unter **Canthoplastik** (aus *κανθός*, der Augenwinkel und *πλάσσειν*, bilden componirt) die Kunst, einem durch pathologischen Vorgang verkleinerten (*Blepharostenosis*), oder durch Bildungsfehler zu kleinen Augenwinkel (*Blepharophimosis congenita*) mittelst Ueberpflanzung der Augapfelbindehaut die Normalgrösse zu geben. Nach einer kurzen Betrachtung der Verengerung der Augenlidspalte, die vorzüglich die Canthoplastik indicirt, soll diese Operation ausführlicher beschrieben werden. Von Ammon, der Erfinder der Canthoplastik, hat über die Verengerung der Augenlidspalte in genetischer und pathologischer Beziehung zuerst geschrieben. Derselbe nennt diesen Zustand, wenn er angeboren ist, *Phimosis palpebrarum*, oder *Blepharophimosis congenita* (vergl. v. Ammon's Zeitschrift für Ophtahlm. Bd. II. p. 140 ff. und dessen Angeborne chirurgische Krankheiten, Berlin 1842. in Fol. Tab. IV. Fig. 7 und 8. und die Erklärung; ferner Klinische Darstellungen der Krankheiten und Bildungsfehler des menschlichen Auges. Bd. III. Berlin 1841. in Fol. Tab. III. Fig. 4. und die Erklärung dazu), weil Phimosis jede Verengerung der Oeffnung eines Ausführungskanales bedeutet, und erst später allein zur Bezeichnung der Verengerung der Vorhaut gebraucht worden ist (vergl. Celsus lib. VII. c. 25.); der acquirirten Verengerung der Augenlidspalte giebt er den Namen Blepharostenosis, und theilt folgende Beobachtungen hierüber mit:

1) Bei neugeborenen sehr fetten Kindern sind nicht selten die Augenlider sehr dick, so dass die Spalte derselben wie nach innen geschoben wird und nach dem Bulbus zurücktritt; dasselbe beobachtet man nicht selten bei der beginnenden Ophthalmia neonatorum, oder gegen das Ende dieser Krankheit. Hier ist die Ursache der Verengerung der Augenlidspalte in der Geschwulst oder Uebernährung der Umgebung zu suchen; es entsteht leicht Entropium, und wenn man bei der Eröffnung der Augenlider zu roh und zu rasch verfährt, Umstülpung (Ectropium); beim Nachlass der Entzündung, bei fortschreitender Ausgleichung der Ernährung verschwindet die Phimosis allmählig; oder

2) es bildet sich eine wirkliche Phimosis palpebrarum, und zwar dadurch, dass sich in Folge der Ophthalmia neonatorum, oder einer anderen Augenentzündung Atrophia bulbi, oder überhaupt Verkleinerung desselben einstellt, dass dadurch die ganzen Augenlider und die Orbitalränder einsinken, und in denselben in Folge der vorhandenen chronischen Entzündung ein Zustand der Verhärtung sich bildet, vorzüglich an den Orbitalrändern, der meistens mit Verwachsung verbunden ist, wodurch die Thätigkeit der Orbicularmuskeln nach und nach aufgehoben wird, und dann eine Phimosis vera entsteht; oder

3) es ist die Augenlidspalte wirklich zu klein, d. h. es reicht die Rima palpebrarum wohl zum Hin- und Herbewegen der Cornea hin, man sieht wohl auch einen kleinen Theil der Sclerotica, aber es ist sehr schwer, ja unmöglich, die Augenlider weit zu öffnen, es entsteht gleich Schmerz in dem äusseren Augenwinkel, der bei einem solchen Versuche sehr gezerrt wird; dabei kann man die innere Fläche des unteren Augenlides nicht gut übersehen. Bei der leichtesten entzündlichen Irritation der Augenlidbindehaut bildet sich ein starker Krampf in den Orbicularmuskeln, der bisweilen habituell wird, und dann zu einer Umdrehung des Tarsalrandes nach innen, und deren mancherlei nachtheiligen Folgen Veranlassung giebt. Am äussern Augenwinkel bildet sich dabei eine wunde Stelle, die puriform absondert, beim Oeffnen der Augenlider leicht blutet, und sehr an die Fissuren des Rectums erinnert, über deren

Natur und Heilung durch Einschnitt Boyer zuerst so schön und naturgemäss geschrieben hat.

Letztere Fälle allein dürfen die Indication zu einer Erweiterung durch operative Mittel stellen, um nämlich den Folgen der *Nictitatio spasmodica*, die aus dieser zu engen Spaltung der Lider entsteht, vorzubeugen, dann die Entstehung eines Ectropiums zu verhindern, und falls dieses bereits entstanden, es radikal zu heben.

Folgender Fall v. Ammon's giebt eine Beschreibung des operativen Verfahrens bei der Canthoplastik. Die Bormannin, eine 38jährige kleine, durch einen sehr grossen Kopf, breite Nase und aufgeworfenen Mund ausgezeichnete Frau, hatte sehr eng gespaltene Augenlider. Im Verlauf der Länge der unteren Augenlider hatte sich der Tarsus nach innen umgebogen, was zu einer steten chronischen Entzündung in der Bindehaut des Augapfels Veranlassung gab. Da hier die blosse Beseitigung des Ectropiums durch Herausschneiden eines Hautstückes nicht ausreichen konnte, beschloss v. Ammon zuerst die Spaltung der Augenlider zu beseitigen und dann das Ectropium zu entfernen. Nachdem die Kranke wegen ihrer kachektischen Constitution durch einige Abführmittel vorbereitet worden war, unternahm v. Ammon die Operation am rechten Auge auf folgende Weise: nachdem er die Augenlidspalte bis zum äusseren Orbitalrande erweitert hatte, beabsichtigte er das durch keine der bisher gebräuchlichen Methoden zu verhindernde Zusammenwachsen dieser Schnittwunde dadurch zu verhüten, dass er die Cutis nach innen umschlug, die Wunde also durch die Umschlagung der Haut gewissermassen einsäumte, um so Cutis gegen Cutis zu bringen, die zur gegenseitigen Agglutination keine Gelegenheit gab, ja sich wohl gar, wie das Dieffenbach bereits beobachtet hatte (vergl. dessen Erfahrungen über die Wiederherstellung u. s. w. Band 1. 1828. pag. 63.), nach und nach zur Schleimhaut umwandeln konnte. Dieser Operationsplan scheiterte aber an der kleinen Fläche der Wundränder und an der Starrheit der Haut, die zu dick war, um sich nach innen umschlagen und mit sich selbst vereinigen zu lassen. Umgekehrt war die durchschnittene *Conjunctiva palpebralis* zu kurz, um sich auf die Schnittwunde säumen zu lassen, so dass, wenn dieses oben und unten hätte geschehen können, Schleimhaut auf Schleimhaut zu liegen gekommen wäre, was alles Zusammenwachsen verhindert haben würde. Von Ammon kam auf die Idee, die Augapfelbindehaut, die bei ihrem Uebertritt zu den Augenlidern grosse Falten bildete, und deshalb sehr ausdehnbar war, in die neue Schnittwunde einzuheilen, und auf diese Weise jedes Zusammenwachsen der Wundränder zu verhindern. Diese Idee verdankte ihre Entstehung DIEFFENBACH's und WERNECK's Arbeiten in Bezug auf die Ueberpflanzung der Mundschleimhaut bei Verengerungen des Mundes. VON AMMON führte einen doppelten Faden durch die in Falten zusammengelegte *Ophthalmo-Conjunctiva*, und zog durch denselben wie mit einer Ansa, jene Haut so stark als möglich in die erweiterte Augenlidspalte, führte dann mittelst einer feinen Nadel den Faden durch die allgemeinen Bedeckungen dicht am Ende der Schnittwunde, und zwar von innen nach aussen, und befestigte den Faden durch einen gewöhnlichen Knoten. Hierauf säumte er mittelst feiner Nadeln und feiner seidener Fäden die *Conjunctiva bulbi* auf die Ränder der Wunde, durch die die Phimosis erweitert worden war, und zwar so, dass er von aussen nach innen die Suturen befestigte. Bevor dieses geschah, trug er jedoch mittelst einer feinen Scheere, da, wo der Trennungspunkt der Dilatation und des früheren äusseren Augenwinkels gewesen war, einige kleine Hautstückchen ab, um so auf das Genaueste und ohne sichtbare Spuren den neugebildeten Augenlidwinkel mit der früheren kleinen Augenlidspalte zu vereinigen. Nach beendigter Operation wurden kalte Umschläge gemacht, und dadurch die entzündliche Reaction in Schranken gehalten. VON AMMON liess mehrere Male des Tages die Wundränder sammt der auf sie gehefteten *Ophthalmo-Conjunctiva* mit Behutsamkeit auseinander ziehen, nach einigen Tagen verdünnte *Aqua Goulardi* lauwarm umschlagen, und hatte, nachdem er vom zweiten Tage an nach und nach alle Fäden entfernt, die Freude, überall Vereinigung zu sehen und einen schönen neuen äussern Augenwinkel gebildet zu haben, durch den die Augenlidspalte um ein Drittheil vergrössert ward. Der Faden, der die *Ophthalmo-Conjunctiva* im Winkel der Schnittfläche anheftete, ward nach acht Tagen entfernt; er hatte weder grosse Entzündung, noch grosse Eiterung hervorgebracht.

Wenige Tage hierauf beseitigte v. AMMON das Ectropium dadurch, dass er aus dem unteren Augenlide ein Hautstück entfernte. Das ganze Auge hatte nun ein sehr gutes Ansehen erhalten.

Die Operation der Phimosis des linken Auges ward auf spätere Zeit verschoben, aber mit demselben günstigen Erfolge gemacht.

Ein anderes Beispiel vom Nutzen dieser Operation ist folgender. Ein junges 16 jähriges Mädchen litt seit ihrer Jugend an anhaltenden Augenentzündungen und Blepharospasmus mit starkem Ectropium beiderseits; die Folge davon war eine bereits weit vorgeschrittene Verdunklung und Verdickung der *Conjunctiva corneae* und *scleroticae;* es drohete vollkommene Erblindung. Das Mädchen war sehr scrophulös. Bei genauer Untersuchung zeigte sich *Blepharophimosis congenita*, die nach und nach in Entropium beider Lider auf beiden Seiten übergegangen war. Auf beiden Seiten ward durch Conjunctivaüberpflanzung in den äusseren Augenlidwinkeln, die erweitert worden waren, der furchtbare Augenlidkrampf beseitigt, so dass der Blepharospasmus wich, und hiermit eine Hauptursache der anhaltenden Augenentzündungen entfernt ward, die hier in Folge des Orbicularkrampfes in heftigem Druck auf die Augäpfel bestanden. Die Operation war nicht leicht, da der Krampf der Augenlider die Erweiterung der äusseren Augenwinkel durch Einschneidung der hier liegenden Hautbedeckungen sehr erschwerte. Nachdem dieses einmal geschehen war, liess sich auch hier die Augenbindehaut leicht in den erweiterten äusseren Augenwinkel herüber ziehen und hier anheften. Die Agglutination war nach wenigen Tagen geschehen, und der Augenlidwinkel beiderseits gebildet. An der rechten Augenlidspalte war die Dilatation etwas grösser geworden als linker Seits, was sich bei einer Vergleichung derselben leicht ersehen liess, und später dadurch noch bemerklicher wurde, dass sich hier das untere Lid etwas nach aussen kehrte. Zwei Wochen nach der Canthoplastik ward aus allen vier Augenlidern wegen des stattfindenden Entropiums ein Stück der allgemeinen Hautbedeckungen entfernt, und hierdurch die Unglückliche von ihren Leiden der Augenlider radikal geheilt. Unter einer zweckmässigen inneren Behandlung verloren sich nach und nach die Verdickung der *Conjunctiva bulbi*, die Undurchsichtigkeit und ihre Neigung zu Entzündungen, und das Mädchen ist seit jener Zeit zur Arbeit fähig und geschickt gewesen, und geblieben. (Vergl. die auf v. Ammon's Veranlassung geschriebene Dissertation: Hermann, *De Blepharophimosi et de Canthoplastice. Jenae 1840.* in 8. *pag. 19.*) Zum Schlusse dieser Ansichten können wir jedoch die Erwartungen nicht verschweigen, die wir von der subcutanen Durchschneidung der Orbicularmuskeln am äussern Augenwinkel in den oben besprochenen Fällen von Blepharophimosis und Blepharostenosis hegen, und die gut und an der rechten Stelle geübt allerdings den Wirkungskreis der Canthoplastik zu beschränken im Stande sein dürfte.

Fünfter Abschnitt.

Meloplastik.

Cap. I.

Begriffsbestimmung.

Der Name Meloplastik, Wangenbildung (von *τὸ μῆλον* und *πλάσσειν*, oder Genioplastik von *ἡ γενειάς*) verdankt seine Entstehung der neuesten Zeit. Man hat der Analogie anderer plastischen Operationen folgend, geglaubt, durch diese Benennungen am zweckmässigsten und kürzesten die Kunst zerstörter Wangentheile durch Hautverlegung bezeichnen zu können. In etymologischer Beziehung ist nur die erstere Benennung richtig, weil Genioplastik (von *ἡ γενειάς*, das Kinn) einen ganz anderen als den beabsichtigten Begriff ausdrückt. Stellen wir aber im Allgemeinen den Begriff der Meloplastik vor das Gericht strengerer Prüfung, so finden sich sehr bald hinreichende Gründe, welche den Gebrauch dieses Ausdrucks offenbar verbieten sollten. Es dürfte nämlich gar nicht schwer halten, genügend zu beweisen, dass eine Meloplastik im wahren Sinne des Worts nicht existire, und dass die unter diesem Namen in den medicinisch-chirurgischen Journalen aufgeführten Fälle wohl mit anderen weit bezeichnenderen Namen hätten beschrieben werden können. Wir machen insbesondere darauf aufmerksam, dass derjenige Gesichtstheil, den wir Wange nennen, durch so unbestimmte Grenzen markirt ist, dass er von der angrenzenden Nase, dem unteren Augenlide, den Lippen nie streng abzuschneiden ist. Wo, fragen wir z. B., ist die Grenzlinie zwischen Wange und Oberlippe, wo hört das untere Augenlid auf und wo beginnt der obere Theil der Wange? Von diesem Gesichtspunkte aus betrachtet würden zunächst alle plastischen Operationen, welche auf den Grenzen der Nase, der unteren Augenlider, oder der Lippen verrichtet werden, viel richtiger mit dem für die Wiederherstellung dieser Theile festgesetzten Namen benannt werden können. Wie verhält es sich nun aber mit dem Ersatz fehlender Theile in der Mitte der Wange? Wir tragen kein Bedenken zu behaupten, dass Substanzverluste und Oeffnungen, welche die Mitte der Wange betreffen, entweder nie, oder doch nur höchst selten zu einer solchen plastischen Operation dringende Anzeige geben, da bekanntlich die Wangenhaut so überaus dehnbar und reproductiv ist, dass durch einfaches Herbeiziehen und Vereinigen der Wundränder Defekte aller Art restaurirt werden können. Einen sprechenden Beweis dieser hier ausgesprochenen Meinung giebt ein noch nicht bekannt gewordener Fall von *Naevus lipomatodes* aus v. Ammon's Praxis, dessen genauere Beschreibung wir weiter unten mittheilen werden. Ist also unsere Ansicht über die Unstatthaftigkeit plastischer Operationen in der Mitte der Wange begründet, so fällt auch für diesen Fall die Nothwendigkeit weg, die Meloplastik als einen speciellen Theil der plastischen Chirurgie zu betrachten. Gänzlich fehlende Wangen gehören zu den seltensten Gesichtsverstümmlungen und ihr organischer Wiederersatz zu den kühnsten Unternehmungen chirurgischer Plastik. Deshalb, und weil für die Technik solcher Operationen durchaus keine bestimmten Regeln aufgestellt werden können, ist die Annahme einer totalen Meloplastik gleichfalls unnöthig.

Nachdem wir hiermit unsere individuelle Meinung über die Zulässigkeit des Wortes Meloplastik ausgesprochen und durch Gründe dargethan haben, müssen wir bemerken, dass wir, um Abänderungen zu meiden, welche dem Zwecke unserer Schrift fremd sein würden, vor der Hand die bereits allgemein verbreitete Benennung beibehalten werden.

Wir werden versuchen, Alles, was wir in den verschiedenen medicinisch-chirurgischen Schriften und Journalen über diesen Gegenstand mitgetheilt finden, nebst unseren eigenen Beobachtungen erläuternd und kritisch auseinander zu setzen.

Was die Pathologie der Wangen betrifft, in so fern dieselbe die verschiedenen Ursachen ihrer Defekte und Deformitäten umfasst, so verweisen wir auf die Capitel über die Pathologie der Nase, Lippen und Augenlider, weil der grösste Theil zerstörender Krankheitsprocesse, welche in diesen Gesichtstheilen wahrgenommen werden, auch die Wangen zu befallen pflegt. Man kann sogar annehmen, dass die Mehrzahl der Wangenübel ihren Ursprung von den benachbarten Lippen, der Nase, oder den Augenlidern nehmen.

In Rücksicht auf die Methoden des Ersatzes verweisen wir auf die drei Fundamentalmethoden der plastischen Chirurgie; die jedes Mal vorhandene Form und Localität des Substanzverlustes muss lehren, welche Methode des Wiederersatzes zu wählen und anzuwenden sei. Was die allgemeinen Regeln für meloplastische Operationen anlangt, so sind es ganz dieselben, die wir bei der Ausübung jeder organisch-chirurgischen Plastik zu beobachten haben. Specielle Regeln lassen sich für ein so unbestimmtes Feld, auf welchem sich die Restauration verstümmelter oder deformer Wangen bewegt, begreiflicher Weise nicht aufstellen.

Cap. II.

Operationsverfahren.

Blandin und Rigaud streiten sich über den Ursprung der Meloplastik, indem Letzterer gegen Blandin's Behauptung annimmt, dass Franco schon um die Mitte des 16. Jahrhunderts den plastischen Wiederersatz zerstörter Wangen verrichtete. Die Stelle aus Franco, welche von Rigaud zur Vertheidigung seines Ausspruches angeführt worden, ist nämlich folgende: „*Pour semblable fin, il me semble n'estre impertinent adiouter en ce lieu une cure merveilleuse d'un cas bien rare, afin que si le semblable advenait à ceux à qui ce livre s'adresse, qu'ils ne craignent y mettre la main pour les secourir en telle nécessité, avec modestie et prudence. Un Jacques Janot, demeurant près de Neuf-Chastel, sur le lac en Suisse, eust une defluxion ou catarrhe qui lui descendit en la ioue qui excita une inflammation si grande que l'esthiomene et sphacelée de la partie s'en ensuyoit, qui est la mortification de la partie, et tomba ladite ioue, ou la plus grande partie d'icelle, et pareillement des mandibules, dont il perdit plusieurs dents. Il fust pansé longtemps d'un chirurgien, lequel n'y peut rien faire, sinon consolider la playe, qui prit tout à l'entour, et demeura un pertuis rond: par lequel un oeuf d'oye eust peu passer: d'ont les dents et mandibules estoyent dénuées de chair, sinon qu'elles estoyent couvertes de la chair qui environne les dents, autrement l'os se fust altéré, il falloit qu'il portast une bande de cuir, et autres choses pour empescher qu'en mangeant la viande ne se perdit: combien que pour cela, il ne peust empescher qu'il ne sortist tousiours quelque chose du boire et du manger, qui estouit cause qu'il ne s'osoit trouver en bonne compagnie pource que la salive couloit tousiours par là; et estoit en grande peine de manger et boire, aussi pource que la bande estait attachée sur la teste assez ferme, elle l'empeschoit d'ouvrir la bouche. Et demeura en cette sorte l'espace de sept ou huit ans; ayant beaucoup serché, et en plusieurs lièux, pour y remédier il ne trouva aucun qui y voulust mettre la main: ainsi luy donnoyent à entendre qu'il estoit incurable. Car on n'y pouvoit engendrer chair, n'y approcher les lèvres, pource que le pertuis estoit rond ei grand. Il advint que ie pancois là auprès des hernies, et bouches fendues, et pierres: voyant le dessus dit ces cures, et principalement des bouehes fendues, il me vint parler et montrer sa maladie. L'ayent bien advisée, lui dit que ie le guariraye moyennant la grace de nostre Seigneur. Lors il dit qu'il l'avoit monstré à plusieurs maistres, et que i'advisasse bien avant qu'y mettre la main. Ce que lui accorday, ne lui demandant recompense qu'il ne fust guaire.*

Pour venir à la coure, je fay situer le patient contre un aix à demi droit, auquel lui attachay les cuisses et non autre chose. Je conseille toutefois de le bien attacher. J'avoye mis mes cautères en la braise dans un bassin pour m'en servir au besoin. Je prins un petit rasoir, et coppay le bord, ou cuir tout à l'environ: après ie fendoys la peau contre l'aureille, et vers l'oeil et vers la mandibule inférieure, tant que ie cogneu estre expedient, en gardant tousiours de copper par trop avant, pour ne faire plus grand d'ommage à la partie, et de ne copper les musches de travers. Toutefois, il n'y a pas grand intèrest à cause que la iouë ne fait pas mouvement par ces muscles. Puis ie coppay au dedans, en long et à travers, pour alonger les labies, me gardant toutefois de venir jusques au dehors. Car ne falloit pas copper le cuir; et quand il y avoit quelque veine qui fluoit, ie la cauterisoye, allongeant par ce moyen mes pièces ou labies, dont elles furent assemblées. Là où i'appliquay incontinent sept éguilles enfilées, en la manière qui a este monstrée, lèvres fendues, desquelles au bout de quatre ou cinq iours en tombèrent trois, dont il fallut remettre d'autres pour ce que les labies tiroyent et se recouvroyent encores, là où les dites éguilles estoyent. En quoy le patient sentit plus de douleurs que aux premières, quis ie usaye de compresses ou cuissinets avec bastons et bandes tout à l'entour (et dès le commencement) pour faire venir la chair ou labies, de toutes parts, et se ioendre, comme a esté dit aux lèvres fendues, afin que les labies n'y tirassent, et par ce moyen fissent choir les éguilles.

Car en tirant ainsi les éguilles coppent la chair ou peau. Il fallut faire grande violence pour tenir les parties ensemble, afin de se consolider et glutiner, autrement ie n'eusse rien avancé. Je mis aussi un linge mouillé en oxycratum dessus: et puis restreintis dessus à ce qu'il ne se prist contre les éguilles. Puis après, pour engendrer chair et consolider, i'use de l'unguent comitis avec huile d'hypericon meslé ensemble, le rendant liquide, et l'appliquant un peu chauld, comme fault faire, mesmement l'hyver, tellement que le dit oignement passoit dedans et luy venoit bien souvent sortir en la bouche. Pref il fut guary par ce moyen dedans quatorze iours. Aucuns disoient que la ioue tireroit, et qu'il ne paurroit ouvrir la bouche; mais la chair si rengendra d'autant qu'il fut besoin et aporta barbe, hormis sur la cicatrice, laquelle encore estoit cachée de la dite barbe, si qu'on ne la voyoit que bien peu, et avoyt outre cela recouvré l'aisance de manger aussi à son aise qu'il eut point auparavant.

Irren wir nicht, so geht aus dieser sehr ausführlichen Beschreibung Franco's deutlich hervor, dass seine Operationsweise alle Eigenschaften einer plastischen Operation **nicht** hat. Wir stimmen dem zu Folge der Meinung Blandin's bei, und halten die Franco'sche Operation für eine durch Aetzmittel und einfache Herbeiziehung der Wundränder verrichtete Wiederherstellung eines Wangendefekts.

Von Graefe ist der Erste, welcher uns einen Fall von Meloplastik nach indischer Ueberpflanzungsweise mittheilt; ihm selbst war zu jener Zeit kein Beispiel bekannt, wo ein Theil der Backe aus der Stirn ersetzt worden wäre. Deshalb und weil die angewendeten Encheiresen einen so günstigen Erfolg hatten, stellte er sie zum Vorbilde für ähnliche Operationen auf. Wir werden weiter unten sehen, mit welchem Rechte dieses geschah.

Verfahren v. GRAEFE's. (Vgl. v. GRAEFE's und v. WALTHER's Journal. Bd. II. p. 14.) Herr J. B., 35 Jahr alt, hatte nach mannichfachen gichtischen und syphilitisch-mercuriellen Leiden nebst mehreren Zerstörungen im Innern des Mundes einen beträchtlichen Substanzverlust auf der rechten Seite des Nasenrückens und der rechten oberen Wangengegend erlitten. Man erblickte durch diese vom Nasenrücken abwärtslaufende Oeffnung im Innern der Nase die linken Nasenmuscheln, einen Theil der knöchernen Nasenscheidewand und einzelne Theile des Siebbeines. Das rechte Thränenbein, der Nasenfortsatz des rechten Oberkieferknochens und beide Nasenbeine fehlten ganz. Die Nase war linkerseits merklich eingefallen. Bei dem Allem erschien der Abfluss der Thränen nach der Nasenhöhle durchaus ungestört. Allein desto mehr hatte die Sprache gelitten, so dass man bei unbedeckter äusserer Oeffnung des Defektes von dem Kranken kein Wort verstehen konnte.

VON GRAEFE vollzog am 1. December 1819 die Operation auf folgende Weise: Nach genauer Vorzeichnung der zu verrichtenden Schnitte, welche behufs der Verwundung der Ränder geschehen mussten, nahm er zunächst die Ausmessung und Anfertigung des Maasses vor, welches er in allen Richtungen um 2 Linien reichlicher bildete, als der Defekt betrug, weil die Haut nach ihrer Ausschneidung immer zusammenschrumpft. Das so gefertigte Maass wurde mit seinem untern Ende aufwärts auf die Stirn gelegt und etwas nach der linken Seite hin gerichtet, um das Hautstück später rechts beugen zu können. Zugleich wurde die Länge des Hautstreifens, durch welchen die Ernährung die erste Zeit geschehen sollte, genau bestimmt und sodann die Aufzeichnung für die Ausschneidung des Stirnlappens verrichtet. Sogar die Stichpunkte wurden nach v. GRAEFE's üblicher Weise markirt. Die Loslösung und Anheftung des Lappens in den Defekt geschah auf die gewöhnliche Art. Acht Ligaturstäbchen waren hinreichend zur Befestigung desselben. Die Sprache hatte nach beendeter Operation wenig gewonnen, weil das überpflanzte Hautstück noch zu weich war. Am dritten Tage nach der Operation konnte die Lösung der Hefte geschehen, weil sich der Hautlappen mit Ausnahme einer kleinen Stelle am unteren Winkel auf allen Punkten vereinigt hatte. Diese Stelle schloss sich späterhin auch. Das Hautstück wölbte sich indess späterhin so stark, dass es mittelst eines leichten Drucks niedergehalten werden musste. Mit der eintretenden Festigkeit des neugebildeten Nasen-Wangentheils verminderte sich auch die Neigung, sich zu wölben. Am 21. März 1820 wurde der Kranke aus der Kur geheilt entlassen.

Kritik dieses Verfahrens. Bevor wir über das Operative des hier mitgetheilten Falles einen beurtheilenden Ausspruch thun, müssen wir vorläufig erwähnen, dass wir streng genommen denselben durchaus nicht für eine Meloplastik halten können. Der Defekt, welcher durch diese Operation wieder ersetzt wurde, befand sich zum bei weitem grössern Theile in dem knöchernen Gerüste und den Weichtheilen der Nase, so dass man seinen Wiederersatz mit viel grösserem Rechte zu den rhinoplastischen Operationen rechnen könnte. Von diesem Gesichtspunkte aus betrachtet, würde die v. Graefe'sche Operation die Anerkennung finden müssen, welche einer nach den Regeln der Kunst und nach planmässiger Methode ausgeführten und gelungenen Operation gebührt. Wir billigen vollkommen v. Graefe's Wahl der Stirnhaut zur Verschliessung der vorhandenen grossen Oeffnung, wundern uns indess, dass derselbe, wie doch aus der von ihm gegebenen Mittheilung hervorgeht, über diese Wahl Anfangs in Zweifel sein konnte. Gern hätte er auch hier sich der Armhaut zur Restauration bedient, wäre sie ihm nicht zu zart und dünn gewesen, eine Idee, deren Verwirklichung sich sicher bestraft haben würde.

Eine andere Art der Wiederherstellung eines Wangendefektes nach Indischer Weise verrichtete nach Rigaud's Mittheilung Gensoul, indem er den Substanzverlust durch ein aus der Halshaut genommenes Ersatzstück wieder herstellte.

Verfahren von Roux. (Vergl. Maisonabe, *Clinique sur les difformités dans l'espèce humaine. Paris 1834. Tome II. pag. 100 ect.* Blandin p. 162. und Zeis Handbuch p. 454.) Eine junge Frau kam mit einer Zerstörung der ganzen linken Hälfte der Oberlippe, des linken Nasenflügels und eines angrenzenden Wangentheiles im Jahre 1826 in das Hospital *de la Charité* zu Paris. Die Oeffnung, welche durch diesen enormen Substanzverlust hervorgebracht worden war, communicirte mit der linken Nasenhälfte und dem Sinus maxillaris, weil neben dem Verlust der Weichgebilde durch den zerstörenden Krankheitsprocess auch ein Theil des Oberkieferknochens sich abgestossen hatte. Die Zunge lag fortwährend ausserhalb der Mundhöhle, wodurch das Ansehen der Kranken auf das Abschreckendste entstellt wurde. Im Umfange jener weiten Oeffnung waren die Ränder stark vernarbt und die angrenzenden Weichtheile mit den Gesichtsknochen innig verwachsen. Um nun diese ungewöhnliche Entstellung des Gesichtes, an deren Restaurationsfähigkeit Roux anfangs zweifelte, zu verbessern, schlug er folgende Operationsweise ein. Es wurde zuerst ein Hautstück aus der Unterlippe gelöst, bis zum Niveau der Oberlippe verlegt und mit dem angefrischten Reste der Oberlippe vereinigt. Diese partielle Lippenbildung hatte zunächst den Erfolg, dass das Gesicht schon um Vieles verbessert erschien. Es galt nun, vor Allem die runde Oeffnung an der äusseren Seite der Nase, welche in die Nasenhöhle und den Sinus maxillaris führte, zu verschliessen. Zu dem Ende wurden zwei Mal Versuche gemacht, die Haut der Umgebung vom Grunde zu lösen und herbeizuziehen. Es gelang aber nicht, die Oeffnung auf diese Weise zu schliessen. Gleich erfolglos war der Versuch, ein Hautstück von der inneren Seite der Oberlippe loszutrennen und in die Oeffnung zu verlegen; die Vereinigung desselben mit den Wundrändern gelang nicht. Später unternahm Roux noch eine plastische Operation, und versuchte jene Oeffnung mittelst eines aus der Hohlhand genommenen Hauttheils zu verschliessen. Allein trotz aller Cautelen bewirkte doch die Schwere der Hand eine solche Dehnung und Zerrung des aus ihr genommenen Hautstücks, dass die Vereinigung gleichfalls misslingen musste. Roux glaubte nun alle Mittel in dem Bereiche der plastischen Chirurgie erschöpft zu haben, und wollte zur Schliessung der Oeffnung einen Obturator einlegen. Die Kranke weigerte sich indess hartnäckig, diesen Apparat zu tragen. Da kam Roux auf die Idee, den auf die Oberlippe verlegten Hautlappen noch ein Mal zu lösen und zur Schliessung der Oeffnung zu benutzen. Dies geschah, und der auf's Neue getrennte Lappen, welcher bis in die Nähe der Orbita verlegt werden musste, heilte vollkommen mit seinen Umgebungen zusammen. Zuletzt wurde der Defekt der Oberlippe, wie früher, aus der Unterlippe restaurirt.

Kritik dieses Verfahrens. Das Interessante dieser für die ganze plastische Chirurgie nicht unwichtigen Ersatzweise eines fehlenden Wangentheiles bestand also darin, dass ein schon ein Mal benutztes Hautstück zum zweiten Male gelöst und zur Wiederherstellung eines anderen Defektes benutzt wurde. Die Schwierigkeit, Substanz für den Wangendefekt zu gewinnen, hatte Roux veranlasst, zu diesem Mittel seine Zuflucht zu nehmen, und es ist seit jener Zeit durch diese allmählige Weiterverlegung des Lappens (*Migration successive du lambeau*) die Morioplastik um ein Verfahren reicher geworden. Wir selbst besitzen über diese physiologisch höchst wichtige Operationsweise keine Erfahrungen, und können somit nur ein einseitiges Urtheil darüber fällen. Indess scheint es uns doch, als ob Roux seiner Erfindung einen zu gewichtigen Werth beigelegt habe, wenn er am Ende der Beschreibung derselben mit Enthusiasmus die Worte hinzufügt: „*ce fait, dis-je, est inouï dans les fastes de la chirurgie; après un tel triomphe obtenu par l'art, je serais tenté de prétendre, qu'il n'y a rien d'impossible en fait de restauration du visage.*

Wiederersatz der Wange, der Oberlippe und eines Nasenflügels durch Hautverlegung von Dieffenbach. (Vergleiche Dieffenbach, chirurgische Erfahrungen 3. Abtheilung pag. 117.) Ein 7jähriger Knabe hatte durch den Wasserkrebs den grössten Theil der linken Wange, die Hälfte der Unterlippe mit dem linken Mundwinkel, drei Viertheile der Oberlippe und den linken Nasenflügel verloren. Der ganze Defekt bildete eine Oeffnung, in der man einen Theil des Processus alveolaris des Ober- und Unterkiefers mit seinen Zähnen frei da liegen sah; die Ränder dieser Oeffnung waren dünn, flach nach innen gezogen, hart und roth und mit den darunter liegenden Knochen verwachsen. Um diese Deformität wiederherzustellen, beschloss Dieffenbach die Anziehung der benachbarten Haut und die Einheilung entfernter Theile mit einander zu verbinden. Die erste Operation hatte zum Zwecke, die Mundöffnung, welche mit dem Wangenloche eine grosse Oeffnung ausmachte, von letzterer zu isoliren. Dieffenbach trennte deshalb das Rudiment der Oberlippe vom Zahnfleische, dann den äusseren Rand des Defektes der Unterlippe, darauf den nächsten unteren Rand des Wangenhautdefektes los, und war endlich, nachdem auch die Narbensäume abgetragen waren, im Stande, die Wundränder mittelst vier umschlungener Nähte mit einander zu verbinden.

Diese so unbedeutende Operation hatte eine auffallende momentane Verbesserung des Ansehens des Kindes zur Folge. Man sah eine Mundspalte und nur in der Wange ein Loch. Allein es folgte keine Vereinigung und der alte Zustand kehrte zurück. Dieffenbach zog nun die noch lose und noch nicht an den Kiefer wieder angewachsene Oberlippe durch schmale Heftpflasterstreifen, welche er schräg über das Gesicht und die Oberlippe legte, nach dem anderen Wundrande hin, und sorgte, dass die Ränder sich immer berührten. Auf diese Weise gelang wider Vermuthen dennoch das Zusammenkleben der beiden granulirenden Flächen. Erst nach völliger Consolidation der kleinen Hautbrücke dachte DIEFFENBACH an die Verschliessung der Wangenöffnung. Diese hatte jetzt die Gestalt eines liegenden Ovales, und war viel zu gross, um mit einem Hautlappen aus der Nachbarschaft ausgefüllt werden zu können, weshalb DIEFFENBACH auf die Idee kam, dieselbe auf andere Weise zu verkleinern und zugleich etwas von ihrem Narbenrande zu entfernen. Beides erreichte er vollkommen durch Excision zweier der härtesten gefurchten Stellen aus dem Narbenrande in Gestalt eines V, und Vereinigung der hierdurch entstandenen Wundränder. Die Heilung gelang, und DIEFFENBACH wiederholte diese kleine Operation noch zwei Mal mit dem nämlichen Erfolge. Nun schritt er zur Schliessung des um ein Dritttheil verkleinerten Loches mittelst Hautverlegung. Es wurde deshalb am unteren Kieferrande ein entsprechend grosser, überall abgerundeter Lappen abgelöst und durch Nähte an die blutig gemachten Ränder des Defekts befestigt. Die Wunde am Kieferrande wurde ebenfalls zum grössten Theil durch Suturen vereinigt. Binnen vierzehn Tagen war es einer sorgfältigen Behandlung gelungen, überall Zusammenkleben und Vereinigung des verlegten Hautstückes mit der Wangenhaut zu erreichen; dagegen blieb eine rundliche Lücke unterhalb des fehlenden Nasenflügels zurück. Diese schloss DIEFFENBACH einen Monat später mittelst eines kleinen aus dem oberen Theile der Wange losgelösten Hautstückes. Nun blieb nur noch der Ersatz des fehlenden Nasenflügels übrig. Der passendste Ort für die Loslösung eines Hautlappens schien DIEFFENBACH die rechte Wange zu sein; er hoffte durch das Hinüberführen desselben von der rechten zur linken Seite die zu lange Oberlippe zu verkleinern, wenn er die ernährende Brücke aus ihr nahm. Nachdem er die Ränder des defekten Nasenflügels, so wie den begrenzenden Saum der Lippen und Wangen abgetragen hatte, schnitt er in der Nähe des rechten Nasenflügels ein entsprechendes Hautstück aus der Wange aus, ging mit zwei horizontalen, parallel laufenden Schnitten dicht unter der Nase quer durch die Oberlippe hindurch, und liess den Lappen nur mit dem Rande der Oeffnung auf der linken Seite des Gesichtes in organischem Zusammenhange. Zuerst wurde jetzt die Wunde in der rechten Wange und Oberlippe vereinigt, dann der umgedrehte Lappen an die Nase geheftet. Die Vereinigung gelang vollkommen, und der Kranke konnte einen Monat später, nachdem zuvor noch die Ernährungsbrücke exstirpirt worden war, geheilt entlassen werden.

Kritik dieses Verfahrens. Wir zählen die eben besprochene von DIEFFENBACH verrichtete Operation zu den genialsten Schöpfungen seines operativen Talentes, und finden hierin bestimmt die unbedingte Uebereinstimmung aller Sachverständigen. Namentlich ist es die Art und Weise, wie DIEFFENBACH die Wangenöffnung zu schliessen wusste, welche den Meister der chirurgischen Plastik beurkundet. Der Substanzverlust war so bedeutend und die angrenzende Haut allenthalben so degenerirt, dass auf gewöhnlichem Wege nichts erreicht werden konnte. Deshalb verband DIEFFENBACH die Anziehung der benachbarten Haut mit der Einpflanzung eines entfernten Hauttheiles. Aber nicht zwei oder drei Operationen reichten hin, das Werk zu vollenden, sondern es waren eine Menge blutiger Eingriffe dazu nothwendig. Besonders geistreich war die Idee, behufs der Verkleinerung des Loches in der Wange V förmige Hautstücke aus den Narbenrändern desselben zu exstirpiren und die hierdurch gebildeten Wunden zu vereinigen. Der Erfolg dieses Verfahrens übertraf alle Erwartungen; die verkleinerte Oeffnung konnte durch ein kleines, aus dem Kieferrande genommenes Hautstück vollends ausgefüllt werden.

Fall von Ausbesserung einer enormen Gesichtsverstümmelung von BURGGRAEVE. (Vergl. *Annales de la société de Méd. de Gand. Année 1839. Mois de Juillet. p. 356.*) *Dr.* BURGGRAEVE in Gent unternahm am 18. März 1839 die Verbesserung einer Gesichtsentstellung bei einem belgischen Soldaten, Jean Baptiste Cornelis, den eine Kartätschenkugel auf das Schrecklichste verstümmelt hatte. Die Unterkinnlade war zerbrochen, die Zunge zum Theil zerstört, die Nase zusammengedrückt und in die Mundhöhle gequetscht, die ganze Oberlippe und rechte Wange weggerissen worden, so dass es unbegreifflich erschien, dass der Kranke diese Verwundung überlebt hatte. Die Naturthätigkeit hatte bei der Heilung der Wundränder neue Adhäsionen unter einander eingehen lassen, so dass die an manchen Stellen zurückgebliebenen, jetzt aber vernarbten Rudimente zu einer Vereinigung nicht mehr brauchbar waren. Burggraeve entschloss sich zu folgender Operationsweise: durch zwei Incisionen wurde die Unterlippe von jeder Seite losgetrennt, weil sie zu weit in die Höhe reichte, und Platz genommen werden musste für die Bildung der Oberlippe. Hierdurch war zugleich an jeder Seite der Unterlippe ein Schleimhautrand von 4 Linien Breite gewonnen worden, der bei der Bildung der neuen Lippe benutzt werden konnte. Nun zeichnete Burggraeve auf jeder Seite des Gesichtes concentrisch mit dem Orbitalrande, und zwar auf der linken Seite einen Zoll, auf der rechten dagegen ½ Zoll unter demselben eine nach unten gehende convexe Incision vor, welche sich von der Nasenöffnung bis zum vorderen Rande des Wangenknochens erstreckte. Zwei andere Incisionen wurden so verrichtet, dass sie die ersten in einem rechten Winkel trafen und parallel mit den Masseteren auf jeder Seite bis zu dem Winkel der Unterkinnlade sich erstreckten. Beide auf diese Weise umschnittene Hautstücke wurden von den darunter liegenden Theilen losgetrennt. Nachdem dies geschehen war, ward die Nase von ihren Adhäsionen befreit und aus der Mundhöhle hervorgezogen, damit sie später ihre natürliche Stellung wieder einnehmen konnte. Hierauf schritt Burggraeve zur Vereinigung der Lappen, nachdem er noch zuvor durch zwei halbmondförmige Schnitte die Wundränder des Defektes unterhalb der Nase blutig gemacht hatte. Um die Einkrempung des freien Randes der neugebildeten Oberlippe zu verhindern, übersäumte er denselben mit der Mundschleimhaut nach Dieffenbach's Vorgange. Nun konnte auch die Nase wieder in ihre natürliche Stellung gebracht und befestigt werden. Die noch nicht vereinigten Schnitte wurden durch Suturen vereinigt. Nach beendeter Operation wurden unaufhörlich eiskalte Umschläge gemacht. Am sechsten Tage war bis auf die Stellen, von denen die Lappen zum Ersatze genommen waren, überall Vereinigung eingetreten, und es konnte die Operation in ihren wesentlichsten Punkten als beendet angesehen werden. Indess waren später noch einige Correctionen nothwendig, die aber nur theilweise einen guten Erfolg hatten. Ein eingelegtes metallenes Gerüste, womit die Nase und Oberlippe aufrecht erhalten werden sollte, war erfolglos gewesen und hatte wieder herausgenommen werden müssen.

Das Resultat dieser aussergewöhnlichen Operation war ziemlich erfolgreich, denn das Ansehen des Operirten hatte wieder etwas Menschliches und Erträgliches bekommen. Von einer wohlgeformten, dem natürlichen Zustande ähnlichen Wiederbildung der zerstörten Gesichtstheile konnte keine Rede sein, weil dies wohl ausser dem Bereiche der Kunst lag.

VON AMMON's Verbesserung einer entarteten Wange. Ein 16jähriger junger Mensch, Namens Frosch, litt an einem grossen *Naevus lipomatodes congenitus*, der die ganze rechte Wange einnahm und das Ansehen von dieser Seite auf das Hässlichste entstellte. (Vergl. die bildliche Darstellung des Falles in v. AMMON's Werke: Ueber die angeborenen chirurgischen Krankheiten des Menschen. Berlin 1842. in Fol. Mit XXXIII Kupfertafeln. Tab. 32. Fig. 7.) Wegen der Grösse und Ausdehnung des Uebels und Mangels an Material konnte an eine Totalexstirpation mit nachherigem Wiederersatz aus der benachbarten gesunden Gesichtshaut nicht gedacht werden. Daher wählte v. AMMON folgendes Mittel, das Ansehen des Kranken zu verbessern. Er exstirpirte in verschiedenen Zeiträumen aus der Mitte der vom Naevus ergriffenen Wange länglich ovale Hautstreifen, heftete jedes Mal die Wundränder durch Insektennadeln zusammen und wartete ihre vollkommene Vereinigung ab, was in der Art geschah, dass die Vernarbung durch die von uns (S. 33) sogenannte *reunio seroso-purulenta* sich bildete, und eine recht gute Vernarbung zeigte. Auf diese Weise ward die Peripherie des sehr verbreiteten und dicken Naevus allmählig kleiner und rückte immer mehr und mehr gegen das Centrum der Wange und den dort befindlichen Cicatrisationsherd hin, in welchem die jedesmalige Exstirpation vorgenommen wurde. War dieses Operationsverfahren auch kein plastisches, so verdient es doch seiner Eigenthümlichkeit und erfolgreichen Anwendung wegen hier genannt zu werden.

Schliesslich verweisen wir noch auf LABAT (*Rhinoplastie p. 332.*) und ZEIS (Handbuch p. 453.), welcher im Capitel über Meloplastik eine von NICHET verrichtete und in der *Gazette médicale de Paris. Juillet 1836. Nr. 29.* mitgetheilte Operation zur Schliessung einer alten Perforation des Mundes erzählt. Er theilt dieselbe folgendermassen mit: Ein Mann von 25 Jahren, der sich mit einer Pistole, die er unter dem Kinn angesetzt hatte, vor einem Jahre verwundet hatte, trug eine dreieckige Oeffnung hinter oder unter dem Kinn an sich, deren jede Seite etwa einen Zoll lang war. Der vordere Rand schlug sich so nach innen um, dass das Barthaar die Zunge reizte. Die übrigen Ränder waren dick, wulstig, vom Speichel feucht und empfindlich. Die Zunge, durch Narbenbänder festgehalten, war nur 7—8 Linien an ihrer Spitze frei. Nur bei der Rückenlage floss kein Speichel ab. — Ausser den genannten Uebelständen waren Dyspepsie, Abmagerung, gestörte Mastication, und Schlucken, welches mit dem Finger unterstüzt werden musste, so wie Störung der Aussprache die Folge des Defektes. Nichet bildete aus dem Wulst des anderen Randes einen 2 Zoll langen, 18 Linien breiten Lappen, der vorn am Kinn haftete, trug die narbigen Ränder ab, und befestigte ihn mit 7 Nähten und Heftpflastern. Die Anheilung des Lappens erfolgte theils durch *prima intentio*, theils durch Eiterung und am 21. Tage war sie vollendet, die Narbe kaum bemerkbar, nur die Aussprache noch gestört.

Blasius schloss einen Wangendefekt auf folgende Weise: Er gab der Wangenöffnung die Form eines horizontal liegenden Dreiecks, und ersetzte sie durch einen länglich viereckigen Hautlappen, den er unterhalb des Defektes nach Dieffenbach's Methode der Blepharoplastik aus der angrenzenden Haut gewonnen hatte.

Sechster Abschnitt.

Otoplastik.

Cap. I.

Begriffsbestimmung.

Unter Otoplastik (von τὸ οὖς, das Ohr, und πλάσσειν) versteht man die Wiederherstellung fehlender Theile des Ohres mittelst organischer Hautverlegung. Obgleich diese schon von CELSUS angedeutete und von TAGLIACOZZI weiter ausgebildete Kunst in der neuesten Zeit einige Resultate geliefert hat, so steht doch der Werth derselben den organischen Neubildungen, die man in der neuern Zeit an den anderen Gesichtstheilen angestellt hat, bei weitem nach. Am allerwenigsten ist es zu billigen, dass man sie mit dem vielversprechenden Namen „Otoplastik" belegt, und als besonderen Theil in die Reihe der chirurgisch-plastischen Operationen aufgenommen hat, da kein Fall einer total gelungenen Otoplastik mit Bestimmtheit sich nachweisen lässt.

Cap. II.

Pathologie des äusseren Ohres in Beziehung zur Indication der Otoplastik.

Betrachten wir die Pathologie des äusseren Ohres, so finden wir, dass es im Allgemeinen nur wenig schädliche und zerstörende Einflüsse giebt, denen dasselbe ausgesetzt ist. Jene Ursachen, welche gewöhnlich die Zerstörung der Augenlider, der Nase und Lippen bewirken, z. B. das Carcinom, treffen das Ohr höchst selten; der Verlust desselben ist meistentheils nur die Folge von Verwundungen. Zuweilen hat man Verbrennungen beobachtet, welche einen grössern oder geringern Verlust des äusseren Ohres herbeigeführt haben. Nächst dem Ohrläppchen, dessen Defekt am häufigsten vorkommt, ist es zunächst der obere Theil des Ohres, welcher vorzugsweise Verletzungen ausgesetzt ist, und eine Restauration indiciren könnte. Ganz unthunlich dürfte es nach unserer Ansicht sein, ein ganzes äusseres Ohr, wo es fehlt, durch Hautersatz wieder zu bilden, weil man durch kein Mittel dem die Ohrmuschel vertretenden Theile einen Knorpel zu geben im Stande ist, davon abgesehen, dass es fast unmöglich ist, so viel Haut aus der Nachbarschaft zu erhalten, um der natürlichen Grösse des in Rede stehenden Organs zu genügen. Ein gleich unbesiegbares Hinderniss, diese Aufgabe zu lösen, liegt in der oft erwähnten überaus grossen Neigung der Haut, sich zu contrahiren und einzukrempen. Man würde also bei einem etwa vorkommenden Mangel des ganzen Ohres und hierdurch stark beeinträchtigtem Gehörvermögen von der plastischen Chirurgie keine besondere Hülfe erwarten dürfen, und viel zweckmässiger eine hölzerne, oder aus Blech bereitete, nach dem Muster eines natürlichen Ohres geformte Ohrenmuschel zum Auffangen der Schallwellen benutzen. Glücklicherweise aber gehören die Fälle von gänzlich fehlender Ohrmuschel zu den sehr selten vorkommenden Deformitäten. Nicht zu übersehen sind die bisher nur wenig beachteten Bildungsfehler des Ohres, auf die v. Ammon in seinem Werke: „Die angebornen chirurgischen Krankheiten des Menschen. Mit 34 Kupfertafeln. Berlin 1842. in Fol. Tab. V. Fig. 12 u. 13. und die Erklärung“, und bereits vor ihm Dr. Michael Jaeger (v. Ammon's Zeitschrift für die Ophthalmologie Bd. IV. p. 12) die Aufmerksamkeit der Aerzte gelenkt hat. In der grossen Reihe dieser Bildungsfehler dürften wohl Fälle zu finden sein, welche otoplastische Operationen indiciren könnten. Kleinere acquirirte Defekte der Ohrmuschel werden indess häufiger beobachtet. Diese können restaurirt oder zum wenigsten verbessert werden. Da aber der Mangel eines kleinen Stückes des Ohres sehr leicht verborgen werden kann, und da, wo dieses wegen sparsamen Haarwuchses nicht möglich ist, derselbe nicht einmal einen sehr widrigen Anblick gewährt, so kann man im Allgemeinen die Ohrbildung zu den höchst selten indicirten plastischen Operationen zählen. Die Verfahrungsweisen DIEFFENBACH's verdienen da, wo ein partieller Ersatz des äusseren Ohres verlangt wird, Nachahmung. Wenigstens wüssten wir keine bessere Ersatzweise anzugegeben. Nur hoffe man auch bei solchem theilweisen Wiederersatze keine ganz glänzenden Resultate.

Cap. III.

Verfahrungsweisen bei der Otoplastik.

Eben so wenig, als es bei der Wangenbildung geschehen konnte, lassen sich bei der Otoplastik specielle Regeln und Methoden aufstellen, weil die jedesmalige Form und Grösse des Defektes dem Operateur die Norm für das operative Verfahren und die Art und Weise des Ersatzes an die Hand geben muss.

Wir werden und können hier nur die verschiedenen Ersatzweisen, welche in den über die Otoplastik bekannt gewordenen Fällen in Anwendung kamen, nach einander aufzählen und versuchen am Ende unserer Mittheilung eine kurze Kritik derselben zu geben. Als eine literärische Erscheinung der neuesten Zeit erwähnen wir: PAUL FABRIZI, Ueber die am Ohr vorkommenden Operationen. Nach dem Französischen bearbeitet von LINCKE. Leipzig 1842. in 8. Mit drei lithographirten Tafeln. (Enthält von p. 18—21 eine kurze nach TAGLIACOZZI und DIEFFENBACH bearbeitete Schilderung der Ohrbildung.)

Verfahren von TAGLIACOZZI. Das älteste Verfahren, fehlende Theile des äusseren Ohres wieder herzustellen, ist das von TAGLIACOZZI beschriebene (vergl. dessen *Chirurgia curtorum lib. II. cap. XX.*). Derselbe benutzte bei dieser Operation nicht, wie er es sonst zu thun pflegte, die Haut des Armes, sondern er entlehnte den Ersatzlappen aus der Gegend hinter dem Ohre. Zu diesem veränderten Verfahren vermochte ihn namentlich die eigenthümliche Localität des Ohres und die geringe Grösse des erforderlichen Hautlappens. Die speziellere Beschreibung der Operation lehrt nichts Besonderes. Nachdem er die Grösse des Defektes gemessen und darnach die Form und den Umfang des Ersatzlappens bestimmt und mit Dinte bezeichnet hatte, löste er letzteren mit Verschonung des Periosteums los. Hierauf wurde das Ohr geklopft, der Stumpf wund gemacht und mit dem Ersatzlappen durch Hefte vereinigt. Von einer nachträglichen Durchschneidung der ernährenden Brücke (des tradux vom Mutterboden) erwähnt TAGLIACOZZI nichts.

Verfahren von DIEFFENBACH. DIEFFENBACH war nach TAGLIACOZZI unseres Wissens der Erste, welcher die Wiederherstellung fehlender Theile des Ohres versuchte. Die Verrichtung einer totalen Otoplastik hält er gleichfalls für unmöglich. Für den Wiederersatz des fehlenden Ohrläppchens giebt er folgende Operationsweise an. (Vergl. DIEFFENBACH's chirurgische Erfahrungen. 2. Abtheilung. p. 116.) Nach Abtragung des Ohres soll durch die den Processus mastoideus bedeckende Haut eine Incision bis auf den Knochen gemacht werden. Die Richtung des Schnittes muss aber der Wunde des Ohres entsprechen; hierauf soll die Cutis einige Linien weit vom Grunde gelöst und dann der locker gewordene Hautrand mit der Ohrwunde durch feine umschlungene Nähte in Verbindung gebracht werden. Ist bei gehöriger Nachbehandlung nach einigen Wochen eine vollkommen feste Verwachsung zwischen dem Ohre und der Haut zu Stande gekommen, so soll man die Ausschneidung eines möglichst grossen Hautstücks vornehmen, die Wunde auf dem Processus mastoideus mit Charpie ausfüllen, und die untere und hintere Wundfläche des jetzt noch sehr grossen Ohrläppchens mit einem Cerat bedecken. Durch Zusammenschrumpfen und freiwilliges Abrunden soll nach DIEFFENBACH's Meinung das noch unförmliche Ohrläppchen eine Form erhalten, durch welche es sich wenig von einem natürlichen unterscheidet.

Auf ganz ähnliche Weise wird der Wiederersatz der übrigen Theile des Ohres verrichtet. Folgender Fall DIEFFENBACH's möge als Erläuterung dienen.

Wiederersatz des oberen Theiles des Ohres von DIEFFENBACH. Ein junger, kräftiger Mann hatte durch einen

Säbelhieb den oberen Theil des Ohres in fast horizontaler Richtung verloren. Die Breite des fehlenden Theiles betrug etwa ½ Zoll, die Länge 1½ Zoll. Nach Heilung der Wunde verrichtete DIEFFENBACH die Operation auf folgende Weise: Zuerst trug er mit der Scheere den Narbenrand des Ohres in der Breite eines Strohhalmes ab, machte darauf in derselben Richtung mit dem blutigen Rande des Ohres, parallel mit der Kopfnarbe, nur etwas tiefer, einen 2 Zoll langen Schnitt durch die Kopfbedeckungen, worauf er von beiden Wundwinkeln aus einen ⅓ Zoll langen Quereinschnitt durch den oberen Hautrand vornahm. Nachdem dieser umschnittene, länglich viereckige Hautlappen vom Boden getrennt worden war, wurde er an den Ohrstumpf angeheftet. Unter dem Lappen wurde ein schmales geöltes Band durchgezogen, welches an dem vorderen höheren Wundtheile aufgerollt und befestigt wurde, um nach Art eines Haarseiles täglich nachgezogen werden zu können. Nach drei Wochen unternahm DIEFFENBACH die Excision eines halbmondförmigen Hautstückes aus der Kopfhaut, welches ein Dritttheil mehr betrug, als der Defekt. Anfangs erblasste der Lappen, färbte sich aber nach einigen Minuten wieder, und die hintere Fläche bedeckte sich mit dicker Granulation. In die Hautwunde auf dem Schläfenbeine ward trockne Charpie gelegt, und die ganze Wundgegend mit kalten Umschlägen bedeckt. Das verwachsene Hautstück fing an sich zu verkleinern und abzurunden. Acht Tage nach der Ausschneidung fühlte der Operirte schon das Stechen mit einer Nadel, und der anfänglich dunkelrothe Lappen nahm bald die Farbe des übrigen Ohres an. Zum Beschluss der Operation wurde eine kleine Furche zwischen dem vorderen Rande des Ohres und dem Lappen von Neuem blutig gemacht und vereinigt. Der Erfolg der Operation war angeblich ein günstiger.

Kritik. Fassen wir das über Otoplastik im Vorhergehenden Gesagte nochmals kürzlich zusammen, so lässt sich die Schwierigkeit, Unsicherheit und seltene Ausführbarkeit derselben nicht mehr in Zweifel ziehen. Abgesehen von der Unmöglichkeit, die verschiedenen Erhabenheiten und Vertiefungen der Ohrmuschel nachzubilden, so steht das menschliche Ohr selbst auf einer minder kräftigen Stufe vegetativer Lebensthätigkeit, und ist schon um desswillen zu energischen Adhäsionsprocessen weniger tüchtig, als andere blutreichere mit starker Reproductionskraft begabte Organe. Ohne die Otoplastik zu einer chirurgischen Spielerei herabwürdigen und ihren practischen Werth gänzlich leugnen zu wollen, glauben wir doch behaupten zu können, dass genügende Resultate durch otoplastische Operationen nie oder doch nur ausnahmsweise erreicht werden können.

Siebenter Abschnitt.

Oscheoplastik.

Cap. I.

Begriffsbestimmung.

Man versteht unter Oscheoplastik (ἡ ὄσχη, der Hodensack, und πλάσσειν) die organische Wiederherstellung von Substanzdefekten des Hodensackes durch Hautverlegung. Da es jedoch, wie wir bald sehen werden, weder eine partielle, noch totale Oscheoplastik im wahren Sinne des Wortes giebt, indem ein fehlendes Scrotum noch nie durch die Verlegung der angrenzenden Haut wieder gebildet worden ist, so finden wir streng genommen den Namen Oscheoplastik unstatthaft, und verweisen auf das, was wir in dieser Beziehung bereits über Meloplastik und Otoplastik gesagt hahen. Was den Zweck der Oscheoplastik anlangt, so ist derselbe offenbar ein sehr wichtiger, denn es können Fälle vorkommen, wo selbst die Erhaltung der Hoden von seiner glücklichen Erreichung abhängt, obgleich es nicht mit Stillschweigen übergangen werden kann, dass gerade die Scrotalhaut, selbst wenn nur noch kleine Reste in Folge von traumatischen Eingriffen oder von Gangrän, Erysipelas u. s. w. von ihr übrig sind, eine ans Unglaubliche gränzende Reproductionskraft zeigt. Diese Operation ist aber im Allgemeinen eine der seltneren plastischen Restaurationen, und es liegen nur wenige Erfahrungen und Beobachtungen über sie in den Schriften über plastische Chirurgie vor. Dabei findet bei der Oscheoplastik der Gegensatz gegen andere plastische

Operationen statt, dass man bei ihr aus sehr vielem Materiale, z. B. der sehr ausgedehnten Scrotalhaut bei der Elephantiasis die zu dieser Operation nöthige Haut ausschneidet, und das Ueberflüssige entfernt, während man bei jener das fehlende Material, d. h. den Hautersatz, aus der Nachbarschaft herbeiholen muss. Delpech war der Erste, welcher diese Operation verrichtete. Später wurde sie von Dieffenbach, Labat, Clot-Bey, Seerig und Anderen vorgenommen.

Cap. II.

Pathologie des Scrotums in Beziehung zur Indidication der Oscheoplastik.

Zur genaueren Erläuterung der Indicationen für die Oscheoplastik, und zum bessern Verständniss ihrer technischen Ausführung müssen zunächst einige pathologische Thatsachen in's Auge gefasst werden. Es ist hinlänglich bekannt, dass die Scrotalhaut eine ungemein kräftige und thätige Reproductionskraft besitzt, welche die grössten Substanzverluste in kurzer Zeit wieder zu ersetzen vermag. Wir machen besonders auf jene Fälle aufmerksam, wo durch *Gangraena scroti* gänzlich entblösste Hoden vollkommen wieder bedeckt wurden, Erfahrungen, die auch in den Kreis unserer Beobachtung gefallen sind. Die Nothwendigkeit, Defekte des Scrotums durch Hautverlegung zu schliessen, kann daher nur höchst selten, nur ausnahmsweise vorkommen. Die später zu beschreibenden Fälle von Delpech und Dieffenbach geben Beispiele von Krankheiten des Hodensacks, welche eigentlich einen organischen Ersatz gar nicht verlangten; wir sehen, dass in diesen Fällen die von einer grossen Hautausdehnung, welche durch die Operation entfernt ward, übrig gebliebene Scrotalhaut zur Bedeckung der durch die Operation entblössten Hoden benutzt ward, und dass eine Hautverlegung von der Cutis der Schenkel oder des Bauches gar nicht Statt fand. Sie würde wohl auch kaum in solchen Fällen angewendet werden können, wo durch plötzlich eingetretenen grossen Substanzverlust, wie es in Folge gebissener oder gerissener Wunden der Fall sein könnte, die Hoden ihrer weichen Hülle gänzlich beraubt und entblösst worden sind. Die Naturheilkraft ist in solchen Fällen der beste Arzt, und die zweckmässigste Heilmethode der Oscheoplastik.

Cap. III.

Operationsverfahren.

Verfahren von Delpech (vergl. *Chirurgie clinique de Montpellier. Tome second. p. 14. ect.*). Jean Baptiste Authier, ein 35 jähriger Mann von kräftiger Constitútion, litt an einer enormen Geschwulst des Hodensackes, nach vorhergegangenen syphilitischen Leiden verschiedener Art. Die Haut des Penis und des Scrotum waren durch Elephantiasis gänzlich entartet und man konnte an der hierdurch entstandenen ungeheuren Geschwulst, welche eine birnförmige Gestalt hatte, bestimmte Abtheilungen unterscheiden, zwei seitliche und eine vordere, die eine Art von Nabel hatte, welches die Oeffnung der Urethra war. Nach hinten sass die Geschwulst mittelst eines Stieles am Perinäum fest. Dieses Uebel übte einen sehr bedeutenden Druck auf die Hoden aus und führte Hindernisse im Gehen und Stehen herbei. — Delpech verrichtete die Operation am 11. Sept. 1820. Sein Hauptplan war, aus der gesunden, am Stiele der Geschwulst befindlichen Haut drei Lappen zu bilden und mit diesen die Hoden und den Penis zu bedecken. Nachdem der Kranke horizontal und dem einfallenden Lichte gegenüber gelagert und die Geschwulst zur beliebigen Hebung und Senkung in ein Tischtuch gefasst worden war, bezeichnete sich Delpech zuerst mit Dinte die Schnitte, die er machen wollte. Die zwei Hauptschnitte mussten in der Gegend des Annulus abdominalis beginnen und in einer krummen Linie zu jeder Seite um die Geschwulst herum bis zum Anus abwärts steigen. Drei andere Schnitte wurden folgendermassen bezeichnet: die zwei ersten bildeten einen Sinus, dessen Concavität nach aussen gerichtet war; der dritte Schnitt dagegen musste horizontal geführt werden und die Endpunkte der beiden ersten vereinigen. Demnach wurden drei Lappen gebildet, ein vorderer und zwei seitlich gelegene. Dies geschah genau nach den vorgezeichneten Linien vermittelst eines convexen Bistouri. Hierauf machte Delpech unter dem vorderen Ende des rechten Seitenlappens, dem Bauchringe entsprechend, einen Schnitt bis in das Zellgewebe, welchen er einige Zoll weit nach unten verlängerte. Hierauf präparirte er die Hoden ganz frei und legte sie auf den Unterleib zurück. Mehrere Incisionen in der Schamgegend um die *Corpora cavernosa* aufzusuchen, hatten den erwünschten Erfolg nicht, weshalb der linke Zeigefinger in den am Grunde der Geschwulst befindlichen Sinus eingebracht wurde, und als Leiter für die Blosłegung der Eichel diente. Nun wurden auch die *Corpora cavernosa* von der Eichel aus nach der Wurzel der Ruthe hin freigemacht und so ward allmählig die ganze Geschwulst exstirpirt. Hierbei mussten mehrere Arterien unterbunden werden. Nach Entfernung der Geschwulst wurden zunächst die Hoden zu beiden Seiten der Wurzel des Penis herabgelegt und von den seitlichen Hautlappen bedeckt. Letztere wurden in der Mitte, wo sich ihre Ränder berührten, bis zur Wurzel der Eichel hin, durch Knopfnähte vereinigt. Hierauf ward der fünfeckige Lappen um den Penis herumgeschlagen; die zwei Seiten desselben, welche am Bauchringe anfingen, wurden frei gelassen, die beiden folgenden dagegen in der Länge der Urethra zusammengeheftet. Die mittlere oder vordere Seite endlich stellte den freien Rand des Präputiums dar. Da gleich bei den ersten Nähten die Bemerkung gemacht wurde, dass das Gewicht des Penis das Zurückweichen der darüber geschlagenen Haut zur Folge haben würde, so wurde ein Theil des Zellgewebes des Penis mit in die Suturen gefasst. Die Seiten des Lappens, welche Delpech rechts und links freigelassen hatte, wurden nun ebenfalls noch durch Knopfnähte mit dem obersten Fünftel der seitlichen Lappen vereinigt. Die ganze Operation hatte 57 Minuten gedauert. Die Wundränder wurden mit Plumaceaux bedeckt, welche mit Cerat bestrichen waren; Charpiecompressen und eine Tbinde reichten aus, den übrigen Verband zu vollenden. Der Urin konnte erst am folgenden Tage gelassen werden. An demselben Tage fing auch ein kleines Stück der Haut des Penis an sich durch Gangrän abzustossen; allein diese Zerstörung machte weiter keine Fortschritte. Bis zum siebenten Tage war die Vereinigung an den meisten Stichpunkten erfolgt, nur an einigen wenigen Stellen drang Eiter hervor. Kurz es gelang, durch sorgfältige Nachbehandlung die Heilung bis zu Ende des Monats November allmählig zu vollenden, und man fühlte zu dieser Zeit schon ganz deutlich die Hoden einzeln in dem neuen Scrotum. Der Kranke wurde indess bis zum Februar im Hospital zu Montpellier behalten, um noch eine Zeit lang beobachtet werden zu können. Leider starb Authier schon einige Wochen nach seiner Rückkehr nach Perpignan. Die Section erwies die Gegenwart von bedeutenden Desorganisationen und einen Leberabscess, der sich wahrscheinlicher Weise in Folge der Exstirpation der Geschwulst gebildet hatte.

Kritik. Betrachten wir diese Operation von dem Standpunkte der rein operativen Technik aus, so müssen wir sie zu den kühnsten Unternehmungen zählen, die im Bereiche der operativen Chirurgie je verrichtet worden sind, aber eine plastische Operation im wahren Sinne des Wortes (S. 14) kann sie eben so wenig genannt werden, als man es eine Mastoplastik nennen darf, wenn bei einer Brustexstirpation der Wundarzt so viele Haut schont, um die durch die Brustdrüsenausrottung entstandene Wundstelle mit derselben zu bedecken. Die Idee, aus der gesunden Haut am Stiele der Geschwulst drei Lappen neu zu bilden, und mit diesen die entblössten Hoden und den seiner Hülle beraubten Penis zu bedecken, war höchst geistreich, um mögliches, in dem erwähnten Falle hinreichendes Ersatzmaterial zu gewinnen. Weniger dürfte dem Delpech'schen Verfahren in prognostischer Beziehung beizupflichten sein, denn die Erfahrung lehrt sattsam, dass es pathologische Produkte giebt, die für das chirurgische Messer ein „*noli me tangere*“ sind. Es ist ferner bekannt, dass zu diesen Krankheitsprodukten besonders jene Degenerationen gehören, welche in der Bildung von grossen unförmlichen Geschwülsten bestehen. In den meisten Fällen hat die Natur in der Ausscheidung und Formation der kranken Masse das pathologische Produkt noch nicht vollendet, und es kehrt letzteres, wenn es exstirpirt wurde, gewöhnlich in irgend einer andern Sphäre des Organismus wieder zurück. Dieser Fall fand bei dem von Delpech Operirten statt, wie sich aus der Krankengeschichte und dem mit ihr verglichenen Sectionsbefunde ergiebt, und er kann desshalb nicht zur Nachahmung auffordern.

Fall von Dieffenbach. (Vergl. dessen Erfahrungen. Bd. II. p. 137.) Herr Prof. S., ein 30jähriger schlanker Mann von schwächlicher Constitution, hatte schon an mancherlei Unterleibsbeschwerden gelitten, und war an einer Leberentzündung schon ein Mal sehr krank gewesen. Eine zweite Leberentzündung ging in Eiterung über; der Eiter bahnte sich an mehreren Stellen einen Weg zwischen den Bauchdecken und drang auch zum Scrotum, wo er Entzündung und Brand erregte. In Folge des letzteren ging das Scrotum zur Hälfte verloren, so dass der Testikel der rechten Seite entblösst da lag. Dieser Zustand trotzte lange Zeit den dagegen angewendeten Behandlungsweisen. Bei der zu dieser Zeit vorgenommenen Untersuchung des Patienten fand DIEFFENBACH, dass die regenerirte Scrotalhaut der rechten Seite eine Doppelfalte bildete und sich über den mit Granulationen bedeckten Testikel herabschlug. Obgleich also auf dem Testikel der Vernarbungsprocess begann, so war doch zu fürchten, dass dieser seiner dicken, weichen, umschliessenden Hülle beraubt, erkranken und zuletzt die Castration nöthig werden würde (?). DIEFFENBACH begann die Operation mit der Lösung des Scrotums ringsum vom Samenstrange, trug den gelösten Hautrand $1/2$ Zoll breit ab, machte dann den Samenstrang noch eine Strecke weiter hinauf frei, bis es ihm möglich schien, den Hoden mit dem Scrotum vollkommen zu bedecken. Hierauf vereinigte er die Wundränder der Scrotalhaut durch vier blutige Hefte, und legte über die Zwischenräume noch schmale Heftpflasterstreifen. Eine Verwachsung der granulirenden Oberfläche des Testikels mit der ihn bedeckenden inneren Wundfläche der Scrotalhaut war nicht zu erwarten, sondern DIEFFENBACH beabsichtigte nur die vorläufige theilweise Vereinigung der Ränder des Scrotums zur Bedeckung der Hoden. Anfangs erfolgte nur eine theilweise Vereinigung der Wundlefzen, die übrigen Stellen heilten durch Eiterung später, so dass nach Verlauf von vier Wochen die Cur vollendet war.

Kritik. Dieser Fall ist desshalb interessant, weil der Regenerationsprocess der Scrotalhaut eine so falsche Richtung genommen hatte, dass die Kunst einschreiten konnte und eine Operation verrichtet werden musste (?). Indess wurde auch hier nur die Haut des Scrotums selbst benutzt; dieselbe wurde, weil sie sich widernatürlich zurückgezogen hatte, auf's Neue herbeigezogen und zur Hülle des Testikels gemacht. Streng genommen können wir es demzufolge nicht billigen, wenn DIEFFENBACH dieses Verfahren eine Verpflanzung nennt, denn mit gleichem Rechte würde die Operation der Hasenscharte auf diesen Namen Anspruch machen.

Eine wirkliche Verlegung und Aufheilung von nicht ursprünglich dem Hodensack angehörender Haut geschah in den von Delpech und Dieffenbach erzählten Fällen nicht; hingegen soll Labat eine solche verrichtet haben. Er erzählt gleichzeitig von Clot-Bey, dass derselbe ein dem Delpech'schen ganz ähnliches Operationsverfahren angewendet habe.

Nichts desto weniger müssen wir die Ansicht festhalten, dass eine wahre Oscheoplastik zur Zeit noch nicht verrichtet worden ist.

Achter Abschnitt.

Posthioplastik.

Cap. I.

Begriffsbestimmung.

Unter Posthioplastik (aus *τὸ πόσθιον*, die Vorhaut, und *πλάσσειν* gebildet) hat man die Wiederbildung des fehlenden Präputium, oder besser die Wiederbedeckung der ihrer Hülle beraubten Eichel vermittelst der angrenzenden Haut des Penis zu verstehen. Während Tagliacozzi in seiner *Chirurgia curtorum* diese Operation gänzlich mit Stillschweigen übergeht, beschreibt schon Celsus (*Med. lib. VII. cap. 25.*) zwei Operationsweisen, nach welchen der angeborene und erworbene Mangel der Vorhaut wiederersetzt werden kann. Jessenius a Jessen theilt eine Operationsmethode mit, das zu kurze Präputium zu verlängern, worauf Zeis (Handbuch der plastischen Chirurgie p. 481) zuerst aufmerksam gemacht hat. Dieselbe besteht in dem ringförmigen Einschneiden der inneren Membran des zu kurzen Präputiums mit nachheriger allmähliger Ausdehnung der äusseren Membran der Vorhaut. Auch J. L. Petit hat eine ähnliche Operation verrichtet.

Cap. II.

Pathologie der Vorhaut in Beziehung zur Indication der Posthioplastik.

Aus der Vergleichung aller das Präputium zerstörenden Krankheiten und den Folgen dieser Zerstörungen geht hervor, dass nur in seltenen Fällen der Zustand so ist, dass die Wiederbildung der Vorhaut dringend indicirt erscheint. Für die Möglichkeit, ohne einen Nachtheil die Eichel unbedeckt zu tragen, giebt übrigens die bei den Juden übliche Sitte der Beschneidung den factischen Beweis. Allein es giebt einige Fälle und Formen von psorischen und syphilitischen Krankheiten, wo die Vorhaut theilweise oder gänzlich zerstört wird, und die Eichel eine solche Empfindlichkeit für die Berührung der Leibwäsche erlangen soll, dass die Wiederherstellung der verloren gegangenen Hülle wünschenswerth sein kann. Dieselbe Indication des Wiederersatzes tritt auch bei Hypospadiäen ein. (Vergl. eine Reihe von Abbildungen hierher gehöriger Fälle in v. Ammon's angeborenen chirurgischen Krankheiten des Menschen. Berlin 1842. in Fol. Mit 34 Kupfertafeln. Tab. XVIII. Fig. 3—18. und die Erklärung.)

Die Bildung der Vorhaut ist nur in wenigen Schriften über plastische Chirurgie erwähnt worden. Blandin und seine Vorgänger, mit Ausnahme Labat's, schweigen gänzlich über sie. Dieffenbach in seinen chirurgischen Erfahrungen (Bd. I. IV. p. 55) und Zeis in seinem Handbuche der plastischen Chirurgie (p. 480) sprechen weitläuftiger darüber und haben diesem Gegenstande besondere Capitel gewidmet. Allein Beide geben dabei zugleich Beschreibungen von Operationen der Phimosis und der Verwachsung der Vorhaut mit der Eichel, und trennen von diesen die plastischen Operationen zur wirklichen Wiederherstellung des Präputium nicht streng genug. Es verdienen die von Dieffenbach erzählten zwei ersten Fälle keineswegs den Namen einer plastischen Operation. Eine wirkliche Vorhautbildung geschah nur in dem von Dieffenbach erzählten dritten Falle, welcher folgender war, und auch diese kann nicht auf den Namen einer plastischen Operation gerechten Anspruch machen.

Cap. III.

Operationsverfahren.

Verfahren DIEFFENBACH's. (Vergl. dessen chirurg. Erfahrungen. Bd. 1. p. 59.) Herr W., ein rüstiger Schiffer von 28 Jahren, kam zu DIEFFENBACH, um sich von eingewurzelter Lues heilen zu lassen. Ausser heftigen Knochenschmerzen und Geschwüren im Halse und einer ebenfalls veralteten Gonorrhöe fand DIEFFENBACH an der äussersten Spitze der Eichel einen kleinen Ring von Chankergeschwüren, der ganze übrige Theil der Eichel war mit der inneren Lamelle der Vorhaut fest verwachsen, und ihr äusserer vorderer Rand überdies noch durch Callositäten entstellt. Die völlige Heilung der Krankheit bis auf die Verwachsung des Präputiums gelang ihm bei einer strengen antisyphilitischen Behandlung binnen acht Wochen. Nachdem sich der Kranke vollkommen wieder erholt hatte, unternahm DIEFFENBACH die Operation am Gliede. Er trennte zuvörderst die verdickte und entartete innere Platte der Vorhaut mit der Scheere von der Spitze der Eichel aus bis zu ihrer Krone hin, zog dann die gelöste Vorhaut stark bis über die Eichel vor und machte die Circumcision mit dem Messer. Nun liess er die gesunde, obere Lamelle wieder stark zurückziehen, spaltete die innere entartete, und trug sie kreisförmig um die Corona glandis herum ab. Hierauf wurde die starke Blutung gestillt.

Jetzt bedeckte die einfache äussere Lamelle die Hälfte der wunden Eichel. Es lag also Wunde auf Wunde, und beide würden in diesem Zustande rasch mit einander verwachsen sein, man mochte etwas dazwischen gelegt haben oder nicht, wie DIEFFENBACH dies in den früheren Fällen beobachtet hatte. Um diesen Uebelstand nun zu verhindern, kam DIEFFENBACH auf den Gedanken, aus der äusseren Hautplatte eine neue Vorhaut zu bilden. Die Haut wurde jetzt stark nach hinten zurückgezogen und noch ein Drittel Zoll weit über die Eichelkrone hinaus ringförmig um das Glied herum losgetrennt, worauf er dieselbe nach innen umstülpte und ihren Wundrand durch Manipulationen bis über die Eichelkrone hinaufschob. Jetzt war die Operation der Bildung der Vorhaut vollendet, die

Epidermisfläche der Haut der wunden Eichel zugekehrt, und jedes Verwachsen an unstatthaften Theilen verhindert, dagegen dem Wundrande Gelegenheit gegeben, sich hinter der Eichelkrone anzusetzen. In dieser Lage wurden nun die Theile durch ein vielfaches Umwickeln mit dicken, durch Heftpflaster gezogenen baumwollenen Fäden erhalten, wobei weniger ein Abgleiten derselben zu fürchten war, als bei angelegten Pflasterstreifen. Die ganze Behandlung des Kranken bestand in kalten Umschlägen und einer mageren Diät.

Die schon am Abend eintretende und am folgenden Tage noch mehr zunehmende Anschwellung der Theile war indess nicht so bedeutend, dass eine Lösung des Verbandes nöthig gewesen wäre. Die kalten Umschläge setzte Dieffenbach bis zum vierten Tage fort, wobei er anfangs kaltes, späterhin lauwarmes Bleiwasser umschlagen und unter die Vorhaut einspritzen liess. Erst nach vierzehn Tagen wagte er es, den Verband abzunehmen, und fand jetzt zu seiner grössten Freude den Hautrand ganz nach Wunsch hinter der Eichelkrone angewachsen; einzelne noch nicht völlig überhäutete Stellen auf der Eichel bedeckten sich binnen wenigen Tagen, bei der fortgesetzten Anwendung des Bleiwassers, mit einer zarten Epidermis, worauf die Kur als beendet anzusehen war.

Dies war der erste Fall, wodurch Dieffenbach, wie bemerkt, zuerst die Idee der Vorhautbildung glücklich realisirte. Das Gelingen war ihm um so angenehmer, da er dadurch ganz seinem Zwecke gemäss die Verwachsung der Haut mit der Eichel vermieden hatte.

Später unternahm er dieselbe Operation bei einem sechs und zwanzigjährigen Schullehrer, Herrn H., dessen verengerte Vorhaut, in Folge eines vieljährigen vernachlässigten Eicheltrippers, zuerst verdickt und entartet und hierauf mit der Eichel verwachsen war. Die Besorgniss, den Beischlaf nicht vollziehen zu können, trieb den jungen Mann an, sich der Operation zu unterwerfen. Die Theile eigneten sich ganz besonders zur Bildung eines neuen Präputiums, da dessen äussere Fläche fast einen halben Zoll über die Eichelspitze hinausragte, und dabei ungemein weit und schlaff war. Erst bei starkem Zurückziehen wurde die Spitze der Eichel sichtbar. Dieffenbach trug hier, um recht viel Haut zu ersparen, nur den äussersten Ring der Vorhaut ab, zog die äussere Lamelle über das Glied zurück, durchschnitt das mit der unteren Platte zusammenhängende laxe Zellgewebe bis 1/3 Zoll hinter der Eichelkrone; dann spaltete er die innere Lamelle auf der Mitte der Eichel, und entfernte dieselbe durch viele kleine Scheerenschnitte, wobei er die Lappen mit der Pincette spannte, von der Eichel und ihrem Anheftungspunkte an die Corona glandis. Diese Platte war ungemein verdickt und entartet, sie hatte die Dicke einer dünnen Pappe. Mit Leichtigkeit konnte er jetzt die äussere Lamelle der Vorhaut nach innen umschlagen und ihren Wundrand bis hinter die Eichelkrone hinaufschieben. Diese Lage der Häute auf einander unterhielt er wie im vorigen Falle durch das spiralförmige Umwickeln des vorderen Theiles des Gliedes mit einem langen Pflasterfaden. Die Behandlung bestand in kalten Umschlägen und einer strengen Diät.

Nach Abnahme der in den ersten Tagen ziemlich heftigen Entzündung trat Eiterung auf der wunden Oberfläche der Eichel ein. Um neue Excoriationen an der neuen, inneren Platte der Vorhaut zu vermeiden, musste der Kranke stündlich lauen Fliederthee mit Bleiwasser unter dieselbe einspritzen. Am zwölften Tage konnten die Fäden durchschnitten werden, da die Heilung nach Wunsch ausgefallen war, die völlige Ueberhäutung der Eichel erfolgte erst acht Tage später. Erst jetzt wagte Dieffenbach die Vorhaut ganz zurückzuziehen und fand sie auf's Genaueste hinter der Eichelkrone angewachsen. Später sah er diesen jungen Mann wieder; er bat ihn, ihm das Glied zu zeigen, und war nicht wenig überrascht, die Vorhaut jetzt noch mehr verlängert und einer natürlichen so ähnlich zu sehen, dass man durchaus keinen Unterschied bemerken konnte. Was Dieffenbach aber noch mehr auffiel, war die grössere Verfeinerung dieser inneren, der Eichel zugekehrten Fläche; sie erschien geröthet und feucht, und es musste auf ihr also eine Absonderung, wie sie unter der Vorhaut sonst Statt fand, geschehen. Schleimhäute und seröse Membranen nehmen, fortwährend der äusseren Luft ausgesetzt, wohl die Textur und das Ansehen der Oberhaut an, dass aber die nach innen gewendete, der Berührung der atmosphärischen Luft entzogene Haut sich in eine absondernde Membran verwandeln, also zu einer niederen Stufe der Bildung herabsteigen könne, war Dieffenbach bis dahin noch nicht bewusst. Blosser Hautschweiss war diese Absonderung nicht, noch weniger eine von der Eichel mitgetheilte Absonderung, denn gerade diese war durch Verwundung und neue Ueberhäutung weit weniger zu einer Secretion geschickt, auch fand sie DIEFFENBACH fast trocken.

Kritik. Wir haben im Vorhergehenden das Verfahren DIEFFENBACH's an zwei glücklich gelungenen Fällen erklärt, und müssen über die Art und Weise, wie er den beabsichtigten Zweck erreichte, mit ihm vollkommen übereinstimmen. Sein Verfahren ist in so fern eine Neubildung, d. i. eine Bildung der Vorhaut an der Stelle der verloren gegangenen, als das hierzu erforderliche Material aus der Haut des Penis durch künstliche Verlängerung gewonnen wird. Diese Verlängerung wird auf eine sehr sinnreiche Weise durch das Anwachsen der $\frac{2}{3}$ Zoll weit ringförmig zurück präparirten Haut des Penis hinter der Eichelkrone vermittelt. Aber eine plastische Operation im wahren Sinne des Wortes (S. 14) war auch diese Operation nicht.

In ZEIS Handbuche (p. 486) findet sich neben der Hindeutung auf DIEFFENBACH's neueste, noch nicht bekannt gemachte Erfahrungen über sein oben beschriebenes Verfahren die Bemerkung, dass auch SVITZER in Kopenhagen mehrmals mit Erfolg nach der DIEFFENBACH'schen Operationsmethode operirte und Vorhautbildungen verrichtete. —

Neunter Abschnitt.

Anwendung plastischer Hautverlegung zur Heilung von Fistelöffnungen und Geschwüren.

Hiermit beginnen wir die Abhandlung eines der neuesten Zweige der plastischen Chirurgie. Die Darstellung des ganzen therapeutischen Werthes dieses neuen operativen Heilmittels müssen wir uns hier entschlagen und wir beschränken uns hier, auf die gänzlich verschiedene Tendenz aufmerksam zu machen, welche in der Benutzung organischer Plastik zur Heilung widernatürlicher Oeffnungen und Geschwüre vor dem Wiederersatze gänzlich fehlender Theile des menschlichen Körpers hervortritt. Während die Wiederherstellung einzelner Gesichtsdeformitäten schon das Eigenthum der ältesten Aerzte und Chirurgen war, und sich selbst in unserer Zeit trotz der eifrigsten Förderung, die ihr durch die geistreichsten Männer zu Theil ward, doch immer noch in sehr engen Kreisen bewegt, ist die Einführung der plastischen Chirurgie in die Therapie ein sehr beachtenswerthes Mittel geworden, vermittelst dessen manche bisher als völlig unheilbar angesehene Krankheiten des menschlichen Körpers ihre vermeintliche Unheilbarkeit verloren haben. Dies beweisen die glücklichen Resultate und Beobachtungen, welche von A. Cooper, Earle, v. Graefe, Dieffenbach, Roux, Velpeau, v. Ammon, Jobert, Blandin, Philipps, Solteau, Baumgarten u. a. m. gemacht worden sind.

Wir gehen zur näheren Erörterung dieses Gegenstandes über.

Cap. I.

Heilung von Fistelöffnungen durch Hautverlegung.

I. Verschliessung perforirender Harnröhrenfisteln durch Hautverlegung.

Ohne uns in eine ausführliche Discussion über die Fisteln und Substanzverluste der männlichen Harnröhre einzulassen, beschränken wir uns hier darauf, diese pathologischen Zustände nur in so weit zu berühren, als dies zum bessern Verständniss der darauf Bezug habenden Operation erforderlich ist.

Pathologie (vergl. Zeitschrift für die gesammte Medicin von Dieffenbach, Fricke und Oppenheim. Bd. II. Heft 1. Dieffenbach über die Heilung widernatürlicher Oeffnungen im vorderen Theile der männlichen Harnröhre nach neuen Methoden).

Die Heilung der Urethralfisteln durch Hautverlegung aus der Nachbarschaft betrifft nur diejenigen Fälle, wo die Oeffnung in dem vorderen freien Theile der Harnröhre, nämlich im Verlaufe derselben von der Eichel bis zum Scrotum Statt findet, denn die Fisteln und selbst grösseren Oeffnungen im hinteren Theile der Urethra sind verhältnissmässig so leicht zu schliessen, dass dabei an eine plastische Operation wohl kaum gedacht zu werden braucht. Es sind also nur die Durchlöcherungen des vorderen unteren Theiles der Harnröhre, von denen wir hier sprechen. Ihre Heilung galt von jeher als ein Problem, das nur von Wenigen gelöst worden war. Jenes öftere Misslingen früherer Heilversuche lag hauptsächlich in der geringen Reproductionskraft der Fistelwände und in dem fortwährenden Abgange des Urins, welcher jeden Granulationsprocess zerstörte. — Die Grösse der Harnröhrendefekte ist verschieden, ohne dass, wie Dieffenbach bemerkt, von dieser Verschiedenheit ein Kriterium für die Heilbarkeit zu entnehmen sei. Letztere wird vielmehr nur durch die Lokalität des Uebels bestimmt. Die Nähe des Scrotums ist für die Operation die günstigste Stelle. Prognostisch am ungünstigsten ist die angeborene Oeffnung der Harnröhre, welche wir als partielle oder vollkommene Hypospadie und Epispadie kennen. Es giebt Harnröhrenfisteln, welche so eng sind, dass man nur mit einer Schweinsborste in sie eindringen kann, andere sind so weit, dass man die Untersuchung mit einer stark geknöpften Sonde unternehmen muss. Die Heilung jener ganz feinen Fisteln ist schwieriger, als es auf den ersten Anblick erscheint, denn schon ihre Untersuchung setzt dem Operateur grosse Hindernisse in den Weg. DIEFFENBACH, welcher fand, dass die feineren Fisteln immer in schräger Richtung von hinten und innen nach vorn und aussen verliefen, und selten über ½ Zoll lang waren, lässt, wenn die Oeffnung in der äusseren Haut nicht gefunden werden kann, vom Kranken den Penis an der Eichel zusammendrücken und nun den Urin dagegen pressen, bis etwas hindurch quillt. Sowohl die Cauterisation, als auch die blutige Naht ist, wie von seinen Vorgängern, öfters von DIEFFENBACH vergeblich gegen diese haarfeinen Fistelgänge angewendet worden (vergl. die angegebene Abhandlung von DIEFFENBACH p. 10 ff.). Noch grösser sind die Schwierigkeiten bei grösseren Defekten der Harnröhre.

Die Folgen und Zufälle, welche Urinfisteln herbeiführen können, sind zu bekannt, als dass wir durch ihre Aufzählung die Nothwendigkeit ihrer Heilung zu erweisen brauchten.

Operationsweisen zur Heilung von Urethrafisteln.

Alle Versuche, durch Aetzmittel eine gute und kräftige Granulation und hierdurch Schliessung der Fistelöffnung zu erreichen, waren und sind fast immer erfolglos. Selbst durch die blutige Naht gelangte DIEFFENBACH nicht zum erwünschten Ziele. Aber nicht abgeschreckt durch viele vergebliche Bemühungen setzte er seine Heilversuche eine Reihe von Jahren hindurch eifrig fort und versuchte viele und verschiedene Operationsweisen, die jedoch mehr oder weniger erfolglos blieben. Hierher gehören:

1) Die einfache Knopfnaht nach vorheriger Cauterisation.

2) Die umschlungene Naht nach vorheriger Cauterisation.

3) Die blutige Verwundung der Fistelränder und die umschlungene Naht.

4) Die Operation des Harnröhrendefekts mittelst Hinüberziehens zweier Hautfalten durch die umschlungene Naht und seitliche Einschnitte.

5) Die Vereinigung der einfachen Hautränder über dem Defekt der Harnröhre und Seiteneinschnitte.

6) Die umschlungene Naht, Seiteneinschnitte und gänzliche Lostrennung der Brücken.

Bei diesen zuletzt angegebenen Verfahrungsarten näherte sich DIEFFENBACH schon allmählig der Idee einer Hautverlegung auf die defekte Oeffnung, bis er denn nach und nach solchen Operationsweisen ihre Entstehung gab.

A. Benutzung der Scrotalhaut zur Heilung von Urinfisteln.

Verfahren von DIEFFENBACH. DIEFFENBACH giebt für die Verrichtung dieser plastischen Operation folgende Regeln (vergl. DIEFFENBACH's Abhandlung p. 26):

1) Es wird ein elastischer Katheter in die Blase gebracht. Hierauf wird der mit der Hakenpincette gefasste Rand der Oeffnung nach beiden Seiten hin so ausgeschnitten, dass eine Querwunde mit zwei spitzen Winkeln entsteht. Letztere reichen bis zur Mitte der Seiten des Penis hinauf.

2) Man hebe eine Längenfalte der Scrotalhaut nach dem Verlaufe der Raphe hinter der Fistelöffnung auf, und durchschneide diese zwei Zoll lang. Der in der Mitte isolirte Hautstreifen wird vom Grunde mit flachen Messerzügen gelöst.

3) Die Querbrücke wird vorgezogen und ihr vorderer Rand mit dem Hautende der Ruthe durch fünf bis sechs umschlungene Nähte vereinigt. Den hinteren Rand bildet die Gränze des Hautdefektes. Unter ihr führt man ein zwei Zoll langes Stück eines elastischen Bougies bis zur Oeffnung in die Harnröhre, um den etwa in dieselbe eindringenden Tropfen Urins einen Ausweg zu verschaffen.

Verfahren von RICORD. In seiner Abhandlung über die Urethralfisteln theilt DIEFFENBACH eine von RICORD bei einem grossen Defekte der Harnröhre vollzogene Lappentransplantation aus der Scrotalhaut mit. Der Substanzverlust in der Urethra betrug über einen Zoll. Nach Abtragung der Ränder schnitt RICORD seitlich von der Raphe ein etwas grösseres Stück Haut aus. Der umgedrehte Lappen wurde in die Oeffnung hineingepasst und durch feine Nähte befestigt. Allein trotz aller Sorgfalt bei und nach der Operation wurde der verlegte Hautlappen durch Brand zerstört und die Operation misslang gänzlich.

Verfahren von PHILIPPS (vergl. *Annales de la société de Méd. de Gand. 1839. p. 25*). Nach zwei vergeblichen Versuchen, Durchlöcherungen der Harnröhre zu schliessen, verrichtete PHILIPPS die Heilung derselben auf folgende Weise: Nachdem ein Katheter eingelegt worden, wird das Glied von einem Gehilfen in die Höhe gehalten, der Operateur fasst das Scrotum, spannt die Haut desselben an und bezeichnet auf der vorderen Fläche desselben die Umrisse des zur Verlegung erforderlichen Lappens. Dieser muss aber nur ein Drittel grösser gemacht werden, als der Defekt beträgt, weil die Contractilität aller Scrotalhautlappen nach ihrer Lostrennung sehr bedeutend ist. Uebrigens muss die Spitze des bezeichneten Lappens nach hinten, sein Stiel hingegen nach vorn gerichtet sein. Hierauf wird der Lappen losgetrennt, die Wunde im Scrotum durch Nähte geschlossen, und die Ränder des Fistelkanales durch zwei Incisionen blutig gemacht, welche sich auf der unteren Fläche des Penis in einem spitzen Winkel treffen müssen, um als einfache Incision bis in die Nähe des Stieles des Lappens geführt werden zu können. Nun wird der Scrotallappen umgedreht und zwischen die Incisionen bis zur Eichel hin verlegt. Die Vereinigung desselben geschieht durch eine Menge von Suturen, die in engen Zwischenräumen von einander angelegt werden.

Kritik. Vergleichen wir diese drei Operationsverschiedenheiten, deren Endzweck Heilung einer Fistel mittelst eines Hautlappens aus der Haut des Scrotums ist, hinsichtlich ihres therapeutischen Werthes, so müssen wir dem DIEFFENBACH'schen Verfahren im Allgemeinen den Vorzug geben, weil es die besten Resultate zu liefern im Stande ist. Die Erfahrung hat übrigens gelehrt, dass die übrigen Operationsweisen, nach welchen dem Ersatzlappen ein gestieltes Ende gegeben wird, wegen der grossen Neigung der Scrotalhaut, sich zu contrahiren, meistentheils misslingen. Gewöhnlich schrumpft dann der verlegte Lappen zusammen und stirbt ab. Eine solche Zusammenschrumpfung ist jedoch bei dem Verfahren DIEFFENBACH's nicht möglich, weil die Brücke zwei feste Punkte hat, und durch diese in beständiger Anspannung erhalten wird.

B. Benutzung der Haut aus der Inguinalgegend zur Heilung von Fisteln der Urethra.

Verfahren von Delpech. (Dessen *Chirurgie clinique. Tome II. p. 581.*) Dieses durch keinen günstigen Erfolg bestätigte Verfahren verrichtete Delpech auf folgende Weise. Ein 22jähriger, kräftiger Mann hatte in seiner Kindheit die üble Gewohnheit gehabt, Nachts den Urin in's Bett gehen zu lassen. Die ihm drohende Strafe seiner Aeltern hatte endlich einmal den Entschluss bei ihm herbeigeführt, sich den Penis mit einem Faden zusammenzuschnüren. Bei seinem Erwachen bemerkte er eine so heftige Geschwulst des Gliedes, dass der Faden nicht mehr zu sehen war. Aus Scham verleugnete er anfangs diesen Zufall, und als die Aeltern später davon Kenntniss erhielten, hatte der Faden bereits einen Theil der Corpora cavernosa, und die untere Wand der Urethra durchschnitten, so dass der Urin durch die hier befindliche Oeffnung floss. Ein circuläre Narbe umgab den Penis und den Rand der Oeffnung, die gerade vor dem Scrotum lag. Da der Kranke auf das Sehnlichste von diesem Gebrechen befreit zu werden wünschte, kam Delpech auf die Verrichtung folgender Operation: Während der Penis gehörig fixirt und gegen die linke Weichengegend gehalten wurde, ward die hintere Hälfte der Fistelöffnung wund gemacht, ein Hautlappen aus der linken Weiche losgetrennt, gedreht und an die Stelle seiner Bestimmung verlegt. Drei Nähte reichten aus, die Spitze des Inguinalhautlappens und den hintern Theil der Oeffnung der Urethra genau zu vereinigen. Ein elastischer Katheter war schon anfangs eingeführt worden, so dass der Urin fortwährend abfliessen konnte, und die Blase sich nicht zu contrahiren brauchte. Der Kranke hatte sich mit grosser Geduld und Ausdauer allen operativen Eingriffen hingegeben und hielt sich vortrefflich, und dennoch begann schon am dritten Tage der Brand, der den ganzen Ersatzlappen zerstörte und die Heilung misslingen liess.

Kritik dieses Verfahrens. So viel uns bekannt ist, hat vor und nach Delpech kein Wundarzt Versuche über die Transplantation der Inguinalhaut angestellt, obgleich die Idee dieses Verfahrens gar nicht fern lag. Viele haben dasselbe gewiss desshalb nicht anzuwenden gewagt, weil sie im voraus von dem schlechten Erfolge überzeugt waren. Unserer Meinung nach kann diese Operationsweise desshalb keinen Erfolg gewähren, weil die anatomische Beschaffenheit der zu vereinigenden Theile verschieden ist. Uebrigens ist auch die Haut der Inguinalgegend ihres feinen Baues und ihrer ausserordentlichen Dünnheit wegen für eine starke Umdrehung durchaus nicht geeignet.

C. Benutzung der Vorhaut durch ringförmiges Verlegen derselben zur Heilung von dicht hinter dem Praeputium befindlichen Urethralfisteln.

Verfahren von Dieffenbach. (Vergl. die angegebene Abhandlung in der Zeitschrift von Dieffenbach, Fricke und Oppenheim Bd. II. Heft 1.) Derselbe giebt als Erfinder dieses Verfahrens folgende Regeln dafür an: Man hebt die äussere Lamelle der Vorhaut in einer grossen Längenfalte vor der Oeffnung in die Höhe und durchschneidet sie. Ist die Haut nicht volle zwei Dritttheile der Circumferenz des Gliedes getrennt, so verlängert man die Wunde an beiden Seiten noch etwas gegen den Rücken des Penis zu. Hierauf legt man eine gleiche Wunde hinter der Fistel an, so dass beide Schnitte eine zweispitzige ovale Insel bilden, in deren breiten Mitteltheile die Harnröhrenöffnung befindlich ist. Das isolirte Hautstück wird durch flache Messerzüge entfernt. Hierauf wird der Wundkanal der Vorhaut mit der Hakenpincette in die Höhe gehoben, und mit einer Augenscheere das Zellgewebe, welches die äussere Lamelle mit der inneren verbindet, getrennt. Dann durchschneidet man das Rändchen und die innere Lamelle der Vorhaut, wodurch eine Oeffnung für den Abfluss des Wundsecretes geschaffen wird, in die man eine kleine Kerze einbringt. Darauf wird der hintere Wundrand der äusseren Fläche der Vorhaut zurückgestreift und mit dem entsprechenden Rande der Haut des Gliedes vereinigt, wozu ungefähr 7 — 8 Suturen und mehrere kleine Heftpflasterstreifen erforderlich sind. In denjenigen Fällen, wo die Vorhaut sehr eng ist, muss man beide Lamellen derselben bis zur Corona glandis spalten.

D. Benutzung der Haut des Gliedes durch ringförmiges Verlegen derselben zur Heilung von Fisteln der Harnröhre, welche sich unmittelbar hinter der Eichel befinden.

Verfahren von DIEFFENBACH. Die Verschliessung derjenigen Durchlöcherungen, welche sich unmittelbar hinter der Eichel befinden, hat man von jeher als die schwierigsten anerkannt. Selbst für die Heilung durch Herbeilegen und Aufheilen von Haut bleibt es eine sehr schwer zu lösende Aufgabe. Wie nun aber, wenn selbst die Vorhaut fehlt, wie es doch meistentheils bei den Juden der Fall ist? DIEFFENBACH hat für solche Fälle folgendes Verfahren angegeben (vergl. a. a. O. p. 31): Nach sorgfältiger Ausschneidung der callösen Ränder der Oeffnung, wobei an beiden Seiten ein kleiner Keil ausgeschnitten wird, worauf, wenn die Eichel abwärts gebracht wird, die Ränder sich einander nähern und nur noch einen Spalt bilden, werden zwei feine Knopfnähte angelegt. Hat man die erste zusammengeknüpft, so schneidet man ein Ende ab, und führt das andere mit einer abgerundeten geraden Nadel von der Oeffnung aus zur Harnröhre hinaus. Dasselbe geschieht mit dem einen Fadenende der zweiten Naht. Hierauf schält man die nächste Umgebung der Oeffnung und die ganze untere Fläche der Eichel, bis eine Linie von der Urethra entfernt, ab, indem man die obere Hautschicht mit einer feinen Hakenpincette fasst und mit einem kleinen Scalpell abträgt. Die Grenzen müssen durch eine perpendiculär gemachte Incision bezeichnet sein, damit die hier aufzupflanzende Haut mit ihrem Rande gegen einen scharfen Wundrand gebracht werden könne. Die Gestalt der ganzen Wundfläche muss die eines quer durchschnittenen Ovals sein. Nun wird die Haut des Penis auf einer Hautfalte ringförmig durschschnitten, so dass die Enden der Wunde schräg nach oben und vorn im die Höhe laufen. Die Haut wird dann an ihrer untern Fläche so weit gelöst, dass sie nur auf dem Rücken des Gliedes im Zusammenhange bleibt. Der vordere Rand des Ringes wird über die Wundfläche gezogen und mit den Wundrändern der Eichel vereinigt, die hintere Wundfläche mit Charpie bedeckt. Unter den hintern Rand des Hautringes wird ein Stückchen eines Bougies gesteckt, um den neben dem Katheter vorbeifliessenden

Urin abzuleiten. Die aus der Eichel hervorragenden Fäden werden, wenn sie die Ränder durchschnitten haben, ausgezogen. Diese Art der Benutzung der Haut der unteren Fläche des Gliedes zur Heilung von Oeffnungen hinter der Eichel wendete DIEFFENBACH bald aufeinander in zwei Fällen an. Der erste Kranke war ein 20jähriger Mann, bei dem die Operation vollkommen gelang, bis ein unglückliches Ereigniss, Erectionen und Saamenergiessungen durch ihre Folgen, dieselbe gänzlich vereitelte. Ein anderer Kranke wurde mit vieler Mühe hergestellt.

E. Benutzung der Vorhaut zur Heilung von Harnröhrenöffnungen hinter der Eichel.

Verfahren von DIEFFENBACH. Die Verrichtung dieses Heilverfahrens geschah von DIEFFENBACH auf folgende Art: Nach Einführung eines starken elastischen Katheters wurde die Vorhaut stark nach hinten gestreift, und der Harnröhrenöffnung die Gestalt eines quer liegenden Myrthenblattes gegeben. Diese Querwunde ward geheftet und das Fadenende jeder Sutur zur Urethra hinausgeführt. Dann trennte DIEFFENBACH eine Schicht der unteren Fläche der Eichel bis gegen die Oeffnung der Harnröhre ab, verwundete hierauf auf dieselbe Weise die Corona glandis bis zu ihrer seitlichen Mitte, und trug endlich gerade so viel von der Oberfläche der inneren Lamelle der Vorhaut ab, dass die Wundfläche genau der Wundfläche an der Eichelkrone, im Umkreise des Defektes und der Eichel, entsprach. Nach sorgfältiger Stillung der Blutung wurde die Vorhaut wieder über die Eichel zurückgestreift. Wundfläche passte auf Wundfläche. Der Rand der Haut an der Eichel wurde nun durch umschlungene Insektennadeln angeheftet. Hierauf spaltete DIEFFENBACH beide Lamellen der Vorhaut zu beiden Seiten des Gliedes, theils um einer nachfolgenden Phimose zu begegnen, theils aber auch, um einen Lappen zu gewinnen, dessen Ränder er an die Eichel und die Corona glandis seitlich anheften konnte.

Dieses Verfahren wendete DIEFFENBACH bei einem von *Dr.* ARONSSOHN in Strassburg ihm empfohlenen jungen französischen Offizier an, der durch ein hartnäckiges syphilitisches Geschwür einen Durchbruch der Harnröhre unmittelbar hinter der Eichel erlitten hatte und über dieses Gebrechen in Verzweiflung war. Die Heilung gelang zuerst bis auf ein kleines eiterndes Pünktchen, welches bis zu seiner völligen Schliessung mit Cantharidentinctur betupft wurde.

F. Umdrehung der Gesammthaut des Penis um dessen Achse zur Heilung von Fisteln in der Urethra.

Verfahren von DIEFFENBACH. DIEFFENBACH war der Erfinder dieser in ihrer Ausführung sehr schwierigen aber wichtigen Operationsweise. Er entwarf sie für die grösseren Substanzverluste der Harnröhre in der Mitte des Gliedes, und besonders für diejenigen Fälle, wo die Haut im Umkreise des Defektes zerstört und daher kein Hinüberziehen der Ränder möglich ist, selbst wenn Seiteneinschnitte gemacht und die Brücken losgetrennt werden. Das Verfahren ist folgendes: Nach Lösung der Hautränder ringsum die Oeffnung bildet man an einer Seite der Wurzel des Penis eine starke Längenfalte und durchschneidet diese. Die dadurch entstandene Wunde muss $^2/_3$ eines Kreises betragen, welcher das Glied umgiebt. Dann zieht man die äussere Lamelle der Vorhaut etwas zurück, hebt die Hautdecken an der entgegengesetzten Seite des Gliedes, in der Gegend hinter der Eichelkrone, ebenfalls in einer grossen Längenfalte in die Höhe, und durchschneidet auch hier $^2/_3$ von der Cutis des Gliedes. Nun löst man die Bedeckungen des Penis, welche zwischen den Schnitten liegen, zum grösseren Theile. Dies geschieht am schnellsten, wenn man den Rand mit einer Pincette aufhebt und das lockere Zellgewebe unter der Cutis mit einer scharfen Augenscheere durchschneidet. Ist nun der zwischen beiden Incisionen liegende, meistens 2 Zoll breite Hautring gelöst, so dreht man ihn vollkommen herum, so dass die gesunde Haut vom Rücken des Gliedes nach unten kommt und das Loch deckt, die Oeffnung in der Haut aber nach dem Rücken des Gliedes verlegt wird. Ist noch irgendwo Spannung, so führt man die Incisionen von den Wundwinkeln aus noch weiter. Durch das Anlegen einiger Knopfnähte verhindert man das freiwillige Zurücktreten der Haut in ihre frühere Lage. Um keine Blutanfüllung zwischen der Haut und dem Gliede zu bekommen, muss man die Blutung vor der Heftung recht sorgfältig stillen, und später durch

Heftpflasterstreifen die Haut sanft an das Glied angedrückt erhalten. Vom hinteren, an der unteren Seite des Gliedes befindlichen Wundrande aus schiebt man ein Stück elastischen Bougies unter die Haut bis gegen das Loch in der Harnröhre, damit der vorbeisickernde Urin hier einen Ausweg finde. Bei eintretenden Erectionen müssen die Pflasterstreifen durch einen Assistenten durchschnitten werden, damit die Haut durch die Zusammenschnürung nicht leide. Findet man nach 4 — 5 Tagen, dass die Haut angewachsen ist, so durchschneidet man die Fadennähte, fährt aber mit dem Gebrauche der Heftpflasterstreifen noch fort, und lässt auch die Kerze erst dann weg, wenn die Heilung grösstentheils vollendet ist.

Kritik der DIFEENBACH'schen Operationsverfahren zur Heilung von Fisteln der Urethra durch Benutzung von Hautverlegung. Diese im Laufe einer Reihe von Jahren durch das unermüdliche Bestreben, einer des lästigsten menschlichen Uebel zu beseitigen, von DIEFFENBACH verrichteten Hautverlegungsversuche zeugen zwar unverkennbar von einem grossen Erfindungsgeiste, sind aber doch weit vom Ziele entfernt geblieben, das ihnen von ihrem Meister gesteckt war. Es ist nämlich noch immer nicht möglich gewesen, durch die eine oder die andere Verfahrungsweise eine absolut sichere und zuverlässige Heilmethode zu gewinnen. Aus allen darüber angestellten Versuchen geht als Endresultat die Erfahrung hervor, dass nur in sehr seltnen Fällen und bei einem unerwartet glücklichen Zusammentreffen vieler günstiger Umstände vollkommene Heilung erfolgte. Diese war aber fast immer von den heftigsten üblen Ereignissen begleitet, welche sich nicht selten unter den aus örtlicher und allgemeiner Entzündung hervorgerufenen Zufällen zu wahrer Lebensgefahr steigerten. Heben wir die hauptsächlichsten Uebelstände, welche das Gelingen der angegebenen DIEFFENBACH'schen Operationsarten verhinderten, einzeln hervor, so sind es folgende:

1) Die Unmöglichkeit, die blutig gemachten Ränder der Harnröhrenöffnung der Berührung des Urins gänzlich zu entziehen. Findet die letztere Statt, so sind Urinversenkung, Aufhören plastischer Processe zwischen den Wundrändern und endlich Misslingen der Operation die gewöhnlichen traurigen Folgen.

2) Die fast bei jedem der angegebenen Verfahren nothwendige starke Verwundung und dadurch bedingte sehr heftige Reaction.

3) Die Unvermeidlichkeit nächtlicher Erectionen und Saamenergiessungen, welche die vereinigten Wundränder auseinander zerrt, und mit der Blutcongestion auch die vorhandene Entzündung mehrt.

Durch das öftere Misslingen seiner Heilversuche zu immer neuen Erfindungen aufgemuntert, dachte Dieffenbach endlich auf eine Operationsweise, wo die Ränder der Oeffnung selbst, oder ihre Umgebung, an keiner Stelle blutig verwundet und der Berührung des Urins ausgesetzt würden. Obgleich dieses operative Heilmittel den plastischen Operationen nicht beizuzählen ist, so müssen wir desselben, als des Schlussgliedes einer für bestimmte Uebel angegebenen Reihe von chirurgischen Heilmitteln, nothwendigerweise Erwähnung thun. Es betrifft die sogenannte Schnürnaht.

G. Schnürnaht zur Heilung von Oeffnungen im vorderen Theile der Harnröhre.

Dieses Verfahren besteht in der künstlichen Erregung einer Entzündung der Fistelränder, worauf die Oeffnung zugeschnürt wird. Angezeigt ist die Anwendung dieser Schnürnaht nur dann, wenn sich die Fistel dicht hinter der Eichel befindet, wenn das Loch der Urethra nicht von einer gesunden nachgiebigen Haut umgeben ist, oder wenn die Hautränder ganz und in eine dünne Epidermis fest auf der sehnigen Hülle der Corpora cavernosa aufliegt. Dann verspricht sie aber auch sichere und erfolgreiche Resultate, wie aus dem von Dieffenbach mitgetheilten Falle eines russischen Marine-Officiers erhellt (vergl. Dieffenbach's Abhandlung p. 41).

H. Verschliessung der Blasenscheidenfisteln durch Hautverlegung.

Pathologie.

Diese häufiger in Folge schwerer Geburten und roh ausgeübter Kunsthülfen, als durch Verletzungen, Katheterisirung,

Geschwüre u. s. w. erzeugten communicirenden Oeffnungen der Scheide und Blase, haben von jeher durch ihre traurigen Folgen das Mitleid der Aerzte in hohem Grade angeregt, und gleich wie die Urethralfisteln zu mancherlei Heilversuchen Veranlassung gegeben. Die Gestalt der meisten Blasenscheidenfisteln ist länglich rund, und nur in denjenigen Fällen, wo sie aus syphilitischen und carcinomatösen Geschwüren entstanden sind, ist ihre Gestalt verschieden, und ihre Ränder sind hart und wulstig. Gewöhnlich finden sich die Blasenscheidenfisteln in der Mittellinie der Scheide, entweder in der Gegend der Mündung der Harnröhre, oder weiter nach hinten und oben, in seltneren Fällen selbst neben dem Gebärmutterhalse. Eine Blasenscheidefistel ist eins der scheusslichsten und ekelhaftesten weiblichen Uebel; denn wenn auch weniger gefahrdrohend als die Fisteln der männlichen Urethra, sind diese Blasenscheidenöffnungen durch das continuirliche Abfliessen des Urins aus der Oeffnung, wodurch die Schaamlippen, der Damm, der untere Theil des Gesässes und innern Seite der Schenkel benetzt und stark geröthet werden, so wie durch das Ekelhafte des Geruchs, den damit behaftete Kranke um sich verbreiten, vermögend, zur Verzweiflung und zum Selbstmord zu führen. — Das Einführen von Schwämmen, um den Urin aufzusaugen, der Gebrauch von Harnrecipienten sind nur unwesentliche Frleichterungsmittel. Heilversuche durch Aetzen und Anlegen von Heften mussten ohne allen Erfolg bleiben, weil jeder hervorquellende Tropfen Urins die Vereinigung stört. So dachte man erst in der neueren Zeit auf andere Mittel, und suchte später selbst durch plastische Operationen Heilung zu bewirken.

Dieffenbach wendete bei einer jungen russischen Dame zur Schliessung einer Blasenscheidenfistel, welche durch eine ungeschickte, zur Eröffnung der verwachsenen Scheide vorgenommene Operation entstanden war, zuerst die Schnürnaht an. Allein dieser, so wie zwei andere Versuche (vergl. Zeis Handbuch p. 529) misslangen gänzlich.

Glücklicher war Dieffenbach durch die Anwendung der Naht nach vorhergegangener Abtragung der Ränder (vergl. Zeis Handbuch p. 530).

Operationsverfahren.

Die Verschliessung der Blasenscheidenfisteln kann nach den neuesten Erfahrungen durch das Verlegen eines Hautstückes der äusseren Haut, oder der Scheide selbst geschehen; sogar der Uterus und die Blase sind als verschliessendes Material zur Benutzung anempfohlen worden.

Verschliessung der Blasenscheidenfisteln durch die äussere Haut von WUTZER. Nach der gewöhnlichen Wundmachung der Fistelränder führte WUTZER verschieden gefärbte Fäden durch dieselben hindurch, trennte aus der inneren Seite des linken Oberschenkels einen der Fistelöffnung an Form und Grösse entsprechenden Hautlappen bis auf seine ernährende Verbindungsbrücke los, welche in einen Einschnitt der grossen Schamlippe einmündete, drehte denselben halb um seine Axe, und führte ihn so in die Scheide und zur Fistelöffnung, dass seine Wundfläche die Fistelränder bedeckte. Hierauf wurden die zu Anfange der Operation vorläufig durch die Fistelränder hindurch geführten Hefte auch durch die Ränder des Ersatzlappens gestochen und zusammengeknüpft, wodurch die Vereinigung beider verrichtet ward. Ganz auf dieselbe Weise verfuhr WUTZER ein anderes Mal, mit dem Unterschiede, dass er zum Verlegungsmaterial ein entsprechendes Hautstück der rechten Hinterbacke benutzte. Selbst die Scheidenwandung verwendete er zur Verschliessung der Blasenscheidenfistel; er schnitt nach Wundmachung des vorderen Randes der Fistel, aus der hinteren Scheidenwand einen vorn convexen Lappen sammt Zellgewebe und darunter liegenden Muskeln, brachte seine Wundfläche nach aufwärts und vereinigte sie mit dem wundgemachten vorderen Fistelrand durch Hefte. Allein der Erfolg misslang gänzlich.

Ebenso erfolglos operirte VELPEAU. Er wartete zuvor die Vernarbung des zur Fistelverschliessung bestimmten Hautstückes ab, ehe er es von seinem Mutterboden verlegte, machte dann die Fistelränder, so wie die Ränder des Hautlappens durch Bepinseln mit Ammonium wund, und drückte den letzteren durch Charpiekugeln von der Scheide aus gegen die Fistelöffnung, ohne eine Vereinigung durch Nähte vorzunehmen.

Verfahren von JOBERT (vergl. BLANDIN p. 75 und ZEIS Handbuch p. 532). JOBERT verrichtete diese Operation auf folgende Weise: Nachdem die Kranke in die Lage zum Steinschnitt gebracht worden war, zog JOBERT, während von einem Assistenten die Schaamlippen auseinander gehalten wurden, mittelst eines Häkchens die hintere Lippe der transversalen Fistelöffnung nach vorn, und machte ihren Rand blutig. Dasselbe geschah mit dem vorderen Rande. Nun löste er aus der rechten grossen Schaamlefze ein ovales Stück der Schleimhaut mit einer vier Linien breiten Verbindungsbrücke, schlug denselben zurück, setzte seine Schleimhautfläche durch Verdoppelung in gegenseitige Berührung, und befestigte die beiden Ränder durch zwei spiralförmig fortlaufende Hefte, so dass der Lappen jetzt einem Fleischpfropf mit blutiger Oberfläche ähnlich war. Mittelst einer Schlinge, welche mit Hülfe eines weiblichen Katheters durch die Urethra und Blase bis in die Scheide geführt worden war, zog er nun den Lappen nach innen, und drückte ihn ausserdem mit dem Finger an. Während ein Assistent das Urethralende der Schlinge ausgespannt hielt, zog JOBERT einen durch die hintere Wand der Fistel geführten Faden stark an, um auch dort die Ränder in Berührung zu bringen. Dieser Faden wurde an einer TBinde, welche zum Verband diente, befestigt. Das Vaginalende der Fadenschlinge war nun unnöthig geworden, weshalb es in der Scheide durchschnitten und ausgezogen ward. Hiermit war die Operation beendet. Die Kranke wurde dadurch zwar in einen etwas bessern Zustand versetzt, doch nicht vollkommen geheilt.

Zweites Verfahren von JOBERT. (Vgl. ZEIS Handb. p. 534. FRORIEP's Notizen Bd. 48, Nr. 5. BUSCH's Zeitschrift für Geburtskunde. Bd. 4. 1836. p. 462.) Diese im Jahre 1836 von JOBERT verrichtete Operationsweise unterscheidet sich von der früheren hauptsächlich dadurch, dass der Lappen zur Verschliessung der Fistel aus der Falte, welche den Schenkel von dem Hinterbacken trennt, genommen wurde. Die Fistelöffnung war ohngefähr 15 Linien vom Orificio urethrae entfernt und von der Grösse, dass der Daumen hindurch in die Blase geführt werden konnte. Der Ersatzhautlappen wurde nach seiner Loslösung von unten nach oben gehoben und in die Fistel verlegt. Nach Verlauf von zehn Tagen floss der Urin ohne Katheter auf dem natürlichen Wege ab. Darauf wurde der Lappen nach vier Wochen in der Entfernung von einem Zoll an seiner Basis durchschnitten, ward aber darauf schwarz, und es stiess sich ein kleines Stück durch Brand ab. Ueber das Endresultat der Operation theilt JOBERT nichts Näheres mit. — Später bediente er sich bei einem anderen Falle eines Hautstückes aus der grossen Schaamlippe. Da aber auf diesem verlegten Lappen später wieder Haare wuchsen, so entstand ein starker Reiz auf die Schleimhaut der Scheide, und selbst ein Hinderniss für den Coitus daraus.

Kritik. Es wäre zu wünschen, dass über die Versuche, die Blasenscheidefistel auf plastischem Wege zu heilen, die Literatur der Chirurgie mehr Erfahrungen aufzuweisen hätte, weil durch die bisherigen Beobachtungen sehr wenig gewonnen ist. Die so eben mitgetheilten Versuche Wutzer's und Jobert's berechtigen zu keinen grossen Erwartungen, und sind auch hinsichtlich technischer Ausführung keinesweges vermögend, besonders günstige Resultate herbeizuführen. Am zweckmässigsten dürfte das erste Verfahren Wutzer's erscheinen, wobei ein aus der innern Seite des Oberschenkels genommenes Hautstück zur Verschliessung benutzt wurde, wenn nicht auch hier die nachtheilige Einwirkung des Harns auf die Wundflächen sehr zu fürchten wäre. — Jobert bildete nach seinem ersten Verfahren durch den zusammengerollten Schleimhautlappen einen Pfropf oder Tampon, der wohl in die Fistel hineinragte und sie scheinbar verschloss, aber dem andringenden Urin nicht widerstehen und mit den Rändern der Fistel keine Vereinigung eingehen konnte, weil er durch keine Nähte an sie befestigt worden war.

Gleich unzweckmässig ist das zweite Verfahren Jobert's, so wie sein Versuch, die Oeffnung durch ein aus der Gesässgegend genommenes Hautstück zu schliessen.

Die meisten Wundärzte der neueren Zeit scheinen aus einem gerechten Misstrauen gegen die Anwendung der Hautverlegung zur Heilung von Blasenscheidenfisteln den von Wutzer und Jobert betretenen Weg gemieden zu haben. Dieffenbach, welcher die Operation solcher Fisteln sehr häufig verrichten musste, bediente sich deshalb viel öfter der Schnürnaht, als anderer Operationsweisen. Nur bei sehr grossen Fisteln, deren Ränder durch die Naht nicht vereinigt werden können, empfiehlt Dieffenbach die Verschliessung durch einen Theil der Scheidewand. (Vgl. Blasius Handb. der Akiurgie. 2. Auflage. 3. Bd. 1. Theil, p. 415.)

Ausser den bereits genannten plastischen Operationsweisen zur Verschliessung von Blasenscheidenfisteln sind noch einige andere Plane und Vorschläge bekannt worden, die sich aber sämmtlich in ihrer Grundidee gleich sind. So rathet Leroy d'Etiolles aus dem vordern Theile der hinteren Scheidewand einen vorn abgerundeten Lappen zu nehmen, der hinten in

Verbindung bleibt, mit seiner blutigen Fläche an die Fistelöffnung verlegt und mit letzterer durch Knopfhefte vereinigt wird. Nach seiner Verwachsung muss die Brücke getrennt werden. — VELPEAU rathet die Fistel sammt dem ihr gegenüber liegenden Theile der hintern Scheidewand stark zu cauterisiren, und beide behufs der Verklebung durch Tampons oder Dilatatoren des Mastdarms in Berührung zu versetzen, worauf dann das auf der Fistel angewachsene Stück von der hintern Wand losgeschnitten werden soll. Allein abgesehen davon, dass dieses Verfahren den plastischen Operationen nicht beigezählt werden dürfte, so scheint es auch in der Ausführung sehr schwer. — ROUX umschnitt zu jeder Seite der Fistel einen dreieckigen Lappen, dessen Basis mit dem Fistelrande in Verbindung blieb, dessen übriger sieben Linien hoher Theil aber von der Blase abgetrennt wurde, schnitt dann den Fistelrand oben und unten eine Linie weit ein, und führte durch die Spitzen der beiden Lappen einen Faden, der mittelst einer BELLOCQschen Röhre durch die Harnröhre nach aussen gezogen wurde, wodurch die beiden Lappen mit der wunden Fläche sich zugewandt und in die Fistel hinein gestülpt wurden. Gleichzeitig wurde ein elastischer Katheter in die Blase gelegt, und die Fäden durch Heftpflaster an die Hinterbacke befestigt. Dieses gewiss höchst geistreiche Verfahren von ROUX war leider ohne Erfolg.

III. Verschliessung des künstlichen Afters durch Hautverlegung (fälschlicher Weise von LABAT Proctoplastie genannt).

Pathologie.

Man versteht bekanntlich unter dem künstlichen After eine mit dem Darmkanale in Verbindung stehende veraltete Oeffnung, durch welche sich, nach Verschiedenheit ihrer Grösse, mehr oder weniger Fäcalmaterien entleeren. Diese Oeffnungen, welchen man auch den Namen Kothfisteln gegeben hat, sind an ihrer äusseren Peripherie meistens rund und mit strahligen Runzeln der Haut umgeben, und haben rothe, gereizte Ränder. Die Heilfähigkeit der Kothfisteln hängt zunächst von der Lage und Beschaffenheit des oberen und unteren Darmstückes ab. Ihre Lage in der Magengegend macht sie zu einem höchst gefährlichen und überaus schwer heilbaren Uebel.

Es kann nicht in unserm Zwecke liegen, über die verschiedene Art und Weise, durch welche man bisher bemüht war, diese Fisteln zu schliessen, uns weitläuftiger auszusprechen; wir verweisen auf die chirurgischen Handbücher und einzelne bekannte Monographien. Nur so viel bemerken wir, dass das blosse Zusammenziehen und Vereinigen der blutig gemachten Ränder solcher Fistelöffnungen fast immer erfolglos bleibt. Durch das Bedürfniss einer zweckmässigeren Operationsweise entstand die Anwendung der Aufheilung eines Hautlappens.

Verfahren von Collier. (Vergl. von Graefe's und v. Walther's Journal, Bd. 2. p. 655.) Ein Kranker bekam eine Geschwulst in der rechten Schaambuge, welche der herbeigerufene Wundarzt für einen Abscess hielt und mit der Lanzette öffnete; allein statt Eiter kam Koth aus der Wunde, welches der hierüber erstaunte Chirurg daher leitete, dass der Abscess noch nicht reif gewesen sei. So blieb die Wunde drei Monate hindurch sich selbst überlassen; der grösste Theil des Kothes ging daraus ab. Nach dieser Zeit sah Collier den künstlichen After und suchte ihn durch Aetzen der Ränder zu schliessen. Dieses und die Anwendung der Ligatur waren ohne Nutzen. Daher entschloss er sich zu einer plastischen Operation; er machte die Ränder der Fistel wund, schnitt ein entsprechendes Hautstück aus der oberhalb angrenzenden Cutis aus, drehte dasselbe wie bei der Rhinoplastik aus der Stirnhaut um und vereinigte es mit den Rändern der Wunde durch vier Nähte, legte über das Ganze eine Compresse und befestigte sie durch ein Bruchband. Die Heilung gelang vollkommen und ohne besondere Beschwerde für den Kranken.

Wir wissen nicht, ob ausser Collier und Dieffenbach irgend Jemand die plastische Chirurgie zur Schliessung der Kothfisteln benutzt haben mag; wenigstens ist unsers Wissens darüber nichts zur allgemeinen Kenntniss gekommen. Dieffenbach hat viele interessante Beobachtungen über diese Operation, deren Bekanntmachung wir lange schon entgegen sehen. Er bediente sich aber neben der Hautverlegung sehr häufig auch der Schnürnaht, und gelangte dem Gerüchte zufolge mit dieser wie mit jener zu recht glücklichen Resultaten.

IV. Heilung der Thränensackfistel durch Hautverlegung.

Pathologie.

Die Geschwülste und Fisteln des Thränensackes haben von jeher den Ophthalmologen und Wundärzten viel zu denken gegeben, so dass es eine Menge von medicinischen und chirurgischen Mitteln gegen diese sehr hartnäckigen Uebel giebt. Aus der Menge von Mitteln und Heilmethoden der Thränensackfisteln geht aber deutlich hervor, dass das Gelingen der einzelnen Kur- und Operationsmethoden mancherlei Zufälligkeiten und Hindernissen unterworfen sein muss. Und dem ist auch so. Namentlich ist es die operative Therapie, welche nur in höchst seltnen Fällen vollkommene Resultate lieferte. Das Gelingen der Operation wird nämlich dadurch hauptsächlich vereitelt, dass gewöhnlich die in den Thränensack gemachte Oeffnung zurückbleibt und dass nun die Thränen fortwährend aus derselben abfliessen.

Bisher hat man kein Mittel besessen, mit Bestimmtheit solche Löcher im Thränensacke zu schliessen. Weder durch Scarificationen und Aetzen, noch durch Abtragen und Vereinigen der Ränder kann auf Heilung gerechnet werden, denn die sich zwischen den Nähten durchdrängenden Thränen reizen fortwährend die zusammengezogenen Wundränder und führen sehr bald Eiterung herbei.

Dieser Umstand gab Dieffenbach die Veranlassung, auf ein neues und sicheres Operationsverfahren zu denken. Er bediente sich zu dem Ende der angrenzenden Haut zur Schliessung solcher Fistelöffnungen. (Vergl. Dieffenbch, Erfahrungen u. s. w. Bd. 2. p. 121.)

Verfahren von Dieffenbach. Frau v. G. war vor sechs Jahren an einer Thränenfistel operirt worden. Die gehörige Erweiterung des Nasenkanales war zwar gelungen, die Schliessung des Thränensacks hatte jedoch durchaus nicht bewirkt werden können. Der Zustand der Kranken war also durch die Operation um Vieles verschlimmert, da die Thränen unaufhörlich aus der eine kleine Linse grossen Oeffnung des Thränensackes abflossen. Seit jener Zeit hatte man fruchtlos mancherlei Versuche zur Heilung des Uebels angewendet, ohne dass sich der Zustand im Geringsten besserte. Die Kranke wendete sich an Dieffenbach.

Nach genauer Untersuchung des örtlichen Uebels überzeugte DIEFFENBACH sich bald, dass die gewöhnlichen Mittel, Aetzen, Scarificiren, verbunden mit dem Gebrauche innerer Mittel, die sämmtlich vergebens schon angewendet worden waren, auch jetzt eben so wenig Hülfe bringen würden. Der Umkreis der Oeffnung war roth und verschwielt, das untere Augenlid und die Wange durch die Menge der abfliessenden Thränenfeuchtigkeit stets geröthet. Beim Sondiren fand er, dass der Nasenkanal sich wieder geschlossen hatte. Er machte daher den Anfang der Operation damit, dass er denselben mit einer stumpfen Sonde wieder durchbohrte, worauf er einen Bleidraht einlegte, dessen unteres Ende zu dem Nasenloche herausgeführt wurde. Nach der Entfernung des Drahtes, sechs Wochen später, nahm er die Schliessung der Oeffnung auf folgende Weise vor. Zuerst excidirte er an dem inneren Augenwinkel einen halbmondförmigen, einige Linien breiten Hautstreifen im Umkreise des Loches mittelst eines feinen spitzigen Scalpells, machte dann auf der entgegengesetzten Seite der Oeffnung eine halbkreisförmige Incision, und bildete auf diese Weise einen ovalen Hautlappen von drei Linien Breite und vier Linien Länge, der an seiner oberen und unteren Spitze mit der Nasenhaut zusammenhing, und besonders durch die untere, etwas breitere Brücke ernährt wurde. Diesen Lappen zog DIEFFENBACH nun über die Oeffnung auf die Weise hinüber, dass sein hinterer Wundrand mit dem an der entgegengesetzten Seite des Loches in Berührung kam, wo er nun mittelst einer der feinsten umschlungenen Insektennadeln vereinigt wurde. Durch das Hinübergezogensein dieses Hautstückes entstand eine ziemlich grosse klaffende Wunde an dem oberen Seitentheil der Nase, die er zur Vermeidung aller, auf den Lappen einwirkenden Spannung unvereinigt liess. Jetzt war die Operation beendet. DIEFFENBACH liess sogleich kalte Umschläge über das Auge machen. Aus der eng vereinigten Spalte quollen wider Erwarten keine Thränen hervor, eben so wenig an der entgegengesetzten Seite, unter dem Lappen, den er absichtlich durch einen schmalen Streifen Zellgewebe in seiner Mitte mit dem Boden in Verbindung gehalten hatte, wodurch das Abfliessen der Thränen auf dieser Seite unmöglich gemacht war. Der Verbindungsstreifen des Lappens auf seiner oberen Seite hatte weniger den Zweck, von hier aus für seine Ernährung zu sorgen, als vielmehr ihn gespannt zu erhalten.

Am Tage nach der Operation war der Lappen angeschwollen, und eben so wie die Umgegend, besonders das linke Augenlid geröthet. Am dritten Tage hatte die Geschwulst noch bedeutend zugenommen und sich auch über das obere Augenlid verbreitet, der Lappen war zwar stark angeschwollen, aber keine Besorgniss für sein Absterben vorhanden. Thränenflüssigkeit zeigte sich aber nicht in der Wunde. An diesem Tage zog Dieffenbach zwei Nadeln aus, und liess mit den kalten Umschlägen fortfahren. Die Wunde an der Seite der Nase eiterte bereits.

Bei seinem Besuche am nächsten Morgen fand Dieffenbach den Zustand bedeutend verschlimmert, indem eine rosenartige Entzündung sich von den dickgeschwollenen und geschlossenen Augenlidern aus über das halbe Gesicht und die Hälfte des Kopfes verbreitete; dabei fand heftiges Fieber Statt. Er zog an diesem Tage die beiden letzten Nadeln aus, und war nicht wenig überrascht, als er, dieser bedeutenden Entzündung ungeachtet, die Wunde vereinigt fand und keine Thränenfeuchtigkeit hervordringen sah.

Dieffenbach suchte nun durch äusserliche Anwendung von lauwarmem Fliederthee mit Bleiwasser, kühlende Laxanzen, verbunden mit einer magern Diät, bald möglichst die Entzündung zu heben, doch ging es damit sehr langsam, und die völlige Heilung erfolgte erst in der dritten Woche, binnen welcher Zeit sich die Wunde an der Nase vollkommen geschlossen hatte. Die Kranke, welche Dieffenbach schon vor längerer Zeit operirte, ist vollkommen geheilt, und nie hat sich ein Rückfall wieder gezeigt.

Kritik dieses Verfahrens. Wer die in vielen Fällen wahrhaft hartnäckige, allen anderen Heilversuchen sich widersetzende Natur der nach Eröffnungen der Thränensackgeschwülste zurückbleibenden Fisteln kennt, wird mit uns der Meinung sein, dass der eben mitgetheilte gelungene Fall von Dieffenbach vollkommen zur Aufstellung eines neuen Verfahrens berechtigt, von dem jedenfalls mehr Heil zu erwarten sein wird, als von den bisher bekannt gewesenen Heilmethoden. Gleichwohl bleibt zweierlei zu bedenken übrig:

1) ist es nicht unwahrscheinlich, dass sich unter dem über die Fistel verlegten und durch Zellgewebe mit seinem

Boden zum Theil in Verbindung gebliebenen Hautlappen eine Thäneninfiltration bilden kann, die sehr heftige Zufälle herbeiführen dürfte;

2) ist die Haut in der Gegend des Thränensacks überaus empfänglich für rosenartige Entzündungen, die nicht selten den phlegmonösen Charakter annehmen. Diese Zufälligkeit könnte dem schmalen Hautlappen leicht grosse Gefahr bringen und ein Absterben bedingen.

V. Verschliessung der Luftröhrenfistel durch Hautverlegung (fälschlich Bronchoplastik genannt).

Pathologie.

Wir sprechen hier besonders von jenen widernatürlichen Oeffnungen der Luftröhre, welche durch Verwundungen und misslungene Heilung derselben entstanden sind. Die Heilung der Wunden der Luftröhre misslingt gewöhnlich dann, wenn bei denselben Quetschung und Substanzverlust Statt gefunden hat, und die Ränder sich zu überhäuten beginnen. Das gewöhnlichste Heilmittel für solche Oeffnungen war bisher das Anfrischen der Fistelränder und ihre Vereinigung in vertikaler Richtung mittelst umschlungener Nähte. Allein es hatte selten einen Erfolg. Eine andere und seltnere Art von Luftröhrenfisteln ist die von Dzondi zuerst beschriebene *Fistula tracheae congenita*, um deren Erforschung sich später Ascherson, Zeis und Heine Verdienste erworben haben. (Vergl. auch *Dr.* v. Ammon's Angeborene chirurgische Krankheiten des Menschen. Berlin 1842, in Fol. Tab. XIII. Fig. 4. 5. 6. 7. und die dahin gehörige Erklärung.) Diese angeborenen Halsfisteln, welche meistentheils sehr eng und von kleinen degenerirten, callösen Rändern umgeben sind, passen für die Heilung durch Hautverlegung aus sehr begreiflichen Gründen nicht. Die Rede ist also hier nur von jenen durch Substanzverlust entstandenen und mit der Luftröhre communicirenden Oeffnungen des Halses.

Das stete Misslingen der Versuche, diese Oeffnungen durch Vereinigung ihrer Ränder nach gehöriger Anfrischung derselben zu heilen, und die behufs der Anheilung anderer Fisteln angewendete organische Plastik mochten auf die Idee geführt haben, letztere auch zur Verschliessung von Trachealfisteln zu benutzen. Diese Operation ist von Velpeau in einem

Falle verrichtet worden, wo alle übrigen Mittel ohne Erfolg gewesen waren.

Die VELPEAU'sche Operation gründet sich auf die Idee, dass man zur Ausfüllung einer Fistelöffnung einen länglichen, auf sich selbst aufgerollten Hautlappen bildet, und diesen in die Oeffnung einbringt.

Verfahren von VELPEAU. (Vgl. VELPEAU *Mém. sur les fistul. laryng.;* BLANDIN, *p. 156.*) Ein junger kräftiger Lohgerber hatte sich mit einem Messer die Kehle abschneiden wollen. Die Wunde ward von einem Wundarzte mit mehreren Heften vereinigt, allein es heilten nur ihre Winkel zusammen, und in der Mitte blieb eine Oeffnung, in die man mit der Spitze eines Fingers eindringen konnte. Um diese Fistelöffnung zu schliessen, versuchte DUPUYTREN ohngefähr einen Monat nach geschehener Verwundung die Abtragung der Ränder und ihre Vereinigung durch vier umschlungene Nähte. Dieser Heilversuch misslang aber vollkommen, und der Kranke begab sich später in die Charité. Hier wurde sein Uebel als unheilbar angesehen, worauf er in die Pitié kam. Die Fistelöffnung befand sich zwischen dem Zungenbeine und Schildknorpel, und ihre Ränder waren hart und callös. Der Kranke hielt sie fortwährend durch einen Charpietampon verschlossen, allein Speichel und Bronchialschleim, so wie genossene Nahrungsmittel drangen augenblicklich aus der Fistel hervor, sobald er den Kopf nicht stets nach vorn gebeugt hielt. VELPEAU verrichtete nun am 11. Februar 1832 die Operation auf folgende Weise: Er schnitt einen zollbreiten, 20 Linien langen Hautlappen aus den Bedeckungen des Kehlkopfes aus, klappte ihn aufwärts und liess ihm eine vier Linien lange Verbindungsbrücke. Hierauf rollte er den Lappen auf seine äussere Fläche auf und bildete so eine Art Cylinder, den er perpendikulär bis auf den Grund der Perforation einführte, der zuvor angefrischt worden war. Das Ganze durchstach er mit zwei langen Nadeln, und umwickelte sie. Die Vereinigung gelang nach oben vollkommen, so dass man einen Monat später die Durchlöcherung nicht mehr bemerkte. Die Stimme war wieder hergestellt, aber es sickerte von Zeit zu Zeit aus einer ganz feinen Oeffnung noch etwas Feuchtigkeit hervor, die jedoch später wahrscheinlich durch Cauterisationen auch noch geschlossen wurde.

Kritik. Wenn wir dieser Erzählung Velpeau's zu Folge die Möglichkeit, eine Luftröhrenfistel durch das Einführen eines aus der Nachbarschaft genommenen und auf seine Epidermisseite aufgerollten Hautlappens organisch zu verschliessen, nicht bezweifeln, so sind wir doch überzeugt, dass solche Operationen nur in sehr seltenen Fällen gelingen können. Das Haupthinderniss liegt keinesweges in der technischen Ausführung der Operation, denn diese ist sehr einfach und leicht, sondern vielmehr in der hier eintretenden Schwierigkeit der organischen Vereinigung. Es ist nämlich den Beobachtungen über die physiologischen Vorgänge intransplantirter Lappen zu Folge fast mit Gewissheit erwiesen, dass das taschenförmige Einheilen von Hautlappen in geschwürige und callöse Fistelöffnungen gewöhnlich durch eintretende copiöse Eiterung verhindert wird.

Cap. II.

Heilung von Geschwüren durch Hautverlegung.

I. Heilung von Krebsgeschwüren durch Hautverlegung.

Pathologie.

Wir glauben aus der Pathologie des Krebses einige wichtige Punkte hervorheben zu müssen, weil von ihrer näheren Beleuchtung und Würdigung die Idee von der möglichen Heilung des Krebses durch plastische Operationen Glauben gewinnt. Man hat bekanntlich ziemlich allgemein angenommen, dass der offene Krebs ein unheilbares, allen inneren und äusseren Mitteln hartnäckig widerstehendes Uebel sei, und hat deshalb in einer gewissen Sphäre seiner Entwicklung, von allen Versuchen radikaler Heilung abstehend, sich lediglich bemüht, dem Kranken durch rein palliative Mittel die möglichste Erleichterung zu verschaffen. Um für diese Unheilbarkeit eine physiologische Erklärung zu finden, hat man aus der Humoralpathologie den Glauben geschöpft: es gebe eine Säfteverderbniss, welche sich auf ihrem Culminationspunkte in der örtlichen Bildung der Krebsform ausspreche. Eine solche Dyskrasie des Organismus musste nun alle Räthsel lösen; Entstehung, Verlauf und Ausgang dieses gefürchteten Leidens wurden durch sie erklärt und zu beweisen gesucht. Namentlich fand man darin auch Licht und Aufklärung über das stete Wiederkehren desselben nach Exstirpationen, so dass diese Operationen Jahrhunderte hindurch als hoffnunglose Bestrebungen der operativen Chirurgie galten. Ohne uns nun über die Annahme einer primären Krebsdyskrasie in weitläuftige Erörterungen einlassen zu wollen, machen wir nur darauf aufmerksam, dass in der vielfach gemachten Erfahrung über die nicht selten erfolgreiche und nicht immer von Recidiven begleitete frühzeitige Exstirpation des Krebses, ein grosser Gegenbeweis gegen diese Annahme liegt. Das Uebel erzeugt sich nach der Exstirpation besonders dann wieder, wenn ihm Zeit zu weiterer Ausbreitung gelassen wurde, und hier vorzüglich aus folgenden zwei Gründen:

1) weil bei sehr ausgebreitetem Uebel das Messer nicht bis auf die kleinsten und verborgensten Keime und Wurzeln zu dringen vermag;

2) weil durch die Exstirpation dann gewöhnlich ein grosser Substanzverlust herbeigeführt wird, welchen die Naturthätigkeit nur durch eine langwierige Eiterung zu schliessen vermag. Das Produkt ist dann immer eine schlecht organisirte Narbenbildung, welche als neue krankmachende Potenz durch beständigen örtlichen Reiz Entzündung, Eiterung und Recidive veranlasst.

Die neuesten Erfahrungen im Gebiete der plastischen Chirurgie haben gelehrt, dass, wenn die zwei so eben angeführten Hauptveranlassungen der Krebsrecidive vermieden werden, man mit Recht den Glauben an die absolute Unheilbarkeit des Uebels fallen lassen darf. MARTINET DE LA CREUSE stellte nämlich im J. 1834 (vgl. *Gazette médicale de Paris 1834. Nr. 42*) durch Erfahrungen geleitet, die Behauptung auf: dass man die Recidive des Krebses dadurch verhüten könne, dass man nach sorgfältiger Exstirpation der krebsigen Stelle die Wunde durch einen aus der Nachbarschaft derselben genommenen gesunden Hautlappen möglichst schnell bedeckt, und somit einen langwierigen Eiterungs- und Granulationsprocess verhindert.

Verfahren von MARTINET DE LA CREUSE. Erster Fall. Dieser betraf einen Kranken, welcher seit sechs Jahren am linken Nasenflügel ein Schwammgewächs trug. Das Uebel erschien anfangs gutartig als kleine Warze, wurde aber nach Verlauf von drei Jahren unregelmässig, rissig und bedeckte sich mit Krusten, unter denen bei der geringsten Berührung Blut hervordrang. Bald nahm das Uebel auch an Umfang zu und es stellten sich heftig stechende Schmerzen ein. Dabei war das Allgemeinbefinden gut, und alle angewandten Mittel hatten scheinbar das Uebel nur verschlimmert. Martinet exstirpirte die ganze Haut der linken Seite der Nase und liess auch nicht die kleinste verdächtige Stelle stehen, schonte aber dabei den darunter liegenden Knorpel und den Rand der Nase. Hierauf wurde Charpie in die Nasenlöcher gebracht und ein Verband angelegt. — (Aderlass, Fussbäder, Diät, Limonade.) Am dritten Tage wurde der Verband abgenommen, und es zeigte sich, dass noch keine Eiterung eingetreten war. Nach Verlauf von neun Tagen war die ganze Wunde mit einem neuen Schwammgewächs bedeckt, das grösser und schmerzhafter als das erste war. Martinet nahm mit dem Bistouri die neuen Vegetationen weg und brachte ein Aetzmittel von Arsenik auf, welches sehr heftige Symptome herbeiführte. Nach Hinwegnahme des Schorfes zeigte sich eine gute Eiterung und ein gutartiger Granulationsprocess. Als aber nach mehreren Monaten immer noch keine Vernarbung erfolgt war, nahm er aus der angrenzenden Wangenhaut einen Lappen von der Form und Grösse der Wundfläche, befestigte ihn hier durch zwei Nähte, und führte einen elastischen, mit Leinwand umwickelten Katheter in die Nase ein. Am 18. Tage war die Vereinigung des Hautlappens erfolgt, und am 35. Tage der Kranke ohne zurückbleibende Entstellung geheilt. Seitdem sind sechs Jahre verflossen, ohne dass das Uebel wiedergekehrt ist.

Zweiter Fall. Eine Frau von 44 Jahren hatte sich im 25. Jahre verheirathet, war aber ohne Kinder geblieben. Es bildete sich bei ihr in der rechten Brust ein Cancer aus, welcher unter der Behandlnng eines Quacksalbers sehr bald heftige Fortschritte machte. Als sie Martinet das erste Mal untersuchte, fand er die rechte Brustwarze zerstört, und an ihrer Stelle ein breites, tiefes Krebsgeschwür mit harten, callösen Rändern. Martinet exstirpirte die Brustdrüse und einen Theil des grossen Brustmuskels, und entfernte dabei mit grosser Sorgfalt die kleinsten verdächtigen Stellen. Allein schon nach

5 Monaten kehrte das Uebel wieder. Nun umging MARTINET durch zwei halbmondförmige Schnitte, die zwei Zoll von der Narbe entfernt geführt wurden, alle verdächtigen Stellen, und legte die Rippen und ihre Knorpel bloss. Nach beendeter Exstirpation wurde zur grösseren Sicherheit an einigen Stellen noch das Glüheisen applicirt, worauf nach 6 Tagen die Brandschorfe abfielen und Granulationen erschienen. Nun löste MARTINET einen Hautlappen von der Grösse und Form der Wunde aus der Seite, drehte ihn so viel, als nöthig war, um seinen zollbreiten Stiel, und befestigte ihn mit vielen Heften auf der Wunde. Am 26. Tage wurde die Hautbrücke durchschnitten, weil die Anheilung des Lappens vollkommen geschehen war. Zwei Jahre nach ihrer Herstellung starb die Kranke an einer anderen Krankheit.

Dritter Fall. Eine 29jährige Dame litt seit drei Jahren an einer schmerzhaften Anschwellung der linken Brust von der Grösse eines Eies. Dabei hatte das Allgemeinbefinden bereits so gelitten, dass eine ausgebildete *Febris hectica* eingetreten war. MARTINET schritt desshalb sehr bald zur Exstirpation der Geschwulst, schonte aber, indem er sich durch einen halbmondförmigen, am untern Rande der Brust hingeführten Schnitt den Weg zu ihr bahnte, die dünne, unmittelbare über der Geschwulst befindliche Haut. Die Wunde heilte sehr bald, allein schon nach kurzer Zeit wurde die dünne Hautstelle, welche früher die Geschwulst bedeckte hatte, runzlig, bekam ein livides Ansehen, und bildete ein offnes, schlecht absonderndes Geschwür mit hohen aufgeworfenen Rändern. MARTINET verrichtete desshalb zum zweiten Male die Exstirpation, ätzte die zurückbleibenden verdächtigen Stellen mit Kali causticum, und pflanzte einige Tage nach Abstossung des Schorfes einen aus der seitlichen Brustgegend genommenen Hautlappen auf die Wunde, wobei eine Oeffnung für den Ausflug des Eiters und ein Compressionsverband angelegt wurde.

Die Heilung war am 20. Tage vollständig erfolgt, so dass, als MARTINET diesen Fall bekannt machte, die Dame sich bereits seit drei Jahren der vollkommensten Gesundheit erfreute.

Vierter Fall. Ein Mann von 40 Jahren, welcher an einer krebsig gewordenen hässlichen Geschwulst in der Dicke der linken Wange litt, kam Anfangs 1835 in MARTINET's Behandlung. Die Geschwulst lag über dem Stenon'schen Kanal, hing mit der äusseren Haut zusammen, und schien sich bis zur Parotis und nach innen bis zu den seitlich im Halse gelegenen Theilen zu erstrecken. Der geringste Druck verursachte dem Kranken die lebhaftesten Schmerzen. Er wurde seines abschreckenden Ansehens wegen von Freunden und Kameraden geflohen, und wünschste sehnlichst die Operation.

Martinet umging durch einen vom Ohrläppchen aus im Verlauf des unteren Randes der Kinnlade geführten und nach oben concaven Schnitt die untere Parthie der Geschwulst, und exstirpirte mit Hülfe einer zweiten nach hinten aufsteigenden Incision das ganze Krebsgeschwür, konnte aber hierbei die innere Schleimhaut der Wange nicht schonen, weil sie zu fest an der Geschwulst hing. An der Stelle der Wange sah man jetzt ein grosses Loch, durch welches die Zunge unaufhörlich hervorglitt. Nachdem aus Besorgniss, ein Ectropium des unteren Augenlides hervorzubringen, oberhalb und unterhalb dieses Loches Hauteinschnitte gemacht worden waren, vereinigte Martinet die Ränder desselben durch die Zapfennaht, und legte einen Verband an. Eine nach wenigen Stunden erfolgte Nachblutung machte die Entfernung des Verbandes und der Nähte nothwendig. Als die Blutung gestillt war, wurde zur Verhütung ihrer Wiederkehr der Grund der Wunde mit Charpie ausgefüllt, und eine dünne Bleiplatte zwischen Kiefer und Wange gelegt. Die Vereinigung der Wunde geschah wiederum durch Hefte. Am dritten Tage begann die Eiterung, die *prima intentio* war nicht zu erwarten, weshalb die Ränder durch Heftpflasterstreifen fortwahrend in gegenseitiger Annäherung gehalten wurden. Nach Verlauf von zwei Monaten war die Heilung vollendet.

Allein das Krebsübel kehrte sehr bald wieder; die Narbe brach auf und es bildete sich ein breites, tiefes Geschwür. Jetzt schritt Martinet zu folgender Operation: Nachdem er mit Hülfe des Bistouris und des glühenden Eisens alle verdächtigen Parthieen und Fungositäten zerstört hatte, und die Brandschorfe abgefallen waren, löste er aus der rasirten Haut des Hinterkopfes ein hinreichend grosses, mit einem gebogenen Stiele versehenes Hautstück los, drehte es um und verlegte es auf die Wange. Hier ward der obere Rand desselben durch viele Hefte mit dem entsprechenden Wundrande vereinigt, wogegen am unteren Rande zwei Oeffnungen gelassen wurden. Die Vereinigung des oberen Theiles des Hautlappens war schon am 12. Tage vollendet, der untere hingegen hatte zu dieser Zeit nur erst an einigen Stellen organische Vereinigung eingegangen. MARTINET nahm eine neue Anfrischung der nicht vereinigten Stellen vor und legte umschlungene Nähte an. Nun war in kurzer Zeit bis auf eine kleine, in der Gegend der Parotis zurückgebliebene Speichelfistel Alles vereinigt. Auch diese Speichelfistel war in einigen Monaten geheilt, so dass der Kranke vollkommen hergestellt entlassen werden konnte. — Drei Jahre, schreibt MARTINET, sind seitdem vergangen, und es hat sich keine Spur eines Recidivs gezeigt.

Kritik dieser Fälle. Bei einer genaueren Prüfung dieser vier von MARTINET mitgetheilten Fälle finden wir in dem Aufheilen eines gesunden Hautlappens auf die nach der Exstirpation des Krebses zurückgebliebene Wundfläche ohne Widerrede ein bisher unbekannt gewesenes Mittel, Recidive zu verhüten, und es bleibt, wenn sich auch MARTINET über die krebsige Natur des Uebels in ein Paar Fällen getäuscht haben sollte, seine Entdeckung eine hochwichtige Bereicherung der operativen Heilkunst, die alle Wundärzte freudig ergreifen, und wo sich Gelegenheit findet, zum Heile der Menschheit und zur Förderung unserer Kunst in Anwendung bringen werden. Wir sprechen dieses Urtheil nicht allein desshalb aus, weil uns MARTINET den günstigen Erfolg seines Verfahrens in vier gelungenen Fällen zeigt, weil BECK, CHELIUS u. A. in einigen Fällen ausnahmsweise ähnliche günstige Resultate erzielten, oder auch, weil unsere eigenen Erfahrungen uns einige glückliche Beispiele der Art haben sehen lassen (dieses Werk p. 210 und am Ende dieses Abschnittes), sondern namentlich aus dem Grunde, weil uns der physiologische Hergang und Heilungsprocess dieser operativen Heilmethode ganz natürlich erscheint. MARTINET erklärt sich denselben dadurch, dass, da die Umgebungen der Wunde durch das Aufheilen von Haut vor jeder gewaltsamen Zerrung verschont blieben, die Naturthätigkeit in ihrem natürlichen Heilungsacte nicht gestört werde. Diese Erklärung scheint uns nun freilich nicht hinreichend, und wir möchten vielmehr die Behauptung aufstellen, dass das Gelingen seiner Operationsmethode, wie schon ZEIS behauptet hat,

1) durch die Abhaltung der atmosphärischen Luft von der granulirenden Wundfläche,
2) durch Verhütung einer harten Narbe,

3) durch Verminderung und wirkliche Veränderung der Productivität der Wundfläche von Seiten des aufzuheilenden Hautlappens

zu Stande kommen.

Martinet verrichtete die Verlegung des Hautstückes in den vier beschriebenen Fällen nicht unmittelbar nach vollendeter Exstirpation, sondern immer erst einige Zeit nachher, wenn der Granulationsprocess schon begonnen hatte. Wir sind dagegen der Meinung, diese Hautverlegung lieber sogleich nach der Entfernung der kranken Masse vorzunehmen. Die Erfahrung späterer Zeit wird, so weit dies nicht schon theilweise geschehen ist, über die Verschiedenheit dieser Ansichten entscheiden. Unsere Hauptbeweggründe für die ausgesprochene Ansicht sind folgende:

1) Die grössere Gewissheit einer schnellen Vereinigung des Hautlappens mit der Wundfläche, während die unmittelbare Vereinigung unmöglich ist, wenn man nach eingetretener Eiterung die blutige Oberfläche des Lappens auf die eiternde der Wunde legt.

2) Der beträchtliche Zeitgewinn, welcher dadurch erreicht wird.

Ein anderer Einwurf gegen das Verfahren von Martinet ist der, dass er dem Hautlappen eine schmale Hautbrücke giebt, und ihn vor seiner Verlegung umdreht, während wir die Bildung des Lappens mit breiter Basis, und eine blosse seitliche Verschiebung desselben unbedingt vorziehen möchten.

Ganz in unserem Sinne verfuhr Philipps bei der Amputation des Brustkrebses.

Verfahren von Philipps. Erster Fall. (Vergl. dessen *Autoplastie aprés l'amputation des cancres, lettre chirurgicale à Ms.* Dieffenbach. *p. 16 et p. 25.*) Zur Erläuterung des von Philipps angewendeten Operationsverfahrens theilen wir einen sehr interessanten Fall aus dessen Praxis mit, lassen aber zuvor einige wenige Worte, in denen er seine ganze Operationsweise kurz und bündig bezeichnet, hier Platz finden. Philipps schrieb nämlich an Dieffenbach: „*La réunion immédiate est ma seule pensée, je sacrifie tout à ce résultat; je crois à sa puissance et c'est parceque j'y ai foi que j'ai osé faire sur la poitrine des plaies d'un pied de largeur. L'eau froide et les points de suture en grand nombre me prêtent leur secours afin d'obtenir cette réunion; je taille les lambeaux de manière à les faire vivre par une base large, et sans ordre le pédicule; de cette manière je rends inutile la troisième opération de Ms.* MARTINET, *qui consiste à couper cette racine.*“

Der Fall von PHILIPPS, den wir hier mittheilen wollen, ist folgender:

Madame D . . ., 54 Jahr alt, hatte in Folge eines Stosses an die linke Brust eine harte, nicht schmerzhafte Geschwulst daselbst bekommen. Nach Verlauf von sechs Jahren stellten sich plötzlich flüchtige stechende Schmerzen ein, und es brach die Geschwulst, trotz der Anwendung von Blutegeln, Kataplasmen und Einreibungen, einen Monat später in ein Geschwür auf. Ein Jahr darauf wendete sich die Kranke an PHILIPPS, welcher die ziemlich voluminöse ulcerirende Geschwulst exstirpirte, und die Wundfläche nach vollendeter Exstirpation dem Eiterungsprocesse überliess. Nach einem Monate war dieselbe vollkommen vernarbt. Allein kaum war ein Jahr verflossen, so hatte das Krebsübel auf's Neue Wurzel geschlagen. PHILIPPS verrichtete dies Mal die Operation auf folgende Art: Er exstirpirte alles Kranke in Form eines die Geschwulst in sich fassenden grossen Dreieckes. Hierbei hörte man deutlich die in die Venen eindringende Luft, ein Umstand, der beinahe durch seine ohnmachtähnlichen Folgen die Operation gestört hätte. Nach geschehener Exstirpation wurde der Hautlappen wie bei der DIEFFENBACH'schen Blepharoplastik umschnitten und bis auf seine breite Basis von oben nach unten losgetrennt, hierauf durch seitliche Verschiebung auf die Wundfläche verlegt und durch einzelne Hefte mit den Rändern derselben vereinigt. Vier Tage hindurch wurden kalte Umschläge gebraucht. Nachdem schon am ersten Tage nach der Operation die unterste Sutur wegen Abflusses der unter den Lappen sich absondernden Lymphe gelöst worden war, wurden am 3. Tage die übrigen Hefte alle herausgenommen, und es zeigte sich, dass die *prima intentio* auf das Vollkommenste zu Stande gekommen war. Das Uebel ist von dieser Zeit an nicht wiedergekehrt.

Zweiter Fall. (Vergl. ebendas. p. 37.) Im Monat Mai 1836 operirte PHILIPPS eine Frau, die am Krebse der Unterlippe litt, auf ähnliche Weise. Er entfernte die krebsige Degeneration, nachdem er dieselbe durch drei Incisionen in Form eines Dreiecks isolirt hatte, und verschonte dabei die darunter liegende Schleimhaut. Um den Ersatzlappen zu bilden, führte PHILIPPS von den Rändern des Defektes aus zwei tiefe Schnitte seit- und abwärts, und begrenzte den Umfang dieses Hautlappens durch einen kürzern dritten Schnitt. Die seitlichen Ränder der durch die Exstirpation entstandenen Wunde wurden $\frac{1}{2}$ Zoll weit von den Kieferknochen losgetrennt, und der umschriebene Hautlappen von unten nach oben in den Defekt verlegt, so dass derselbe vollkommen dadurch gedeckt wurde. Eine nachträglich gemachte kleine Incision hatte den Vortheil, dass der verlegte Hautlappen an seiner Brücke keine Drehung zu erleiden brauchte. Die Vereinigung, wobei die bei der Exstirpation verschonte Mundschleimhaut auf den oberen Rand des verlegten Lappens gesäumt wurde, geschah durch eine Menge Hefte. Ueberall erfolgte die *prima intentio*, nur an der Brücke bildete sich eine eiternde Stelle, die aber bald durch Granulation heilte. Einen Monat nach der Operation reiste die Kranke vollkommen hergestellt von Lüttich ab.

Kritik dieser Fälle. Wir halten das durch die zwei mitgetheilten Operationsfälle hinreichend erläuterte Verfahren des *Dr.* Philipps für eine wesentliche Verbesserung der von Martinet angegebenen Methode. Er hat die letztere ganz nach Dieffenbach'schen Grundsätzen modificirt, und alle jene Inconvenienzen, die wir an dem Verfahren Martinet's rügen mussten, streng gemieden. Ueberhaupt spricht sich in den Operationen, welche Philipps verrichtete, neben einem kühnen Unternehmungsgeiste eine tiefe Kenntniss der physiologischen und pathologischen Processe in transplantirten Hauttheilen aus, und ist letzteres als ein Hauptgrund anzusehen, weshalb Philipps während seiner kurzen praktischen Laufbahn schon so viele glückliche Resultate der plastischen Chirurgie aufzuweisen hat. Wir selbst haben, ehe uns die Operationen von Philipps bekannt waren, Krebsgeschwüre auf dieselbe Weise durch unmittelbare Hautverlegung geheilt, und werden bei vorkommenden Fällen dieses grosse unschätzbare Heilmittel nie verabsäumen.

Noch viele Fälle liessen sich aus den verschiedenen Schriften über plastische Chirurgie zu Gunsten der Entdeckung Martinet's anführen, wenn wir dies überhaupt noch für nothwendig erachteten. Wir verweisen nur noch auf zwei Fälle, und zwar erstens auf Blandin's Fall, welcher (vergl. dessen Autoplastie ect. p. 257) bei einem 62 Jahr alten Manne, Namens François Daviaux, einen Nasenkrebs durch Exstirpation und unmittelbar darauf folgende Rhinoplastik vollkommen heilte. Zweitens auf

VON AMMON's Fall von Heilung eines bis auf das untere linke Augenlid ausgedehnten Nasenkrebses. Die 52jährige Frau eines Landmannes litt seit vielen Jahren schon an einem Krebsgeschwüre der oberen linken Nasenseitenwand. Sie hatte die Hülfe vieler Aerzte bereits in Anspruch genommen, in Folge dessen die üblichen Anticarcinomatosa alle schon in Anwendung gekommen waren. Zweimaliges Exstirpiren hatte immer zu neuen Recidiven geführt, so dass sich die Exulceration, als die Kranke in v. AMMON's Behandlung kam, bis zum linken unteren Augenlide und zu einem Theil der Wangenhaut erstreckte. Die äussere Commissur der Augenlider war durch den Zerstörungsprocess am innern Augenwinkel um mehrere Linien weit nach innen gerückt, die Augenlidspalte verkleinert und durch Geschwulst verschlossen. Im Monat August 1839 exstirpirte v. AMMON die geschwürige Fläche in ihrer Totalität, und verlegte einen aus der Stirn genommenen, an Form und Umfang der Wunde entsprechenden Ersatzlappen auf letztere. Die Anheftung geschah durch sieben umwundene Nähte, und die Heilung erfolgte binnen wenigen Tagen, ohne dass an der operirten Stelle ein Recidiv erfolgte. Seit jener Zeit hat *Dr.* v. AMMON die Operirte nicht aus den Augen verloren. Die Hautüberpflanzung ist fast zwei Jahre hindurch hülfreich geblieben; erst gegen das Ende des zweiten Jahres traten an der operirten Stelle neue carcinomatöse Zerstörungen ein, die leider mehr und mehr um sich griffen.

II. Heilung der Ulcera prominentia an den unteren Extremitäten nach dem Verluste der Zehen durch Hautverlegung.

Verfahren von DIEFFENBACH. Nachdem DIEFFENBACH bei einer grossen Anzahl von jenen pathologischen Zuständen der unteren Extremitäten hinreichende Gelegenheit gehabt hatte zu beobachten, dass durch die sorgsamste Pflege und beste Behandlung immer eine unvollkommene Heilung dieses Uebels zu Stande komme, indem die über die Wundfläche verbreitete dünne, feine, rothe und glänzende Haut sich bei der geringsten Veranlassung wieder entzündet und aufbricht, kam er auf die Idee, einen Hautlappen über den dürftig überhäuteten vorderen Rand der Fusswurzel zu verlegen. DIEFFENBACH will diese Operation folgendermassen ausgeführt wissen (vergl. dessen Erfahrungen Abthl. II. p. 143): Während ein Assistent den Fuss gehörig fixirt, wird zunächst der Stumpf wund gemacht, indem ein kleines gerades Scalpell auf dem gesunden Hautrand der Planta pedis unweit der hervorragenden Knochenenden der Quere nach aufgesetzt und nun das Messer in eben dieser Richtung über den Fussrand fortgezogen wird, bis man auf dem Rücken anlangt. Der obere Hautschnitt wird dann in eben der Richtung mit dem untern weiter geführt, bis dieser letzte Messerzug die Klinge in den ersten Incisionspunkt einführt. Die Klinge läuft also quer um das ganze vordere Segment der Fusswurzel, und die Schnittlinie bildet eine elliptische Form. Hieräuf fasst man diesen Hautring mit der Hakenpincette und trennt ihn ringsum von den Knochen ab, worauf man nachträglich den ganzen vorderen Theil des Stumpfes von der dünnen gespannten Haut befreit, so dass jeder Punkt eine blutige Oberfläche bildet. — Dann folgt die Bildung des Hautlappens. Man macht zu dem Endzweck quer über den Rücken des Fusses eine halbmondförmige Incision, deren Convexität dem Fussgelenke zugekehrt ist, durch die Haut. Die grösste Breite dieses Lappens beträgt in der Mitte 3 Zoll, an der inneren Seite des Fusses 1½, an der äussersten 1 Zoll. Hierauf löst man diesen Hautlappen hinreichend weit, um ihn nach vorn über die Knochenränder herüberziehen zu können, stillt die Blutung, und vereinigt den Lappen mit den Rändern der prominirenden Wundfläche durch umschlungene Nähte. Die Nachbehandlung besteht hauptsächlich in der unausgesetzten Anwendung eiskalter Umschläge. Am dritten oder vierten Tage beginnt man die Nadeln theilweise zu entfernen, und ersetzt sie durch lange Heftpflasterstreifen. Bei dem Eintritt der Eiterung der Wunde auf dem Rücken des Fusses werden eiterungsfördernde Salben angewendet.

Kritik dieses Verfahrens. Auf diese Weise heilte DIEFFENBACH mit grossem Erfolg viele sogenannte Ulcera prominentia, und hatte darin ein Mittel gefunden, grosse, oft lebenslängliche Leiden mit ziemlicher Bestimmtheit zu beseitigen. Mit der Art seiner Operationsweise sind wir völlig einverstanden, müssen aber bei dem ganzen Verfahren einen leicht Gefahr bringenden Nachtheil berühren. Es wird nämlich durch die Bildung des Hautlappens auf dem Fussrücken eine Wunde hervorgebracht, in deren Grunde die flechsigen Enden der Muskeln liegen. Die Erfahrung lehrt, das solche Verwundungen gewöhnlich von heftigen Entzündungen begleitet sind, und man nicht selten die partielle Abstossung der Sehnen zu fürchten hat. Einer sorgfältigen Nachbehandlung wird es indess nicht unmöglich sein, diesen Zufall abzuwenden, und es kann derselbe wenigstens nicht als Gegenanzeige des Dieffenbach'schen Verfahrens angesehen werden.

Es lässt sich leicht einsehen, dass die Hautverlegung auch auf andere Fälle von Geschwürformen anwendbar sein wird, und man könnte sie desshalb bei jedem nicht zu umfangsreichen Geschwür, welches der gewöhnlichen rationellen Behandlungsweise trotzt, mit Vortheil verrichten. Ueberhaupt erwartet dieser Theil der plastischen Chirurgie von der Zukunft viele und wesentliche Bereicherungen, an denen es ihm bei dem regen Streben für die Ausbildung dieser Kunst in dem neunzehnten Jahrhunderte sicherlich nicht fehlen wird.

Zehnter Abschnitt.

Schlussbetrachtungen.

Indem wir uns zum Schlusse der vorliegenden Arbeit wenden, wollen wir in kurzen Zügen die bisherigen Ergebnisse der plastischen Chirurgie würdigen, ihre Licht- und Schattenseite darstellen, einen Blick auf die Hoffnungen richten, welche dieser wichtige Zweig der Medicin für die Zukunft gewährt, und an ihn endlich Warnungen gegen die Ueberschätzung und den Missbrauch derselben knüpfen.

Die plastische Chirurgie verdankt die grossen Fortschritte, welche sie in unsern Tagen gemacht hat, offenbar der physiologischen Richtung, die man ihr gegeben. Durch sie haben wir eine genaue und naturgemässe Kenntniss von der Transplantationsfähigkeit der Haut gewonnen; durch sie ist die Nachbehandlung eine wahrhaft rationelle geworden und die Ausbildung des technischen Theiles, der sich jetzt auf einen Grundtypus, auf die Hautverlegung stützt, ist nicht nur nicht zurückgeblieben, sondern hat unendlich grosse Fortschritte gemacht. So gewährt die plastische Chirurgie, von alten Vorurtheilen befreit, und kühn und kräftig gehandhabt, jetzt grosse Resultate, welche nicht etwa blos von kosmetischem Werthe sind, sondern auch moralischen Einfluss auf viele unsrer leidenden Mitmenschen üben und sehr bedeutenden therapeutischen Nutzen bei manchen bisher für unheilbar gehaltenen Krankheiten gewähren. Fassen wir diese allgemeinen Andeutungen durch nähere Betrachtung der plastischen Chirurgie selbst schärfer in's Auge.

Was zunächst die Rhinoplastik betrifft, so hat diese offenbar eine grosse Sicherheit erlangt. Durch eine genaue und umsichtige Prüfung der Benutzungsfähigkeit der ganzen Stirnhaut ist man dahin gekommen, die einzelnen Theile der Nase, Rücken, Spitze und Seitentheile derselben zu restauriren. Nicht weniger mächtig ist die plastische Kunst in unsern Tagen in dem Wiederersatze der ganzen Nase durch eine kühne Verlegung der Stirn- und Kopfhaut in die Gegend des verstümmelten Organes. Man bildet jetzt Nasen von solch natürlicher Form und so guter Gestalt, dass selbst strengen Anforderungen Genüge geleistet wird. Hat man doch selbst die Scheidewand und die Nasenflügel, durch technische Fortschritte unterstützt, mehr als ein Mal zur Freude des Kranken restaurirt; und die schwierigste aller Restaurationsaufgaben, die Bildung der Nasenlöcher, ist in unseren Tagen mehr als ein Mal durch einfache, der Natur entnommene Encheiresen glücklich gelöst werden.

Bei so vielen Lichtseiten fehlt aber auch der Schatten nicht. Es ist und bleibt bei der Rhinoplastik (wie bei der gesammten plastischen Chirurgie) immer der Nachtheil, dass das aus der Stirngegend überpflanzte Hautstück einige Zeit nach der Verlegung in die Nasengegend sich verkleinert. Dieses findet durch eine Atrophie Statt, und wird immer am meisten an der ihrer Wurzel entferntesten Stelle des überpflanzten Hautstückes wahrgenommen, und zwar dann um so mehr, wenn diese Stelle frei liegt und nicht in organische Berührung mit der gesammten Haut gebracht werden konnte. Die unmittelbare Folge davon ist Einsinken und Verkürzen der Nasenspitze, des Septum und der Nasenlöcher. Es geschicht dieses um so mehr, und um so schneller, je kleiner bei der Rhinoplastik die Unterlage war, die der Operateur aus den Trümmern der verstümmelten Nase benutzen konnte. Aber auch dann, wenn ein Theil des Septums und der Nasenspitze, und ein grosser Rest der Nasenflügel zur Restauration der Nase zur Unterlage für das zu überpflanzende Hautstück angewendet werden konnten, sieht man nur zu oft einige Jahre nach glücklich vollzogener Operation, dass in diesen Theilen eine veränderte Lebensthätigkeit sich bildet, die dann einen grösseren oder geringeren Grad von Atrophie zur Folge hat. Am auffallendsten haben wir dieses in dem neugebildeten Septum wahrgenommen, es mochte dieses aus der Lippe, oder aus der Stirnhaut, oder aus den behaarten Theilen des Kopfes genommen worden sein. Dasselbe gewahrt man an neugebildeten Nasenlöchern in den Fällen, wo die totale Rhinoplastik geübt ward. Dieser Uebelstand verdient die ganze Aufmerksamkeit der Aerzte; er muss gründlicher beobachtet und fleissiger, als es bisher geschah, besprochen werden. Im Interesse der Kunst und im Interesse der Wahrheit sind alle Aerzte, welche sich mit der plastischen Chirurgie befassen, verpflichtet, über diesen Punkt ihre Mittheilungen zu machen. Erst dann, wenn eine grössere Menge treuer Beobachtungen hierüber veröffentlicht und gesammelt sein wird, werden sich bestimmte Resultate über den wahren Nutzen der plastischen Chirurgie im Allgemeinen, namentlich aber über die wahren Erfolge und die bestimmteren Indicationen und Contraindicationen der Rhinoplastik ziehen lassen.

Was die Chiloplastik und die Mundbildung betrifft, so unterliegt es keinem Zweifel, dass auch diese Restaurationsweisen im Fortschreiten begriffen sind. Sprechen wir zuerst von letzterer. Durch die vorzüglich von Dieffenbach geübte Methode, die Schleimhaut des Mundes auf die zur Erweiterung der Stomatostenosis gemachte frische Schnittwunde der Lippen zu ziehen, und diese mit einer Schleimhaut zu bedecken, wodurch die Wiederverwachsung der gemachten Incisionen unter einander verhindert wird, ist vorzüglich dann viel gewonnen, wenn keine totale Verwachsung der inneren Fläche der Lippen mit dem Zahnfleische Statt findet. Durch diesen pathologischen Zustand wird nämlich, wenn die Mundöffnung erweitert ist, das Ueberpflanzen der Schleimhaut unmöglich, da man diese bei der Abtrennung der inneren Wangenfläche von deren Zahnfleische zerstört. Hier kann durch eine Verbindung der Angular- und Lateralchiloplastik v. Ammon's mit der Dieffenbach'schen Schleimhautüberpflanzung aber Bedeutendes geleistet werden. Für einfache Fälle von Stomatostenosis bleibt aber immer die Dieffenbach'sche Operationsweise ein unschätzbares Mittel, obgleich uns Fälle bekannt sind, wo auch sie den Arzt verliess, wo auch sie umsonst vollzogen ward.

Die Chiloplastik selbst hat sich ebenfalls vervollkommnet; wir erinnern hier an die Methode Dieffenbach's zur Neubildung einer Unterlippe, und an ähnliche höchst beachtungswerthe Operationstypen von Blasius, Baroni u. A. und v. Ammon's Restaurationsmethode der Mundwinkel aus der Wangenhaut.

Diese Methoden nach der Verschiedenheit des jedesmaligen Falles modificirt und geistreich benutzt, vermögen es, nicht blos bedeutenden Substanzverlust nach der Exstirpation bösartiger Geschwüre der Lippen zu ersetzen und so sehr widrige und schonungslos um sich greifende Uebel zu entfernen und unschädlich zu machen; durch sie ist es auch möglich, Kranke von den Qualen zu befreien, welche die verschiedenen Arten der Stomatostenosis ihnen bereiten, und die Schädlichkeiten, die durch gehindertes Essen und Trinken, Kauen und Schlucken entstehen, zu entfernen. Nichts desto weniger lässt gerade die Chiloplastik noch Vieles zu wünschen übrig. Hier kann der glückliche Genius noch Vieles finden und erfinden! Die Schwierigkeiten, die hier zu überwinden sind, sind jedoch gross. Ein Blick auf die Lippendefekte und Lippenverstümmelungen, welche Syphilis, Herpes, Noma bewirken, zeigt ein reiches Feld für eine neue Thätigkeit des geistreichen Arztes. Es darf nicht mit Stillschweigen übergangen werden, dass auch bei der Chiloplastik derselbe Uebelstand einige Zeit nach bewirkter Restauration eintritt, welcher bei der Rhinoplastik betreffs der eintretenden Atrophie der verlegten Haut gerügt worden ist.

Die Ausübung der Blepharoplastik unsrer Tage gewährt wahrhaft grosse und bedeutende Vortheile bei der Behandlung vieler Krankheiten der Augenlider, die sich theils auf eine krankhafte Richtung, theils eine kranke Beschaffenheit dieser Organe, theils auf einen Defekt derselben beziehen. Kein Theil der plastischen Chirurgie ist so schnell gefördert worden und hat so vielfach die Theilnahme der Aerzte in Anspruch genommen als dieser. Diese grossen Dienste, welche die Blepharoplastik zu leisten vermag, treten am unteren Augenlide am grössten hervor, weniger am oberen. Es können durch eine richtige Anwendung der Hautverlegung aus der Wangen- und Schläfenhaut bisher schwer oder gar nicht zu beseitigende Krankheiten des Augenlides nicht blos radikal, sondern auch in einer Art geheilt werden, dass oft selbst das Kennerauge nicht sieht, was geschehen ist. Sehr bedeutende Telangiectasieen der Augenlider sind jetzt durch sie gänzlich und glücklich zu beseitigende Uebel geworden; das Resultat wird hier um so sicherer und glänzender sein, je mehr sich der Arzt bemüht, bei der Anwendung der Blepharoplastik den Rand des kranken Augenlides oder einen Rest des zu exstirpirenden

Organes zu erhalten, um dadurch stützende und ernährende Anhaltspunkte für das zu verlegende Hautstück zu gewinnen, und je weniger er vergisst, dass die *Conjunctiva palpebralis* unter jeder Bedingung erhalten werden muss, und dass eine gleiche Wichtigkeit der Erhaltung des Tarsalrandes beizumessen ist. Haben wir doch nun auch das erfreuliche Resultat erlebt, dass Carcinom und Fungus der Augenlider durch die Blepharoplastik, wenn auch nicht immer, doch bisweilen zu heilen sind! Diese glänzenden Resultate sind aber vorzüglich dem Grundtypus zu danken, welchen DIEFFENBACH aufgestellt hat, dieser Typus, wenn er mit den nöthigen Modificationen dem jedesmal vorliegenden Falle angepasst wird, kann Grosses leisten; aber ohne individuelle Würdigung gelingt die Operation dürftig oder nicht; blinde Nachäffung wird nie zum erwünschten Ziele führen. Vorwürfe, wie sie von den Gegnern der plastischen Chirurgie der Blepharoplastik reichlich gemacht worden sind, und unter denen als der neueste VELPEAU zu nennen ist (*Manuel pratique des maladies des yeux par G. Jeanselme. Paris 1840. p. 114.*), treffen durchaus nicht den in Rede stehenden Operationstypus; sie lassen sich nur auf diejenigen Arten der Hautverlegungen in die Augenlidergegend beziehen, welche früher von GRAEFE, FRICKE, JUENGKEN vollzogen wurden. Nach DIEFFENBACH's Operationsweise entstehen Augenlider, welche innig mit der Gesichtshaut zusammenhängen, die sich nicht aufrollen, und die den natürlichen sehr ähnlich sind. Hier bleibt keine entstellende Narbe zurück. Die plastische Chirurgie feiert hier ihre grössten Triumphe.

Die Canthoplastik ist jedenfalls als eine sehr beachtungswerthe Bereicherung der operativen Augenheilkunde anzusehen; durch sie können mannichfache Augenkrankheiten radical geheilt werden, deren Ursachen in einer zu kleinen Spaltung der Augenlider und in daher rührenden spasmodischen, die Bulbi comprimirenden Zustände der Augenlider zu suchen ist. Diese Operationsweise verdient die Aufmerksamkeit aller Aerzte, namentlich der Augenärzte, die noch so häufig verkennen, dass die plastische Chirurgie ein unentbehrlicher Zweig ihrer Kunst ist.

Weniger bedeutend sind die Fortschritte, welche die Meloplastik, Otoplastik, Posthioplastik und die Oscheoplastik gemacht haben. Wir haben keinen Grund zu bedauern, dass dem so ist, indem die Wangenbildung als selbstständige plastische Operation kein grosses Gebiet einnehmen kann, da die Wangengegend auf allen Seiten mit der Lippen,- Nasen- und Augenlidgegend zusammenhängt und in diese übergeht; sie muss nothwendigerweise alle die Vortheile theilen, welche die Methoden zur Restauration der Augenlider, der Lippen und der Nase gewonnen haben.

Was die Otoplastik betrifft, so liegt diese offenbar noch ganz in ihrer Kindheit. Wenn Dieffenbach auch diesem Theile der plastischen Chirurgie seine Aufmerksamkeit zugewendet hat, so ist dieses doch nicht von Belang, und gewonnen hat dieser Zweig der plastischen Chirurgie dadurch nichts Wir möchten hinzufügen, dass der Otoplastik überhaupt die engsten Grenzen angewiesen sind, die theils in der Seltenheit der Verstümmelungen des Ohres in Verhältniss zu den Verstümmlungen anderer Organe liegen, theils aber auch dadurch bedingt werden, dass in der Umgegend des Ohres wenige leicht zu verlegende Weichtheile sich befinden. Aehnliches, wenn nicht dasselbe, haben wir über die Bildung der Vorhaut und des Hodensackes zu sagen. Wir halten Operationen dieser Art für einen Luxusartikel der plastischen Chirurgie; nur ausnahmsweise wird man sich veranlasst sehen können, eine sogenannte Hodensackbildung durch Verpflanzung der benachbarten Hautgebilde vorzunehmen, da gerade die Scrotalhaut theils selten ganz verloren geht, theils einer so grossen Reproductionskraft sich erfreut, dass eine fast gänzliche neue Ueberhäutung blosliegender Hoden recht häufig beobachtet wird. Es fragt sich überhaupt, ob je ein Hodensack neu gebildet ward, denn eine Zuschneidung der ausgedehnten Scrotalhaut zur natürlichen Form verdient keineswegs diesen Namen.

Was die Bildung der Vorhaut betrifft, so sind die Versuche Dieffenbach's geschichtlich gewiss beachtungswerth. Nachahmung dürfte aber diese Classe von Operationen wohl kaum finden.

Unendlich wichtig sind dagegen die Leistungen der plastischen Chirurgie, insofern sie sich mit den Heilungen von Fisteln und mit der des Carcinoms durch Hautverlegung beschäftigt. Es lässt sich nicht läugnen, dass Dieffenbach durch die Anwendung der plastischen Chirurgie auf die Behandlung fistulöser Krankheiten grosse Vortheile errungen hat, wenn man auch noch weit hinter dem zu erstrebenden Ziele zurück ist.

Talent, Fleiss, Ausdauer, Gelegenheit zur häufigen Beobachtung werden hier noch viele Kränze erringen!

Welch neues Feld der Wirksamkeit öffnet sich aber der plastischen Chirurgie in der Behandlung carcinomatöser Geschwüre durch Hautverlegung! Diese Operationsweise, der auch wir einzelne schöne Resultate verdanken, leistet bereits Manches; sie wird künftig Vieles leisten, je früher sie angewendet und je kühner sie geübt wird. Es ist ein doppelter Zweck, der bei der Behandlung dieser Krankheiten durch die Hautverlegung erreicht wird; sie beseitigt ein böses, den Organismus nach und nach zerstörendes Uebel, und sie verhindert, dass sich keine Neigung zum Recidiv entwickele. Nach den bisherigen, freilich noch sehr vereinzelten Erfahrungen zu urtheilen, gewinnt hier die plastische Chirurgie einen Preis, nach welchem man Jahrhunderte hindurch umsonst gestrebt hat. Prüfungen am Krankenbette und wahrhaftige und wissenschaftliche Darlegung des Erlebten vermögen aber allein das glücklich Begonnene zu fördern.

Wir haben endlich noch Warnungen auszusprechen, die plastische Chirurgie nicht zu missbrauchen, damit ihr wohl und gerecht erworbener Ruf nicht gefährdet werde.

Der Missbrauch, der hier Statt finden kann, ist ein doppelter, nämlich ein Missbrauch des Wortes, und ein Missbrauch der Sache. Nicht wenige Wundärzte haben Operationen unter dem Namen von plastischen bekannt gemacht, die in das Gebiet der plastischen Chirurgie nicht gehören. Die Formverbesserung einer Nase durch Ausschneidung eines Stückes aus der Seitenwand, oder dem Septum, oder der Nasenspitze, und eine bessere Richtung des Organes durch hierauf anzulegende Suturen, ist keine plastische Operation; der sogenannte Aufbau der Nase aus den Trümmern einer verstümmelten, welche durch das Messer zu dieser Operation zugeschnitten werden, gehört nicht in das Gebiet der plastischen Chirurgie; eben so wenig können wir der Operation der Hasenscharte, des *Coloboma palpebrae*, diesen Namen geben; noch weniger verdienen Operationen, wie die Rhinorhaphie beim Epicanthus, oder die subcutane Knorpeldurchschneidung diese Bezeichnung.

Ein zweiter Missbrauch ist der, welcher mit der Sache geschieht, also Missbrauch der plastischen Chirurgie. Man hüte sich sehr, plastische Operationen zu machen, wo Restauration der Theile auf leichtere Weise geschehen kann. Durch Heranziehen der Haut nach der Stelle der Trennung, oder des Substanzmangels, durch weit greifende Trennung der Verwachsungen mit der Unterlage, durch kühne Lateralincisionen, durch eine weise Benutzung der Suturen, lassen sich getrennte Theile häufig so verbinden und verstümmelte Partieen so restauriren, dass selbst die kühnsten Erwartungen übertroffen werden. Man hüte sich hier, zu früh zur plastischen Operation zu schreiten! Unrecht ist es ferner, die plastische Chirurgie da anzuwenden, wo ihre Resultate in keinem Verhältnisse zur Gefahr ihrer Anwendung stehen! Wir können, um nur einige Beispiele anzuführen, es nicht billigen, wenn man in eine Augenhöhle, aus welcher der Bulbus exstirpirt ward, desshalb Haut überpflanzt, damit ein künstliches Auge besser liege; ein Hautstück, das in eine Thränensackfistel übergepflanzt wird, wird fast immer der Gangrän anheimfallen. Die plastische Operation trägt hier den Keim ihres Fehlschlagens in sich selbst.

Werden Fehler der genannten Art künftig streng vermieden, wird der bisher mit Erfolg eingeschlagene Weg mit Umsicht, Ruhe, Ausdauer und mit Geist verfolgt, gesellt sich hierzu strenge Wahrheit in der Darlegung des klinisch Erlebten, so dürfen wir uns der Hoffnung hingeben, dass die plastische Chirurgie einst die Blüthe der gesammten operativen Heilkunde werden dürfte!

Guss und Druck von Friedrich Nies in Leipzig.

Bei Fragen zur Produktsicherheit wenden Sie sich bitte an:
If you have any questions regarding product safety,
please contact:

Walter de Gruyter GmbH
Genthiner Straße 13
10785 Berlin
productsafety@degruyterbrill.com